U0736576

国家执业药师职业资格考试 必 背 采 分 点

# 药事管理与法规

主 编◎蒋 妮

扫码加入读者圈
与作者深入交流
获取最新大纲变化资讯

全国百佳图书出版单位
中国中医药出版社
·北 京·

**图书在版编目（CIP）数据**

药事管理与法规/蒋妮主编 . —北京：中国中医药出版社，2022.3
国家执业药师职业资格考试必背采分点
ISBN 978 - 7 - 5132 - 7443 - 2

Ⅰ.①药… Ⅱ.①蒋… Ⅲ.①药政管理 - 资格考试 - 自学参考资料
②药事法规 - 资格考试 - 自学参考资料 Ⅳ.①R95

中国版本图书馆 CIP 数据核字（2022）第 031096 号

---

**中国中医药出版社出版**

北京经济技术开发区科创十三街 31 号院二区 8 号楼
邮政编码 100176
传真 010 - 64405721
三河市同力彩印有限公司印刷
各地新华书店经销

开本 787 × 1092 1/32 印张 14.75 字数 300 千字
2022 年 3 月第 1 版 2022 年 3 月第 1 次印刷
书号 ISBN 978 - 7 - 5132 - 7443 - 2

定价 56.00 元
网址 www. cptcm. com

**服 务 热 线 010 - 64405510**
**购 书 热 线 010 - 89535836**
**维 权 打 假 010 - 64405753**

**微信服务号 zgzyycbs**
**微商城网址 https://kdt. im/LIdUGr**
**官 方 微 博 http://e. weibo. com/cptcm**
**天猫旗舰店网址 https://zgzyycbs. tmall. com**

# 药事管理与法规
## 编委会

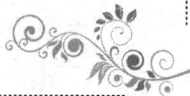

# 前　言

　　国家执业药师职业资格考试属于职业准入考试，凡符合条件经过考试并成绩合格者，颁发"执业药师职业资格证书"，表明其具备执业药师的学识、技术和能力。本资格在全国范围内有效。考试分药学专业和中药学专业。由于考试重点、难点较多，广大考生在复习考试中很难适应，这对于专业基础比较薄弱、信心不足的考生来说，非常有必要借助考试辅导用书来提高自身的应试能力。

　　应广大考生要求，多年从事执业药师职业资格考试考前培训的权威专家团队依据最新版《国家执业药师职业资格考试大纲》，编写了这套《国家执业药师职业资格考试必背采分点》丛书。本套丛书共7本，分别为《药事管理与法规》《药学专业知识（一）》《药学专业知识（二）》《药学综合知识与技能》《中药学专业知识（一）》《中药学专业知识（二）》《中药学综合知识与技能》。丛书将考试大纲和复习指导用书融为一体，根据考试真题或常考习题，划出"必背采分点"，便于考生利用碎片时间复习；同时加入考试真题，帮助学生熟悉出题思路，使其临考不至于慌乱，并对难点和重点给予考点提示，便于考生掌握。本套丛书主要供参加国家执业药师职业资格考试的考生使用。

我们相信，只要考生们认真学习，在本套丛书的帮助下一定能够顺利通过国家执业药师职业资格考试。

《国家执业药师职业资格考试必背采分点》编委会

2020 年 12 月

# 编写说明

　　本书是 2021 年《国家执业药师职业资格考试必背采分点》丛书之一，由多年从事执业药师职业资格考试考前培训的权威专家根据最新版《国家执业药师职业资格考试大纲》及《国家执业药师职业资格考试指南》的内容要求精编而成。

　　本书将考试大纲和复习指导用书融为一体，书中内容按照章节编排，包括执业药师与健康中国战略，药品管理立法与药品监督管理，药品研制和生产管理，药品经营管理，医疗机构药事管理，中药管理，特殊管理规定的药品管理，药品信息、广告、价格管理与消费者权益保护，医疗器械、化妆品和特殊食品的管理，药品安全法律责任。本书以历年考试真题或常考习题为重点，划出"必背采分点"，便于记忆；同时加入考试真题，并对难点和重点给出少量的"考点提示"，复习重点突出，便于考生掌握考试脉络。本书具有很强的针对性和实用性，供参加 2021 年国家执业药师职业资格考试的考生使用。

　　本书涉及内容广，不妥之处恳请各位读者提出宝贵意见，以便再版时修订提高。

《药事管理与法规》编委会

2020 年 12 月

# 目 录

第一章 执业药师与健康中国战略 …………………… 1
　第一节 健康中国战略和国家基本医疗卫生政策
　　　　 ………………………………………… 1
　第二节 基本医疗保障制度 ……………………… 5
　第三节 药品安全与药品供应保障制度 ………… 13
　第四节 执业药师管理 …………………………… 28
第二章 药品管理立法与药品监督管理 …………… 35
　第一节 药品管理立法 …………………………… 35
　第二节 药品监督管理行政法律制度 …………… 45
　第三节 我国药品监督管理机构 ………………… 70
　第四节 药品技术监督 …………………………… 79
第三章 药品研制和生产管理 ……………………… 91
　第一节 药品研制与注册管理 …………………… 91
　第二节 药品上市许可持有人 …………………… 108
　第三节 药品生产管理 …………………………… 111
　第四节 药品不良反应报告与监测管理 ………… 120
　第五节 药品召回管理 …………………………… 136

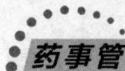

**第四章 药品经营管理** ················· 142

第一节 药品经营许可与行为管理 ········· 142

第二节 药品进出口管理 ··············· 176

第三节 处方药与非处方药分类管理 ······· 184

**第五章 医疗机构药事管理** ············· 198

第一节 医疗机构药事管理和药学工作 ······· 198

第二节 医疗机构药品配备、购进与储存管理

······························· 205

第三节 处方与调配管理 ··············· 212

第四节 医疗机构制剂管理 ·············· 222

第五节 药物临床应用管理 ·············· 230

**第六章 中药管理** ··················· 242

第一节 中药与中药传承创新 ············ 242

第二节 中药材管理 ·················· 244

第三节 中药饮片管理 ················· 255

第四节 中成药与医疗机构中药制剂管理 ······ 265

**第七章 特殊管理规定的药品管理** ········· 276

第一节 疫苗管理 ··················· 276

第二节 血液制品管理 ················· 287

第三节 麻醉药品和精神药品的管理 ········· 289

第四节 医疗用毒性药品的管理 ··········· 306

第五节　药品类易制毒化学品的管理 ……… 312

第六节　含特殊药品复方制剂的管理 ……… 318

第七节　兴奋剂的管理 …………………… 325

第八章　药品信息、广告、价格管理与消费者权益

　　　　保护 ……………………………… 334

第一节　药品安全信息与品种档案管理 ……… 334

第二节　药品包装、标签和说明书管理 ……… 345

第三节　药品广告管理 …………………… 361

第四节　互联网药品信息服务的管理 ……… 374

第五节　药品价格管理 …………………… 380

第六节　反不正当竞争 …………………… 382

第七节　消费者权益保护 ………………… 388

第九章　医疗器械、化妆品和特殊食品的管理 …… 396

第一节　医疗器械管理 …………………… 396

第二节　化妆品管理 ……………………… 409

第三节　保健食品、特殊医学配方食品和婴幼儿

　　　　配方食品管理 …………………… 413

第十章　药品安全法律责任 ………………… 419

第一节　药品安全法律责任构成与分类 ……… 419

第二节　生产、销售、使用假药、劣药的法律责任

　　　　……………………………………… 425

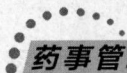

第三节　违反药品监督管理规定的法律责任 …… 435

第四节　违反特殊管理药品规定的法律责任 …… 447

第五节　违反中医药法相关规定的法律责任 …… 457

第六节　药品质量侵权的法律责任 ……………… 458

# 第一章 执业药师与健康中国战略

## 第一节 健康中国战略和国家基本医疗卫生政策

### 必背采分点

1. **健康**是促进人的全面发展的必然要求，是经济社会发展的基础条件，是民族昌盛和国家富强的重要标志，也是广大人民群众的共同追求。

2. **推进健康中国建设**，是全面建成小康社会、基本实现社会主义现代化的重要基础，是全面提升中华民族健康素质、实现人民健康与经济社会协调发展的国家战略。

3. 《"健康中国2030"规划纲要》提出了健康中国建设的目标和任务，确立了"以促进健康为中心"的**"大健康观""大卫生观"**，提出将这一理念融入公共政策制定实施的全过程。

4. 2019 年 7 月 9 日，健康中国行动推进委员会通过《健康中国行动（2019—2030 年）》，明确坚持以人民为中心的发展思想，实施一批重大行动，政府、社会、个人协同推进，建立健全健康教育体系，引导群众建立正确健康观，形成有利于健康的生活方式、生态环境和社会环境，**促进以治病为中心向以健康为中心转变**，提高人民健康水平。

5. "**共建共享、全民健康**"，是建设健康中国的战略主题。

6. 健康中国战略的核心是**以人民健康为中心**，坚持以基层为重点，以改革创新为动力，预防为主，中西医并重，把健康融入所有政策，人民共建共享的卫生与健康工作方针，针对生活行为方式、生产生活环境以及医疗卫生服务等健康影响因素，坚持政府主导与调动社会、个人的积极性相结合，推动人人参与、人人尽力、人人享有，落实预防为主，推行健康生活方式，减少疾病发生，强化早诊断、早治疗、早康复，实现全民健康。

7. **共建共享**是建设健康中国的基本路径。

8. **全民健康**是建设健康中国的根本目的。

9. 立足**全人群和全生命周期**两个着力点，提供公平可及、系统连续的健康服务，实现更高水平的全民健康。

10. 推进健康中国建设，主要遵循的**原则**：①健康优先。②改革创新。③科学发展。④公平公正。

11. 2009 年 4 月 6 日，《**中共中央国务院关于深化医药卫生体制改革的意见**》（中发〔2009〕6 号）（以下简称"**新医改意见**"）发布，标志着我国医药卫生体制进入深化改革新阶段。

12. 建设覆盖城乡居民的公共卫生服务体系、医疗服务体系、医疗保障体系、药品供应保障体系，形成**四位一体**的基本医疗卫生制度。

13. 《**中华人民共和国基本医疗卫生与健康促进法**》（以下简称《**基本医疗卫生与健康促进法**》）是我国卫生与健康领域第一部基础性、综合性的法律，旨在落实《宪法》关于国家发展医疗卫生事业、保护人民健康的规定。

14. 药品管理立法目的，是**加强药品管理**，保证药品质量，保障公众用药安全和合法权益，保护和促进公众健康。

15. **健康权**是人类人权中自然拥有的一种权利。

16. **公民**是自己健康的第一责任人。

17. **基本医疗卫生服务**包括基本公共卫生服务和基本医疗服务。

18. 医疗卫生事业应当坚持**公益性**原则。

**历年考题**

【A 型题】1. 国家建立基本医疗卫生制度，建立健全医疗卫生服务体系。医疗卫生事业应当坚持的原则是(　　)

A. 公平性　　　　　　B. 公益性

C. 公开性　　　　　　D. 公正性

【考点提示】B。医疗卫生事业应当坚持公益性原则。公民依法享有从国家和社会获得基本医疗卫生服务的权利。基本公共卫生服务由国家免费提供。

【X 型题】2. 根据《基本医疗卫生与健康促进法》，下列关于基本医疗卫生与健康促进的说法，正确的有(　　)

A. 基本医疗卫生服务包括基本公共卫生服务和基本医疗服务，基本医疗卫生服务由国家免费提供

B. 公民是自己健康的第一责任人，应树立和践行对自己健康负责的健康管理理念

C. 国家建立健康教育制度，保证公民获得健康教育的权利，提高公民的健康素养

D. 医疗卫生与健康事业应坚持以人民为中心，

为人民健康服务，卫生健康工作理念从以治病为中心到以人民健康为中心转变

【考点提示】B、C、D。此题考察的是《基本医疗卫生与健康促进法》。基本医疗卫生服务包括基本公共卫生服务和基本医疗服务。基本公共卫生服务由国家免费提供。故答案 A 错。公民是自己健康的第一责任人，应树立和践行对自己健康负责的健康管理理念，主动学习健康知识，提高健康素养，加强健康管理。故答案 B 正确。国家建立健康教育制度，保障公民获得健康教育的权利，提高公民的健康素养。故答案 C 正确。医疗卫生与健康事业应当坚持以人民为中心，为人民健康服务，卫生健康工作理念从以治病为中心到以人民健康为中心的转变。故答案 D 正确。

# 第二节　基本医疗保障制度

## 必背采分点

1. 1998 年国务院发布《关于建立城镇职工基本医疗保险制度的决定》（国发〔1998〕44 号），在全国范围内推行城镇职工基本医疗保险制度改革，实现**由公费、劳保医疗的单位福利制度向社会保险制度的转轨**。

2. 2019 年 12 月 28 日，《基本医疗卫生与健康促进法》规定，国家建立以**基本医疗保险**为主体，商业健康保险、医疗救助、职工互助医疗和医疗慈善服务等为补充的、多层次的医疗保障体系。

3. 基本医疗服务费用主要由**基本医疗保险基金和个人**支付。

4. "1 + 4 + 2"医疗保障制度中，"1"是力争到 2030 年，全面建成以基本医疗保险为主体，医疗救助为托底，补充医疗保险、商业健康保险、慈善捐赠、医疗互助共同发展的**多层次医疗保障制度体系**。"4"是健全待遇保障、筹资运行、医保支付、基金监管四个机制。"2"是完善医药服务供给和医疗保障服务两个支撑。

5. 坚持**应保尽保、保障基本**，基本医疗保障依法覆盖全民，坚持尽力而为，量力而行，实事求是确定保障范围和标准。

6. 坚持促进公平、筑牢底线，提高制度的公平性、协调性，逐步缩小待遇差距，增强**普惠性、基础性、兜底性**保障。

7. 坚持治理创新、提质增效，发挥市场在资源配置中的决定性作用，不断提高治理**社会化、法治化、标准化、智能化**水平。

8. 我国多层次医疗保障体系，包括**基本医疗保险、**

**补充医疗保险、医疗救助和商业健康保险、慈善捐赠、医疗互助**。

9. 基本医疗保险、补充医疗保险与医疗救助具有**保障功能**。

10. 城镇职工基本医疗保险覆盖**就业人口**，城乡居民基本医疗保险覆盖除职工医保应参保人员以外的其他所有城乡居民。

11. 定点医药机构协议管理的**管理程序**：①自愿申请；②多方评估；③协商签约；④服务协议。

12. 基本医疗保险用药范围通过制定《**基本医疗保险药品目录**》进行管理。

13. **2000 年**，我国正式制定了第一版《国家基本医疗保险药品目录》，2004 年、2009 年、2017 年和 2019年我国根据临床用药需求对目录做了调整。

14. 《2019 年国家医保药品目录调整工作方案》提出目录调整的**基本原则**：①坚持以维护参保人健康为根本出发点。②坚持保基本的定位。③坚持公开、公平、公正的专家评审制。④坚持统筹兼顾。

15. 纳入医保药品目录的药品，应是**临床必需、安全有效、价格合理、使用方便、市场能够保证供应的药品**，并具备下列条件之一：《中华人民共和国药典》（现行版）收载的药品；符合国家药品监督管理部门颁发标准的药品；国家药品监督管理部门批准正式进口的药品。

16.《2019 年国家医保药品目录调整工作方案》提出，调入目录的西药和中成药应当是**2018 年 12 月 31 日（含）以前经国家药监局注册上市**的药品。

17. **不能纳入**基本医疗保险用药范围的药品包括：①主要起营养滋补作用的药品；②部分可以入药的动物及动物脏器，干（水）果类；③用中药材和中药饮片泡制的各类酒制剂；④各类药品中的果味制剂、口服泡腾剂；⑤血液制品、蛋白类制品（特殊适应证，急救、抢救除外）；⑥劳动保障部规定基本医疗保险基金不予支付的其他药品。

18."**甲类目录**"的药品是临床治疗必需，使用广泛，疗效好，同类药品中价格低的药品。

19."**乙类目录**"的药品是可供临床治疗选择使用，疗效好，同类药品中比"甲类目录"药品价格略高的药品。

20. 医保目录调入分为**常规准入和谈判准入**两种方式。

21.《国家基本医疗保险、工伤保险和生育保险药品目录》列入品种为**常规准入**药品。

22. 医保药品目录调整分为**准备、评审、发布常规准入目录、谈判、发布谈判准入目录**5 个阶段。

23. "甲类目录"的药品所发生的费用，按**基本医疗保险的规定**支付。

24. 目录**"备注"**栏中对部分药品规定限定支付范围，是指符合规定情况下参保人员发生的药品费用，可按规定由基本医疗保险或生育保险基金支付。

25. 谈判药品实行**全国统一的支付标准**，其"备注"规定该药品的限定支付范围、规格及支付标准。

## 历年考题

【A型题】1. 关于基本医疗保险用药的说法，正确的是( )

 A. 经批准上市的民族药品，由各省级医疗保障部门根据规定程序纳入基金支付范围

 B. 医保药品目录中列入协议期内的谈判药品按照甲类支付

 C. 抗艾滋病病毒药物、抗结核病药物、抗疟药物和抗血吸虫病药物全部纳入基本医疗保险药品目录

 D. 工伤保险和生育保险支付药品费用时，区分甲、乙两类

【考点提示】A。经国家有关部门批准上市的民族药品，可由各省级医疗保障部门牵头，会同人力资源和社会

保障部门根据当地的基金负担能力及用药需求，经相应的专家评审程序纳入本省（区、市）基金支付范围。医保药品目录中列入协议期内的谈判药品按照乙类支付。工伤保险和生育保险支付药品费用时不区分甲、乙类。

【A型题】2. 根据《关于完善基本医疗保险定点医药机构协议管理的指导意见》，我国对基本医疗保险定点医药机构协议管理的基本思路是( )

A. 取消与社会保险经办机构签订服务协议的要求，加强基本医疗保险定点医疗机构和定点零售药店的资格审查和前置审批

B. 取消基本医疗保险定点医疗机构和定点零售药店的资格审查和签订服务协议的程序要求，社保行政部门不再进行干预

C. 严格基本医疗保险定点医疗机构和定点零售药店的资格审查程序，完善社会保险经办机构与符合条件的医药机构签订服务协议的程序

D. 取消基本医疗保险定点医疗机构和定点零售药店的资格审查程序，完善社会保险经办机构与符合条件的医药机构签订服务协议的程序

【考点提示】D。人社部门出台的《关于完善基本

医疗保险定点医药机构协议管理的指导意见》（人社部发〔2015〕98号），意味着定点医药机构确认由行政部门进行两定资格审查后再由经办机构签订定点服务协议的"两步走"，转变为仅由经办机构与符合条件的医药机构签订服务协议的"一步走"，社保行政部门不再进行前置审批。

【A型题】3. 下列关于基本医疗保险药品目录的说法，错误的是(　　)

A. 当前的《药品目录》全称是《国家基本医疗保险、工伤保险和生育保险药品目录（2017年版)》

B. "甲药目录"和"乙药目录"由国家统一制定，各地不得调整

C. 目录中的"甲药目录"的药品是临床必需，疗效好，同类药品中价格低的药品

D. 目录中的"乙药目录"的药品是可供临床治疗选择，疗效好，同类药品中价格略高的药品

【考点提示】B。当前的《药品目录》全称是《国家基本医疗保险、工伤保险和生育保险药品目录（2017年版)》。《药品目录》中的西药和中成药在"国家基本药物"的基础上遴选，并分"甲类目录"和"乙类目

录"。"甲类目录"的药品是临床治疗必需，使用广泛，疗效好，同类药品中价格低的药品。"乙类目录"的药品是可供临床治疗选择使用，疗效好，同类药品中比"甲类目录"药品价格略高的药品。"甲类目录"由国家统一制定，各地不得调整。"乙类目录"由国家制定，各省、自治区、直辖市可根据当地经济水平、医疗需求和用药习惯适当进行调整，增加和减少的品种数之和不得超过国家制定的"乙类目录"药品总数的15%。

【B型题】（4~7题共用备选答案）

    A. 口服泡腾片        B. 中药饮片

    C. 中成药             D. 血液制品

根据《城镇职工基本医疗保险用药范围管理暂行办法》

4. 在基本医疗保险药品目录中，列出的品种属于基本医疗保险基金准予支付的药品是（     ）

5. 在基本医疗保险药品目录中，列出的品种属于基本医疗保险基金不予支付的药品是（     ）

6. 特殊适应证与急救、抢救需要时，才可以纳入基本医疗保险用药的药品是（     ）

7. 不能纳入医疗保险用药范围的药品是（     ）

【考点提示】C、B、D、A。西药和中成药列入基本医疗保险基金准予支付的药品目录。中药饮片列入基本医疗保险基金不予支付的药品目录。血液制品、蛋白类制品不能纳入基本医疗保险用药范围，但在特殊适应证与急救、抢救情况下，可以纳入基本医疗保险用药。各类药品中的果味制剂、口服泡腾剂不能纳入基本医疗保险用药范围。

# 第三节　药品安全与药品供应保障制度

**必背采分点**

1. 《中华人民共和国药品管理法》（以下简称《药品管理法》）规定，药品是指"用于预防、治疗、诊断人的疾病，有目的地调节人的生理机能并规定有适应证或者功能主治、用法和用量的物质，包括**中药、化学药和生物制品**等"。

2. 药品特指人用药品，不包括**兽药和农药**。

3. 药品的**使用目的**是用于预防、治疗、诊断人的疾病，有目的地调节人的生理机能。

4. 药品的**使用方法**要求必须遵循规定的适应证或者功能主治、用法和用量。

5. 药品在一定程度上可分为**现代药和传统药**；处方药与非处方药；实行一般管理的药品与实行特殊管理的药品。

6. **中药注册分类**：中药创新药，中药改良型新药，古代经典名方中药复方制剂，同名同方药等。

7. **化学药注册分类**：化学药创新药，化学药改良型新药，仿制药等。

8. **生物制品注册分类**：生物制品创新药，生物制品改良型新药，已上市生物制品（含生物类似药）等。

9. 药品的**质量特性**包括有效性、安全性、稳定性、均一性。

10. 有效性是药品的**固有特性**。

11. 我国对药品有效性的描述，按在人体达到所规定的效应程度分为**"痊愈""显效""有效"**。

12. 国际上对药品有效性有的采用**"完全缓解""部分缓解""稳定"**来区别。

13. 均一性是在制剂过程中形成的**固有特性**。

14. 药品的**特殊性**包括专属性、两重性、质量的重要性、时限性。

15. 药品的专属性表现在**对症治疗**，患什么病用什么药。

16. **处方药品**只能通过医师的检查诊断，凭医师处方销售、购买和使用。

17. **链霉素**，使用得当可以抗菌治病，使用不当会导致永久性耳聋。

18. **哌替啶（度冷丁）**是一种镇痛良药，管理不善、使用不当会使患者成瘾。

19. 法定的**国家药品标准**是保证药品质量和划分药品合格与不合格的唯一依据。

20. 国家对药品实施注册管理，**核心目标**就是为了保证药品安全性、有效性和质量可控。

21. **药品注册管理**，就是药品监督管理部门依照法定程序对拟上市销售药品的安全性、有效性和质量可控性进行审查，符合要求的，给予上市许可的行政行为。

22. 从**社会管理的角度**看，药品安全问题包括药品质量对人生命健康安全的影响以及药品安全事件引发的一系列社会问题。

23. **药品安全**是重大的基本民生问题和重大的经济问题。

24. 药品安全是一个**相对**的概念，取决于上市前对药品安全评价的认知局限性，也取决于对药品风险与收益量化评价的艰难性。

25. 药品的最终上市是**利益与风险**权衡的结果。

26. **药品安全风险客观存在**，这主要是由于药品具有两重性，一方面可以防病治病，另一方面也可能引起不良反应，使用不当会危害人体健康。

27. 药品安全风险特点为：**复杂性、不可预见性、**

**不可避免性**。

28. 药品安全风险可分为**自然风险和人为风险**。

29. 药品安全的自然风险，又称"必然风险""固有风险"，是药品的**内在属性**，属于药品设计风险。

30. 药品安全的人为风险，属于"**偶然风险**"的范畴，是指人为有意或无意违反法律法规而造成的药品安全风险，存在于药品的研制、生产、经营、使用各个环节。

31. 人为风险属于药品的制造风险和使用风险，主要来源于**不合理用药、用药差错、药品质量问题、政策制度设计及管理导致的风险**，是我国药品安全风险的关键因素。

32. **风险管理原则**是全球药品管理的第一原则。

33. 药品安全管理就是药品安全的风险管理，**最核心的要求**就是要将事前预防、事中控制、事后处置有机结合起来，坚持预防为先，发挥多元主体作用，落实好各方责任，形成全链条管理，切实把药品安全风险管控起来。

34. 加强**药品安全风险管理措施**：首先，需要健全药品安全监管的各项法律法规。其次，要完善药品安全监管的相关组织体系建设。再者，要加强药品研制、生产、经营、使用环节的全过程管理，落实药品安全管理参与方各自的责任。最后，建立**药品追溯系统**。

35. **药品上市后管理**的主要内容，就是风险管理。

36. 药品上市许可持有人应当开展**药品上市后不良反应监测**，主动收集、跟踪分析疑似药品不良反应信息，对已识别风险的药品及时采取风险控制措施。

37. 经评价，对疗效不确切、不良反应大或者因其他原因危害人体健康的药品，应当**注销药品注册证书**。

38. 关于**药物警戒与药品不良反应的关系**，一般认为，药物警戒的范围更宽，可以涵盖药物临床试验和上市后阶段；药物警戒关注的范围更广，不仅包括药品不良反应，还包括其他与用药有关的有害反应。

39. **药物警戒的过程**包括监测不良事件、识别风险信号、评估风险获益和控制不合理的风险，是一个对药品监管起着重要支撑的科学过程。

40. 广义的**药品供应保障制度**泛指国家制定的与药品研制、生产、流通、使用等全品种、全过程有关的，用于保障药品安全、有效、可及相关的监督管理法律、法规和规范性文件以及产业发展政策和措施的总称。

41. **改革完善药品生产流通使用政策，推进实施药品生产流通使用全流程改革，健全药品供应保障制度**，是习近平总书记提出的"健康中国"国家战略重点任务之一，是深化医药卫生体制改革、推进健康中国建设的重要内容。

42. 建立规范有序的药品供应保障制度，作为深化医药卫生体制改革的重要任务，总体要求**实施药品生产、流通、使用全流程改革**，建立工作协调机制，建设符合国情的国家药物政策体系，促进医药产业结构调整和转型升级，保障药品的安全、有效、可及。

43. 2019 年《药品管理法》修订时，在**药品研制环节**规定多项制度，如药物临床试验机构备案管理制度、药物临床试验默示许可制度、生物等效性试验备案制度、临床试验伦理审查制度、拓展性临床试验制度、优先审评制度、附条件审批制度、关联审评制度、药品上市许可转让制度。

44. 生产环节关键是**提高药品质量疗效**，促进医药产业结构调整。

45. **新《药品管理法》**在药品生产环节规定多项制度，如持有人委托生产销售制度、药品质量管理体系定期审核制度、出厂与上市双放行制度、药品生产许可变更分类管理制度、药品召回制度。

46. **严格药品上市审评审批**，优化审评审批程序，推进信息公开。

47. 加快推进已上市**仿制药质量和疗效一致性评价**，对通过一致性评价的药品给予政策支持。

48. 健全短缺药品、低价药品监测预警和分级应对机制，**保障药品有效供应**。

49. 短缺药，又称**小品种药**，是指临床必需、用量小、市场供应不稳定、易出现临床短缺的药品。

50. 流通环节重点是**整顿流通秩序**，推进药品流通体制改革。

51. 推动药品流通企业转型升级，**健全城乡药品流通网络**。

52. 推进零售药店**分级分类管理**，提高零售连锁率。

53. 积极发挥"**互联网＋药品流通**"的优势和作用，方便群众用药。

54. 规范零售药店互联网零售服务，推广"**网订店取**""**网订店送**"等新型配送方式。

55. 2019 年《药品管理法》修订时，在**药品流通环节**规定了多项制度，如持有人委托销售制度、药品供应商审核制度、药品零售连锁经营制度、网络第三方平台售药备案制度、药品进口口岸备案制度等。

56. **促进合理用药**。公立医院要优先使用国家基本药物，强化药物使用监管。

57. 强化**医保规范行为**和控制费用的作用。

58. 落实**药师**权利和责任，充分发挥药师在合理用药方面的作用。

59. 药品集中采购机构要**按药品通用名编制采购目录**，及时将符合条件的仿制药纳入采购目录范围，并及时启动采购程序。

60. 将与原研药质量和疗效一致的仿制药纳入**与原研药可相互替代**的药品目录，在说明书、标签中予以标注，便于医务人员和患者选择使用。

61. 加快**制定医保药品支付标准**，与原研药质量和疗效一致的仿制药、原研药按相同标准支付。

62. 在药品供应政策方面，国家实行**基本药物制度**，遴选适当数量的基本药物品种，加强组织生产和储备，提高基本药物的供给能力，满足疾病防治基本用药需求。

63. 国家实行**短缺药品清单管理制度**。

64. 对短缺药品，国务院可以**限制或者禁止出口**。

65. 国家药物政策（NMP）的概念由**世界卫生组织（WHO）**在 1975 年第 28 届世界卫生大会上首次提出。

66. 国家药物政策**基本要素**包括基本药物遴选、可负担性、药品财政、供应系统、监管和质量保证、合理使用、研究、人力资源以及监测评估。

67. 建设符合国情的国家药物政策，完善国家药物政策体系，是**健全药品供应保障制度**的重要工作。

68. **基本药物**的概念于 1975 年首次由世界卫生组织提出。

**69. 实施基本药物制度的目标**包括：①提高群众获得基本药物的可及性，保证群众基本用药需求；②维护群众的基本医疗卫生权益，促进社会公平正义；③改变医疗机构"以药补医"的运行机制，体现基本医疗卫生的公益性；④规范药品生产流通使用行为，促进合理用药，减轻群众负担。

70. 完善国家基本药物制度，重点强化基本药物**"突出基本、防治必需、保障供应、优先使用、保证质量、降低负担"**的功能定位。

71. **国家基本药物工作委员会**由国家卫生健康委员会、国家发展和改革委员会、工业和信息化部、国家监察委员会、财政部、人力资源和社会保障部、商务部、国家药品监督管理局、国家中医药管理局组成。

72. 国家**基本药物遴选**应当按照防治必需、安全有效、价格合理、使用方便、中西药并重、基本保障、临床首选和基层能够配备的原则，结合我国用药特点，参照国际经验，合理确定品种（剂型）和数量。

73. 除**急救、抢救用药**外，独家生产品种纳入国家基本药物目录应当经过单独论证。

74. 下列药品**不纳入国家基本药物目录遴选范围**：①含有国家濒危野生动植物药材的；②主要用于滋补保健作用，易滥用的；③非临床治疗首选的；④因严重不良反应，国家药品监督管理部门明确规定暂停生产、销售或使用的；⑤违背国家法律、法规，或不符合伦理要求的；⑥国家基本药物工作委员会规定的其他情况。

75. 动态调整目录，对基本药物目录定期评估，动态调整，调整周期原则上**不超过3年**。

76. 国家**基本药物目录的品种和数量**调整应当根据以下因素确定：①我国基本医疗卫生需求和基本医疗保障水平变化；②我国疾病谱变化；③药品不良反应监测评价；④国家基本药物应用情况监测和评估；⑤已上市药品循证医学、药物经济学评价；⑥国家基本药物工作委员会规定的其他情况。

77. 属于下列情形之一的品种，应当**从国家基本药物目录中调出**：①药品标准被取消的；②国家药品监督管理部门撤销其药品批准证明文件的；③发生严重不良反应，经评估不宜作为国家基本药物使用的；④根据药物经济学评价，可被风险效益比或成本效益比更优的品种所替代的；⑤国家基本药物工作委员会认为应当调出的其他情形。

78. 中成药成分中的"麝香"为**人工麝香**，"牛黄"为**人工牛黄**，有"注释"的除外。

79. 目录中"安宫牛黄丸"和"活心丸"成分中的"牛黄"为**天然牛黄、体内培植牛黄或体外培育牛黄**。

**历年考题**

【A 型题】1. 根据《药品管理法》对药品的界定，下列不属于药品的是（　　）

　　A. 生化药品　　　　　B. 血液制品

　　C. 化学原料药　　　　D. 兽药

【考点提示】D。《药品管理法》规定，药品是指用于预防、治疗、诊断人的疾病，有目的地调节人的生理机能并规定有适应证或者功能主治、用法和用量的物质，包括中药材、中药饮片、中成药、化学原料药及其制剂、抗生素、生化药品、放射性药品、血清、疫苗、血液制品和诊断药品等。

【A 型题】2. 应经单独论证才能纳入《国家基本药物目录》遴选范围的是（　　）

　　A. 含有国家濒危野生动物、植物药材的中成药

　　B. 非临床治疗首选的化学药品

　　C. 除急救、抢救用药外的独家生产品种

　　D. 易滥用的、主要用于滋补保健作用的中成药

【考点提示】C。除急救、抢救用药外，独家生产品种纳入国家基本药物目录应当经过单独论证。

【A 型题】3. 关于药品安全风险的说法，正确的是（　　）

　　A. 药品安全风险具有复杂性、可预见性和可控性

B. 药品安全风险管理的目的是使药品使用风险最小化

C. 药品安全的人为风险又称"必然风险""固有风险"

D. 药品安全的自然风险主要来源于不合理用药、用药差错、药品质量问题等

【考点提示】B。药品安全风险具有复杂性、不可预见性和不可避免性。药品安全的人为风险属于"偶然风险"的范畴，是指人为有意或无意违反法律法规而造成的药品安全风险，存在于药品的研制、生产、经营、使用各个环节。药品安全的自然风险是客观存在的，和药品的疗效一样，是由药品本身所决定的，来源于已知或者未知的药品不良反应。

【B 型题】(4~6 题共用备选答案)

A. 深化医药卫生体制改革，推进健康中国建设

B. 整顿流通秩序，推进药品流通体制改革

C. 提高药品质量疗效，促进医药产业结构调整

D. 调整利益驱动机制，规范医疗和用药行为

根据《关于进一步改革完善药品生产流通使用政策的若干意见》

4. 药品生产环节重大改革的关键是(　　)

5. 药品使用环节重大改革强调的是(　　)

6. 药品流通环节重大改革的重点是(　　)

**【考点提示】** C、D、B。药品生产环节重大改革的关键是提高药品质量疗效，促进医药产业结构调整。药品使用环节重大改革强调的是调整利益驱动机制，规范医疗和用药行为。药品流通环节重大改革的重点是整顿流通秩序，推进药品流通体制改革。

**【C型题】**(7~8题共用题干)

某市食品药品监督管理局接到举报，反映该市甲兽药店销售人用药品。实地调查发现，甲兽药店药柜上摆放有多个品种的人用药品。经查实，兽药店所经营的人用药品达30余种，货值金额5000元，主要是非处方药，部分药品已销售，销售金额已达到1000元。当事的兽药店有"兽药经营许可证"，无药品生产许可证。

7. 关于兽药与药品管理法中的药品关系的说法，正确的是(　　)

    A. "药品生产许可证"经营范围中包括兽药的，可以同时经营兽药

    B. 取得"兽药经营许可证"的，可以经营人用药品

    C. 兽药规定有治疗疾病的用法和用量，在我国药品管理法中，也是将其作为药品进行参照管理

    D. 我国药品管理法中药品特指人用药品，不包

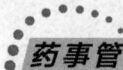

括兽药

8. 下列关于甲兽药店违法行为定性与处理的说法，正确的是（　　）

    A. 甲兽药店经营人用药品，应以无证经营药品论处

    B. 甲兽药店经营人用药品，应以销售假劣药品论处

    C. 销售的药品主要是非处方药，甲兽药店有权经营

    D. 本案甲兽药店违法行为应当由当地兽药管理部门查处，不应当由当地药品监督管理部门查处

【考点提示】D、A。药品特指人用药品，不包括兽药和农药。甲兽药店经营人用药品，应以无证经营药品论处。

【X 型题】9.《"十三五"国家药品安全规划》确定的到 2020 年完善执业药师制度工作的目标和任务包括（　　）

    A. 所有零售药店主要管理者具备执业药师资格

    B. 实施执业药师国家资格互认，完善国际执业药师交流

    C. 健全执业药师制度体系，强化继续教育和实训培养

    D. 所有零售药店营业时有执业药师指导合理用药

【考点提示】ACD。《"十三五"国家药品安全规

划》确定执业药师服务水平显著提高的发展目标，至2020年，每万人口执业药师数超过4人，所有零售药店主要管理者具备执业药师资格、营业时有执业药师指导合理用药。另外，将执业药师队伍建设（列入专业素质提升项目）作为"十三五"国家药品安全规划的重要任务，要求健全执业药师制度体系。建立执业药师管理信息系统。实施执业药师能力与学历提升工程，强化继续教育和实训培养。

【X型题】10. 国家调整基本药物目录品种和数量的依据有（　　）

A. 已上市药品循证医学、药物经济学评价

B. 国家基本药物的应用情况监测和评估

C. 我国基本医疗卫生需求和基本医疗保障水平变化

D. 我国疾病谱的变化

【考点提示】ABCD。国家基本药物目录的品种和数量调整应当根据以下因素确定：①我国基本医疗卫生需求和基本医疗保障水平变化；②我国疾病谱变化；③药品不良反应监测评价；④国家基本药物应用情况监测和评估；⑤已上市药品循证医学、药物经济学评价；⑥国家基本药物工作委员会规定的其他情况。

# 第四节　执业药师管理

## 必背采分点

1. **专业技术人员职业资格**是对从事某一职业所必备的学识、技术和能力的基本要求。

2. 职业资格目录分**专业技术人员职业资格和技能人员职业资格**两大类，每大类又分别设置准入类职业资格和水平评价类职业资格。

3. 目录之外一律**不得许可和认定职业资格**，目录之内除准入类职业资格外一律不得与就业创业挂钩。

4. 我国于 1994 年、1995 年分别开始实施**执业药师、执业中药师资格**制度。

5. 1998 年，国务院机构改革，明确中药、西药领域的执业药师资格认证、注册和监管工作统一由**国家药品监督管理局**管理。

6. 在 2017 年国家首次公布的《**国家职业资格目录**》中，将执业药师作为准入类职业资格，纳入国家职业资格目录，是针对药学技术人员的唯一准入类国家职业资格。

7. 2012 年 1 月，国务院印发《国家药品安全"十二五"规划》（国发〔2012〕5 号），设定"十二五"执业药师制度发展目标，首次明确提出了**对药店和医院药房配备执业药师的刚性要求**，并要求推动执业药师立法，完善执业药师制度。

8. 2017 年 2 月 14 日，国务院发布《"十三五"国家药品安全规划》（国发〔2017〕12 号），确定执业药师服务水平显著提高的发展目标，要求到 2020 年，**每万人口执业药师数超过 4 人**，所有零售药店主要管理者具备执业药师资格、营业时有执业药师指导合理用药。

9. **国家药品监督管理局与人力资源和社会保障部**共同负责全国执业药师职业资格制度的政策制定，并按照职责分工对该制度的实施进行指导、监督和检查。

10. **国家药品监督管理局**主要负责组织拟定考试科目和考试大纲、建立试题库、组织命审题工作、提出考试合格标准建议。

11. **人力资源和社会保障部**负责组织审定考试科目、考试大纲，会同国家药品监督管理局对考试工作进行监督、指导并确定合格标准。

12. 执业药师职业资格考试实行全国统一大纲、统一命题、统一组织。一般每年**10 月**举办一次。

13. 相对于 34 号文，2019 年修订的 12 号文，**提高了执业药师学历准入门槛**，将最低学历要求从中专调整为大专，并适当提高相关专业考生从事药学（中药学）岗位的工作年限（相应增加 1 年）。

14. 按照国家有关规定取得药学或医学专业高级职称并在药学岗位工作的，可**免试药学专业知识（一）、药学专业知识（二）**，只参加药事管理与法规、药学综合知识与技能两个科目的考试。

15. 考试成绩管理以**四年**为一个周期，参加全部科目考试的人员须在连续四年内通过全部科目的考试，才能获得执业药师职业资格。

16. 执业药师**执业类别**为药学类、中药学类、药学与中药学类。

17. 执业药师**执业范围**为药品生产、药品经营、药品使用以及其他需要提供药学服务的单位。

18. **机关、院校、科研单位、药品检验机构**不属于规定的注册执业单位。

19. 注册为零售连锁企业的，应在"执业药师注册证"上注明**药品经营（零售）**，注册的执业单位应当明确到总部或门店，执业药师应当在其注册的执业单位执业。

20. 执业药师注册有效期为**五年**。需要延续的，应当在有效期届满三十日前，向所在地注册管理机构提出延续注册申请。

21. **申请注册的执业药师**，必须具备以下条件：①取得"执业药师职业资格证书"；②遵纪守法，遵守执业药师职业道德，无不良信息记录；③身体健康，能坚持在执业药师岗位工作；④经执业单位考核同意。

22. 有下列情形之一的申请注册人员，**不予注册**：①不具备完全民事行为能力的；②因受刑事处罚，自刑罚执行完毕之日到申请注册之日不满 2 年的；③受过取消执业药师执业资格处分不满 2 年的；④国家规定不宜从事执业药师业务的其他情形的（主要包括甲、乙类传染病传染期，精神病发病期等健康状况不适宜或者不能胜任执业药师业务工作的）。

23. 办理延续注册时，同时变更执业单位的，须提交**新执业单位合法开业证明**。

24. 注册机构应当自受理变更注册申请之日起**7 个工作日**内做出准予变更注册的决定，收回原"执业药师注册证"，颁发新的"执业药师注册证"。

25. 执业药师注册后如有下列情况之一的，应予以**注销注册**：①死亡或被宣告失踪的；②受刑事处罚的；③被吊销"执业药师职业资格证书"的；④受开除行政处分的；⑤因健康或其他原因不能从事执业药师业务的；⑥无正当理由不在岗执业超过半年以上者；⑦注册许可有效期届满未延续的。

26. 2019 年修订的 12 号文明确执业药师职责包括**药品质量管理与指导合理用药**。

27. 根据 2017 年《执业药师业务规范》（试行），直接面向公众提供药学服务的**执业药师的业务活动**，包括处方调剂、用药指导、药物治疗管理、药物不良反应监测、健康宣教等。

28. 《中国执业药师职业道德准则》（简称《准则》）中包含的**职业道德准则**：①救死扶伤，不辱使命；②尊重患者，一视同位；③依法执业，质量第一；④进德修业，珍视声誉；⑤尊重同仁，密切协作。

29. 负责药品监督管理的部门按照有关规定对执业药师配备情况及其执业活动实施监督检查，包括监督检查以**不正当手段取得"执业药师职业资格证书"**，以欺骗、贿赂等不正当手段取得"执业药师注册证"，未按规定配备执业药师，"执业药师注册证"挂靠（执业药师"挂证"），单位买卖、租借"执业药师注册证"等违法违规行为。

30. 以欺骗、贿赂等不正当手段取得"执业药师注册证"的，由发证部门撤销"执业药师注册证"，**三年内不予执业药师注册**，构成犯罪的，依法追究刑事责任。

31. 对存在"挂证"行为的执业药师，**撤销其"执业药师注册证"**，在全国执业药师注册管理信息系统进行记录，并予以公示，在不良信息记录撤销前，不能再次注册执业。

32. 如定性为**采取虚假手段骗取药品经营许可**的，其法律责任是撤销相关许可，十年内不受理其相应申请，并处五十万元以上五百万元以下的罚款；情节严重的，对法定代表人、主要负责人、直接负责的主管人员和其他责任人员，处二万元以上二十万元以下的罚款，十年内禁止从事药品生产经营活动，并可以由公安机关处五日以上十五日以下的拘留。

33. 如定性为**未遵守药品经营质量管理规范**的，其法律责任是责令限期改正，给予警告；逾期不改正的，处十万元以上五十万元以下的罚款；情节严重的，处五十万元以上二百万元以下的罚款，责令停产停业整顿直至吊销药品经营许可证等，对法定代表人、主要负责人、直接负责的主管人员和其他责任人员，没收违法行为发生期间自本单位所获收入，并处所获收入百分之十以上百分之五十以下的罚款，十年直至终身禁止从事药品生产经营等活动。

34. 药品经营企业违反《药品管理法》规定聘用人员的，由药品监督管理部门责令解聘，处**五万元以上二十万元以下**的罚款。

**历年考题**

【A 型题】国家对执业药师实行注册制度，下列不符合执业药师注册管理规定的是(　　)

A. 执业药师的执业范围包括药品生产、药品经营、药品使用以及其他需要提供药学服务的单位

B. 取得执业药师职业资格证书（药学类）和执业药师职业资格证书（中药学类）的"双证"人员，可以同时在两个执业单位注册执业

C. 执业药师的执业类别包括药学类、中药学类、药学与中药学类

D. 取得执业药师职业资格证书的人员，申请并取得"执业药师注册证"后，方可以执业药师身份执业

【考点提示】B。本题考查的是执业药师注册管理规定的内容，执业范围为药品生产、药品经营、药品使用以及其他需要提供药学服务的单位，故 A 正确。注册的执业单位应当明确到总部或门店，执业药师应当在其注册的执业单位执业，故 B 错误。执业类别为药学类、中药学类，药学与中药学类，故 C 正确。取得执业药师职业资格证书的人员，申请并取得"执业药师注册证"后，方可以执业药师身份执业，故 D 正确。

# 第二章 药品管理立法与药品监督管理

## 第一节 药品管理立法

**必背采分点**

1. 药品管理立法是指由特定的国家机关，依据法定的权限和程序，**制定、认可、修订、补充、废除**药品管理法律规范的活动。

2. 药品管理立法的目的是**加强药品监督管理，保证药品质量，保障人体用药安全**，维护人民身体健康和用药的合法权益。

3. 法是由国家制定或者认可，体现统治阶级意志，并由**国家强制力**保证实施的具有普遍效力的行为规范的总称。

4. 根据《中华人民共和国宪法》和《中华人民共和国立法法》，我国的法有**宪法、法律、行政法规、地方性法规、自治条例和单行条例、部门规章、地方政府**

规章几个层次。

5. 法的特征体现为**规范性、国家意志性、国家强制性、普遍性、程序性**。

6. 法的规范性是指法所具有的**规定人们的行为模式、指导人们行为**的性质。

7. 法所规定的行为模式包括：①**人们可以怎样行为（可为模式）**；②人们不得怎样行为（勿为模式）；③人们应当或者必须怎样行为（应为模式）

8. 法是由国家制定或者认可的，体现了国家对人们行为的评价，具有**国家意志性**。

9. **国家的存在**是法存在的前提条件。

10. 一切法的产生，大体上都是通过**制定、认可**这两种途径。

11. 法不同于其他社会规范，它具有特殊的强制性，即**国家强制性**。

12. **国家的强制力**是法实施的最后保障手段。

13. 法的普遍性包含两方面的内容，即**法的效力对象的广泛性、法的效力的重复性**。

14. 法具有普遍性，在国家权力管辖范围内普遍有效，是从法的**属性**上来讲的。

15. 根据是否表现为国家制定的法律文件中的明确条文形式，法的渊源可以分为**正式的法的渊源与非正式**

**的法的渊源**。

16. 当代中国法的正式渊源包括宪法、法律行政法规、行政规章、地方性法规、自治条例和单行条例，主要是各种**制定法**。

17. 非正式的法的渊源是具有法律意义的准则和观念，这些准则和观念尚未在正式法律中得到权威性的明文体现，如**判例、政策、习惯**等。

18. "法律"和"政策"分别属于我国法律的正式渊源和非正式渊源，都具有**法律效力**。

19. 宪法是由**全国人民代表大会**依据特别程序制定的根本大法，由全国人大及其常委会监督实施，并由全国人大常委会负责解释，对违反宪法的行为予以追究。

20. **宪法**具有最高效力。

21. 我国现行《宪法》是 1982 年 12 月 4 日由**第五届全国人大第五次会议**通过的，此后又通过了五个宪法修正案。

22. 法律系指**全国人大及其常委会**制定的规范性文件，由国家主席签署主席令公布。

23. 法律分为基本法律和基本法律以外的其他法律两大类。基本法律是由**全国人大**制定和修改的刑事、民事、国家机构和其他方面的规范性文件，如全国人大制定的《中华人民共和国刑法》；另一类为基本法律以外

的其他法律,即由**全国人大常委会**制定和修改的规范性
文件,如全国人大常委会制定的《药品管理法》。

24. 在全国人大闭会期间,**全国人大常委会**也有权
对全国人大制定的法律在不同该法律基本原则相抵触的
条件下进行部分补充和修改。

25. 法律的解释权属于**全国人大常委会**。

26. 行政法规由**国务院有关部门或者国务院法制机
构**具体负责起草,重要行政管理的法律、行政法规草案
由国务院法制机构组织起草。

27. 行政法规由**总理**签署国务院令公布。

28. 有关国防建设的行政法规,可以由**国务院总理、
中央军事委员会主席共同**签署,国务院、中央军事委员
会令公布。

29. 根据《立法法》的规定,**省、自治区、直辖市
的人民代表大会及其常务委员会**根据本行政区域的具体
情况和实际需要,在不同宪法、法律、行政法规相抵触
的前提下,可以制定地方性法规。

30. 省、自治区的人民政府所在地的市、经济特区
所在地的市和国务院已经批准的较大的市的人民代表大
会及其常务委员会根据本市的具体情况和实际需要,在
不同宪法、法律、行政法规和本省、自治区的地方性法
规相抵触的前提下,可以制定地方性法规,报**省、自治**

区的人民代表大会常务委员会批准后施行。

31. 根据《立法法》规定，民族自治地方的**人民代表大会**有权依照当地民族的政治、经济和文化特点，制定自治条例和单行条例。

32. 自治区的自治条例和单行条例，报**全国人民代表大会常务委员会**批准后生效。自治州、自治县的自治条例和单行条例，报**省、自治区、直辖市的人民代表大会常务委员会**批准后生效。

33. 自治条例和单行条例可以依照当地民族的特点，对法律和行政法规的规定做出变通规定，但不得违背**法律或者行政法规**的基本原则，不得对宪法和民族区域自治法的规定及其他有关法律、行政法规专门就民族自治地方所做的规定做出变通规定。

34. 国务院各部、委员会、中国人民银行、审计署和具有行政管理职能的直属机构，可以根据**法律和国务院的行政法规、决定、命令**，在本部门的权限范围内，制定规章。

35. 涉及两个以上国务院部门职权范围的事项，应当**提请国务院制定行政法规或者由国务院有关部门联合制定规章**。

36. 部门规章应当经部务会议或者委员会会议决定，由**部门首长**签署命令予以公布。

37. 省、自治区、直辖市和设区的市、自治州的人民政府，可以根据**法律、行政法规和本省、自治区、直辖市的地方性法规**制定规章。

38. 地方政府规章应当经政府常务会议或者全体会议决定，由**省长、自治区主席、市长或自治州州长**签署命令予以公布。

39. 国际条约是指我国作为国际法主体同外国缔结的**双边、多边协议**和其他具有条约、协定性质的文件。

40. 我国国际条约的缔约权由**全国人大常委会、国家主席和国务院共同**行使。

41. 法律效力是指法律的适用范围，即法律在什么领域、什么时期和对谁有效的问题，也就是法律规范**在空间上、时间上和对人的效力问题**。

42. 由国家制定的法律和经中央机关制定的规范性文件，在**全国**范围内生效。地方性法规只在**本地区**内有效。

43. 法律的时间效力一般有三个原则，**即不溯及既往原则、后法废止前法原则、法律条文到达时间的原则**。

44. 法律对人的效力分为**属地主义、属人主义、保护主义**。

45. **属地主义**是指不论人的国籍如何，在哪国领域内就适用哪国法律。

46. **属人主义**是指不论人在国内或国外，是哪国公民就适用哪国法律。

47. 法律效力的层次是指规范性法律文件之间的**效力等级关系**。

48. **正式的法源的效力和冲突解决原则**包括不同位阶的法的渊源之间的冲突原则、同一位阶的法的渊源之间的冲突原则、位阶出现交叉时的法的渊源之间的冲突原则。

49. **上位法的效力高于下位法**，宪法至上、法律高于法规、法规高于规章、行政法规高于地方性法规。

50. 《立法法》规定：同一机关制定的法律、行政法规、地方性法规、自治条例和单行条例、规章，特别规定与一般规定不一致的，**适用特别规定**；新的规定与旧的规定不一致的，适用新的规定。

51. 从广义来看，**立法**是指从中央到地方一切国家机关制定和变动各种不同规范性文件的活动。

52. 执法，又称**法律执行**，是指国家行政机关依照法定职权和法定程序，行使行政管理职权、履行职责、贯彻和实施法律的活动。

53. **司法部**是主管全国司法行政工作的国务院组成部门。

54. **守法**是法的实现的最基本形式。

55. 法律体系就是**部门法体系**。

56. 药品管理法律体系按照**法律效力等级**依次包括法律、行政法规、部门规章、规范性文件。

57. 与**药品监督管理职责密切相关的法律**主要有4部，包括《药品管理法》、《中华人民共和国疫苗管理法》（以下简称《疫苗管理法》）、《基本医疗卫生与健康促进法》、《中华人民共和国禁毒法》。

58. 与**药品管理有关的法律**有《中华人民共和国刑法》《中华人民共和国广告法》《中华人民共和国价格法》《中华人民共和国消费者权益保护法》《中华人民共和国反不正当竞争法》《中华人民共和国专利法》等。

59. 《**药品管理法**》是我国药品监管的基本法律依据，1984年9月20日第五届全国人大常委会第七次会议通过，自1985年7月1日起施行。

60. 《药品管理法》明确将"**保护和促进公众健康**"作为药品管理的立法宗旨。

61. 《药品管理法》完善了药品安全责任制度，坚持重典治乱，处罚到人，严惩重处各种违法行为，充分体现了"**四个最严**"的要求。

62. 《**疫苗管理法**》是为了加强疫苗管理、保证疫苗质量和供应、规范预防接种、促进疫苗行业发展、保障公众健康、维护公共卫生安全制定的法律。

63. 法律关系是指法律规范在调整社会关系中形成

的人们之间的**权利、义务**关系。

64. 药品管理法律关系主体包括**国家机关、机构和组织、公民个人（自然人）**。

65. 药品管理法律关系主体中，国家机关主要分为两种情况：①政府的药品监督管理主管部门和有关部门，依法与其管辖范围内的相对方，形成的行政法律关系；②**政府的药品监督管理主管部门内部的领导与被领导、管理与被管理的关系**。

66. 药品管理法律关系主体中，机构和组织大致分为三种情况：①以药品监督管理相对人的身份，同药品监督管理机构形成行政法律关系；②以提供药品和药学服务的身份，同需求药品和药学服务的机关、机构和组织、公民个人形成**医药卫生服务关系**；③与内部职工形成管理关系。

67. 药品管理法律关系主体中，公民个人（自然人）可分为特定主体和一般主体。特定主体主要指**药学技术人员**，一般主体指所有的公民。

68. 药品管理法律关系客体包括药品、人身、精神产品。其中，**药品**是药品管理法律关系主体之间权利义务所指向的主要客体。

69. 药品管理法的法律事实是法律规范所规定的，能够引起法律关系产生、变更和消灭的客观情况或现象，大体可以分为**事件、行为**两类。

**历年考题**

【A 型题】1. 药品管理法律体系按照法律效力等级由高到低排序，正确的是(  )

A. 法律、部门规章、行政法规、规范性文件

B. 法律、行政法规、部门规章、规范性文件

C. 部门规章、行政法规、规范性文件、法律

D. 规范性文件、部门规章、行政法规、法律

【考点提示】B。药品管理法律体系按照法律效力等级依次包括法律、行政法规、部门规章、规范性文件。

【A 型题】2. 关于药品标准的说法，错误的是(  )

A. 在国家药品标准没有规定的情况下，中药饮片必须按照省级中药饮片炮制规范炮制

B. 药品应当符合国家药品标准，药品注册标准不同于国家药品标准的，按照国家药品标准执行

C. 企业标准只能作为企业的内控标准，各项指标均不得低于国家药品标准

D. 没有国家药品标准的新药应当符合经国家药品监督管理部门核准的药品质量标准

【考点提示】B。药品应当符合国家药品标准。经国

务院药品监督管理部门核准的药品质量标准高于国家药品标准的，按照经核准的药品质量标准执行；没有国家药品标准的，应当符合经核准的药品质量标准。

【X 型题】3. 下列有关法律效力层次的说法，正确的有（　　）

    A. 在同一位阶的法之间，特别规定优于一般规定

    B. 下位法违反上位法规定的，由有关机关依法予以改变或者撤销

    C. 上位法的效力高于下位法

    D. 在同一位阶的法之间，旧的规定优于新的规定

【考点提示】ABC。法律效力的层次是指规范性法律文件之间的效力等级关系。法的效力层次可以概括为：①上位法的效力高于下位法。按《立法法》的规定，下位法违反上位法规定的，由有关机关依照该法规定的权限予以改变或者撤销。②在同一位阶的法之间，特别规定优于一般规定，新的规定优于旧的规定。

# 第二节　药品监督管理行政法律制度

**必背采分点**

1. 行政许可是指行政机关根据公民、法人或者其他

组织的申请，经**依法审查**，准予其从事特定活动的行为。

2. 设定和实施行政许可的原则有**法定原则，公开、公平、公正原则，便民和效率原则，信赖保护原则**。

3. 设定和实施行政许可，应当依照法定的**权限、范围、条件、程序**。

4. 行政许可所依据的法律、法规、规章修改或者废止，或者准予行政许可所依据的客观情况发生重大变化的，为了公共利益的需要，行政机关可以**依法变更或者撤回已经生效的行政许可**。

5. 药品上市许可，表现形式为颁发**药品注册证书**；药品生产许可，表现形式为颁发**药品生产许可证和医疗机构制剂许可证**；药品经营许可，表现形式为颁发**药品经营许可证**；国务院行政法规确认了执业药师执业许可，表现形式为颁发**执业药师注册证**。

6.《国务院关于第三批取消中央指定地方实施行政许可事项的决定》中，取消了药物临床试验机构资格认定初审（审批部门为省级卫生计生行政部门和省级食品药品监督管理部门），**由国家食品药品监督管理总局**直接受理审批，审批时征求国家卫生计生委意见，并进一步明确各自责任。

7.《国务院关于第三批取消中央指定地方实施行政

许可事项的决定》中，取消了省级食品药品监督管理部门对药用辅料（不含新药用辅料和进口药用辅料）注册审批，将药用辅料注册**纳入药品审批一并**办理。

8. 《国务院关于取消和下放一批行政许可事项的决定》（国发〔2019〕6号）发布，其中取消了由省级药品监督管理部门审批的"**国产药品注册初审**"的行政许可事项。取消初审后，改由国家药监局直接受理国产药品注册申请。

9. 自2019年12月1日起，药物临床试验机构实施**备案管理**。

10. 2019年12月1日起，对化学原料药**不再发放药品注册证书**，由化学原料药生产企业在原辅包登记平台上登记，实行一并审评审批。

11. 行政相对人（或者其代理人）向行政机关提出行政许可申请时，行政机关负有向申请人提供格式文本的义务；**公示行政许可事项和条件的义务**；对公示内容进行解释、说明的义务。

12. 行政相对人（或者其代理人）向行政机关提出行政许可申请时，行政许可申请人负有**提供真实信息**的义务；享有要求行政机关进行解释、说明的权利。

13. 行政机关受理行政许可申请时，申请材料不全需要补全的，行政机关应当**在法定期限内一次性告知申**

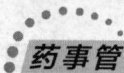

请人。

14. 撤销行政许可的情形有：①行政机关工作人员滥用职权、玩忽职守做出准予行政许可决定的。②**超越法定职权做出准予行政许可决定的**。③违反法定程序做出准予行政许可决定的。④对不具备申请资格或者不符合法定条件的申请人准予行政许可的。⑤依法可以撤销行政许可的其他情形。

15. 被许可人以**欺骗、贿赂**等不正当手段取得行政许可的，应当予以撤销。

16.《行政许可法》规定，在撤销行政许可时可能对公共利益造成重大损害的**不予撤销**。

17. 行政强制包括**行政强制措施、行政强制执行**。

18. 实施行政强制，应当坚持**教育与强制相结合**。

19. 公民、法人或者其他组织对行政机关实施行政强制，享有**陈述权、申辩权**。

20. 行政强制措施，是指行政机关在行政管理过程中，为制止违法行为、防止证据损毁、避免危害发生、控制危险扩大等情形，依法对公民的人身自由实施**暂时性限制**，或者对公民、法人或者其他组织的财物实施**暂时性控制**的行为。

21. 行政强制措施的种类包括：①**限制公民人身自由**；②查封场所、设施或者财物；③扣押财物；④冻结存款、汇款；⑤其他行政强制措施。

22. 行政强制执行，是指行政机关或者行政机关申请**人民法院**，对不履行行政决定的公民、法人或者其他组织，依法强制履行义务的行为。

23. 行政强制执行的方式包括：①**加处罚款或者滞纳金**；②划拨存款、汇款；③拍卖或者依法处理查封、扣押的场所、设施或者财物；④排除妨碍、恢复原状；⑤代履行；⑥其他强制执行方式。

24. 行政处罚的原则有：①**处罚法定原则**。②处罚公正、公开原则。③处罚与违法行为相适应的原则。④处罚与教育相结合的原则。⑤不免除民事责任，不取代刑事责任原则。

25. 处罚与违法行为相适应的原则是指，设定和实施行政处罚必须以事实为依据，与违法行为的**事实、性质、情节、社会危害程度**相当。

26. 公民、法人或者其他组织因违法受到行政处罚，其违法行为对他人造成损害的，**应当承担民事责任**。

27. 公民、法人或者其他组织因违法行为构成犯罪，应当依法追究刑事责任，不得**以行政处罚代替刑事处罚**。

28. 《中华人民共和国行政处罚法》（简称《行政处罚法》）第8条明确规定了行政处罚的种类，包括**人身**

罚、资格罚、财产罚、声誉罚。

29. 人身罚是指特定行政主体限制和剥夺违法行为人人身自由的行政处罚，如**行政拘留**。

30.《药品管理法》规定，对生产销售假药和生产销售劣药情节严重的，以及伪造编造许可证件、骗取许可证件等情节恶劣的违法行为，可以由公安机关对相关责任人员处**五日至十五日**的拘留。

31. 资格罚是指行政主体**限制、暂停、剥夺**做出违法行为的行政相对人某种行为能力或资格的处罚措施。

32. 根据《行政处罚法》规定，资格罚主要包括**责令停产停业、吊销许可证或者执照**等。

33. 财产罚是指行政主体依法对违法行为人给予的**剥夺财产权**的处罚形式。

34. 财产罚是运用最广泛的一种行政处罚，其形式主要有**罚款、没收财物（没收违法所得、没收非法财物等）**两种。

35. 没收违法所得、没收非法财物，是行政主体依法将违法行为人的**违法所得、违禁物品、违法行为工具**等强制收归国有的一种处罚形式。

36. 声誉罚是指对违法者的**名誉、荣誉、信誉或精神上的利益**造成一定损害的处罚方式，是行政处罚中最轻的一种。

37. 声誉罚的具体形式主要有**警告、通报批评**两种。

38. 《行政处罚法》中设置的声誉罚只有**警告**，是指行政主体对实施了违法行为但情节较为轻微并造成实际危害后果的相对人的谴责和警戒。

39. 行政处罚除法律、行政法规另有规定外，由**违法行为发生地的县级以上地方人民政府具有行政处罚权的行政机关**管辖。

40. 两个以上依法享有行政处罚权的行政机关如对同一行政违法案件都有管辖权，行政机关对该案件的管辖发生争议，双方协商不成的，应报请**共同的上一级行政机关**指定管辖。

41. 行政处罚的适用条件：①必须已经实施了违法行为，且该违法行为违反了行政法规范；②**行政相对人具有责任能力**；③行政相对人的行为依法应当受到处罚；④违法行为未超过追究时效。

42. 受行政处罚的当事人有下列情形之一的，应当依法从轻或者减轻行政处罚：①**主动消除或者减轻违法行为危害后果的**；②受他人胁迫有违法行为的；③配合行政机关查处违法行为有立功表现的；④已满十四周岁不满十八周岁的人有违法行为的。

43. 公民、法人或者其他组织违反行政管理秩序的行为，依法应当给予**行政处罚**。

44. 行政机关在做出行政处罚决定之前，应当**告知当事人做出行政处罚决定的事实、理由、依据**，并告知当事人依法享有的权利。

45. 行政处罚决定程序有**简易程序（当场处罚程序）、一般程序（普通程序）**两大类。

46. 当违法事实清楚、有法定依据、拟做出数额较小的罚款（对公民处 50 元以下，对法人或者其他组织处 1000 元以下的罚款）或者警告时，可以**适用简易程序，当场处罚**。

47. 简易程序包括：①表明身份（执法人员应向当事人出示执法身份证件）。②确认违法事实，说明处罚理由和依据。③**制作行政处罚决定书**。④交付行政处罚决定书。⑤备案。

48. 一般程序包括立案、调查、处理决定、说明理由并告知权利、**当事人的陈述和申辩**、制作处罚决定书、送达行政处罚决定书。

49. 对于在**两年以内**未发现的行政违法行为，不予立案追究。

50. 一般程序调查时，行政执法人员不得少于**二人**，并应出示证件。

51. 进行一般程序处理决定时，应根据不同情况，分别作出**行政处罚、不予行政处罚、移送司法机关处理**

决定。

52. 听证程序依次为**听证申请的提出、听证通知、听证的主持与参与、辩论、制作听证笔录**。

53. 当事人要求听证的，应当在**行政机关告知后三日内**提出。

54. 行政机关应当在**听证的七日前**，将举行听证的时间、地点和其他相关事项通知当事人。

55. 听证应由**行政机关指定非本案调查人员**主持。

56. 行政复议的基本原则有**合法原则、公正原则、公开原则、及时原则、便民原则、全面审查原则**。

57. 行政复议的基本原则中，合法原则包括**主体合法、依据和内容合法、程序合法**三项内容。

58. 行政复议机关在行政复议过程中，除涉及**国家秘密、商业秘密、个人隐私**外，整个过程都要向行政复议的各方当事人公开。

59. 行政复议机关在行政复议过程中需要公开的内容包括**行政行为依据**，行政复议组织机构、场所和工作制度，行政复议审查过程，裁决结果及执行情况。

60. 行政复议的受案范围是指法律规定的**行政复议机关受理行政争议案件**的权限范围。

61. 公民、法人或者其他组织对行政机关做出的**限制人身自由或者对财产的查封、扣押、冻结**等行政行为不服的，可申请行政复议。

62. 公民、法人或者其他组织对抽象行政行为不能单独提起行政复议，只能**在对具体行政行为提起行政复议时一并提起**。

63. 行政复议申请人的条件：①申请人必须是**行政相对人**，包括公民、法人或者其他组织及外国人、无国籍人。②申请人是认为具体行政行为侵害其合法权益的人。③申请人必须是以自己的名义申请行政复议的公民、法人或者其他组织。

64. 行政复议申请人的近亲属包括**配偶、父母、子女、兄弟姐妹、祖父母、外祖父母、孙子女、外孙子女**。

65. 行政复议被申请人包括**行政机关，法律、法规授权的组织**。

66. 行政复议被申请人的条件：①**被申请人必须是行政主体**。②被申请人必须实施了具体行政行为。③被申请人必须是相应具体行政行为受申请人指控并由行政复议机关通知参加行政复议的行政主体。

67. 申请人对行政机关做出的具体行政行为不服，直接申请复议的，该**行政机关**是被申请人。

68. 两个或两个以上行政机关以共同名义做出同一具体行政行为的，**共同做出具体行政行为的行政机关**是被申请人。

69. 行政机关委托的组织做出的具体行政行为引起行政复议，**委托的行政机关**是被申请人。

70. 行政机关与其他组织以共同名义做出具体行政行为的，**行政机关**为被申请人。

71. 下级行政机关依照法律、法规、规章规定，经上级行政机关批准做出具体行政行为的，**批准机关**为被申请人。

72. 行政机关设立的派出机构、内设机构或者其他组织，未经法律、法规授权，对外以自己名义做出具体行政行为的，**该行政机关**为被申请人。

73. 做出具体行政行为决定的行政机关被撤销的，**继续行使其职权的行政机关**是被申请人。

74. 因与被申请复议的具体行政行为有利害关系，申请参加或者由行政复议机关通知其参加到行政复议过程中的公民、法人或者其他组织称为**行政复议第三人**。

75. 对行政复议案件拥有**管辖权**的机关，就是行政复议机关。

76. 一般情况下，行政复议案件由被申请人的**上一级行政机关**管辖。

77. 一般级别管辖包括**选择管辖、政府管辖、垂直管辖**。

78. 对地方各级人民政府做出的具体行政行为不服

的，由**上一级人民政府**管辖。

79. 省政府依法设立的派出机关即行政公署可以管辖对所属**县级地方政府**的具体行政行为申请复议的案件。

80. 对实行垂直领导的国家行政机关，如海关、金融、国税、外汇管理等行政机关和国家安全机关的具体行政行为不服的，向**上一级主管部门**申请行政复议。

81. 申请人对经国务院批准实行省以下垂直领导的部门做出的具体行政行为不服的，可以选择向该部门的**本级人民政府或者上一级主管部门**申请行政复议，但是省、自治区、直辖市另有规定的，依照省、自治区、直辖市的规定办理。

82. 特殊级别管辖主要包括**自身管辖、共同管辖、派出管辖、授权管辖、撤销管辖、转送管辖**。

83. 对国务院部门或者省、自治区、直辖市人民政府的具体行政行为不服的，向**做出该具体行政行为的国务院部门或者省、自治区、直辖市人民政府**申请复议。

84. 《行政复议法实施条例》第 23 条规定，申请人对两个以上国务院部门共同做出的具体行政行为不服的，可以向**其中任何一个国务院部门**提出行政复议申请，由做出具体行政行为的国务院部门共同做出行政复议决定。

85. 申请人对两个或者两个以上行政机关以共同名义做出的具体行政行为不服的，向其**共同上一级行政机关**申请行政复议。

86. 对县级以上地方人民政府依法设立的派出机关（包括地区行政公署、街道办事处、区公所）的具体行政行为不服的，向**设立该派出机关的人民政府**申请复议。

87. 对法律、法规授权组织做出的具体行政行为不服的，分别向**直接管理该组织的地方人民政府、地方人民政府工作部门或者国务院部门**申请行政复议。

88. 对被撤销的行政机关在撤销前所做出的具体行政行为不服的，向继续行使其职权的行政机关的**上一级行政机关**申请行政复议。

89. 根据《行政复议法》第15条第2款的规定，对特殊情况下的复议管辖，申请人也可以向具体行政行为发生地的**县级地方人民政府**提出行政复议申请，由该县级地方人民政府在7日内，将该申请转送到有关的行政复议机关。

90. 行政复议机构接受和审查申请，除不予受理和依法转送的申请外，行政复议申请自**行政复议机构收到之日**起即为受理。

91. 行政复议程序分为**申请、受理、审理、决定、**

执行五个阶段。

92. 公民、法人或者其他组织认为具体行政行为侵犯其合法权益，可以自**知道该具体行政行为之日起 60 日内**提出行政复议申请。

93. 公民、法人或者其他组织提起行政复议申请时，因不可抗力或其他正当理由耽误法定申请期限，申请期限自**障碍消除之日**起继续计算。

94. 行政复议机关收到行政复议申请后，应在**5 日内**进行审查，对不符合规定的行政复议申请，决定不予受理，并书面告知申请人；对于符合规定，但是不属于本机关受理的行政复议申请，应当告知申请人向有关行政复议机关提出。

95. 公民、法人或者其他组织依法提出行政复议申请，行政复议机关无正当理由不予受理的，上级行政机关应当责令其受理；必要时，**上级行政机关**也可以直接受理。

96. 行政复议决定的类型包括：①**维持决定**；②责令履行法定职责；③撤销、确认决定；④变更决定；⑤责令赔偿决定；⑥驳回复议请求决定。

97. 被申请人不履行或者无正当理由拖延履行行政复议决定的，**行政复议机关或者其有关上级机关**应当责令其限期履行。

98. 申请人逾期不起诉又不履行行政复议决定的，

或者不履行终局裁决的行政复议决定的，可以：①维持具体行政行为的行政复议决定，**由做出具体行政行为的行政机关**依法强制执行，或者申请人民法院强制执行。②变更具体行政行为的行政复议决定，由**行政复议机关**依法强制执行，或者申请人民法院强制执行。

99. 行政诉讼的特殊原则有：**当事人在行政诉讼中法律地位平等的原则**、审查行政行为合法性原则、不停止行政行为执行的原则、不适用调解原则、司法变更原则。

100. 行政诉讼原则上只审查**行政行为的合法性**，对合理性问题不涉及。

101. 行政行为不因公民、法人或者其他组织提起诉讼而停止执行。但有下列情形之一的可停止执行：①被告人认为需要停止执行的；②**原告或者利害关系人申请停止执行，法院裁定停止的**；③法院认为应当停止执行的；④法律、法规规定停止执行的。

102. 人民法院审理**行政赔偿、补偿**及行政机关行使法律、法规规定的自由裁量权的案件可以调解。

103. 只有在行政处罚明显不当，或者**行政行为涉及对款额的确定、认定确有错误**，人民法院才可以做出变更判决。

104. 申请行政许可，行政机关拒绝或者在法定期限内不予答复，或者对行政机关做出的有关行政许可的其他决定不服的，可以申请**行政诉讼**。

105. 人民法院也受理法律、法规规定可以提起诉讼的其他行政案件。但对下列案件，人民法院不受理：①国防、外交等国家行为；②行政法规、规章或者行政机关制定、发布的具有普遍约束力的决定、命令；③**行政机关对其工作人员的奖惩、任免等决定**；④法律规定由行政机关最终裁决的行政行为；⑤公安、国家安全等机关依照刑事诉讼法的明确授权实施的行为；⑥行政调解行为及法律规定的仲裁行为；⑦不具有强制力的行政指导行为；⑧驳回当事人对行政行为提起申诉的重复处理行为；⑨对公民、法人或者其他组织权利义务不产生实际影响的行为。

106. 行政诉讼管辖包括**级别管辖、地域管辖、裁定管辖**。

107. 上级人民法院管辖以外的第一审行政案件由**基层人民法院**管辖。

108. 中级人民法院管辖下列第一审行政案件：①对国务院部门或者县级以上地方人民政府所做的行政行为提起诉讼的案件；②海关处理的案件；③**本辖区内重大、复杂的案件**；④其他法律规定由中级人民法院管辖的案件。

109. 本辖区重大、复杂的第一审行政案件由**高级人民法院**管辖。

110. 全国范围内重大、复杂的第一审行政案件由**最高人民法院**管辖。

111. 地域管辖又称区域管辖，是指**同级人民法院之间**受理第一审行政案件的分工和权限。

112. 根据《行政诉讼法》的规定，行政案件由**最初做出行政行为的行政机关所在地人民法院**管辖。经复议的案件，也可以由**复议机关所在地人民法院**管辖。

113. 对限制人身自由的强制措施不服提起的行政诉讼，由**被告所在地或者原告所在地人民法院**管辖。

114. 原告所在地包括**原告户籍所在地、经常居住地、被限制人身自由地**。

115. 因不动产提起的行政诉讼，由**不动产所在地人民法院**管辖。

116. 原告向两个以上有管辖权的人民法院提起诉讼，由**最先立案的人民法院**管辖。

117. 行政诉讼参加人包括**原告、被告、共同诉讼人、第三人、行政诉讼代理人**。

118. 经过复议的案件，复议机关决定维持原行政行为的，**做出原行政行为的行政机关和复议机关**是共同被告。

119. 两个以上行政机关做出同一具体行政行为的，**共同做出行政行为的行政机关**是共同被告。

120. 行政机关委托的组织所做的行政行为，**委托的行政机关**是被告。

121. 当事人不服经上级行政机关批准的行政行为，向人民法院提起诉讼的，应当以**在对外发生效力的文书上署名的机关**为被告。

122. 共同诉讼分为**必要的共同诉讼、普通的共同诉讼**。

123. 按照代理权产生的依据不同，可将行政诉讼代理人分为三类，即**法定代理人、指定代理人、委托代理人**。

124. 可以作为行政诉讼证据的有：**书证、物证、视听资料、电子数据**、证人证言、当事人的陈述、鉴定意见、勘验笔录、现场笔录等。

125. 行政诉讼法规定，被告对做出的具体行政行为负有**举证责任**，应当提供做出该具体行政行为的证据和所依据的规范性文件。

126. 被告对被诉行政行为的举证期限是在**收到起诉状副本之日起 15 日内**提交答辩状及证据、依据。

127. 被告向人民法院提供证据不局限于被告做出行政行为的事实依据，还包括**被诉行政行为所依据的规范**

**性文件即法律依据**。

128. 被告在法定期限内不提供或无正当理由逾期提供证据、依据的，应当认定为该行政行为没有证据，被告要承担**败诉**的法律后果。

129. 行政诉讼程序一般分为**起诉与立案、审理与裁判、执行**等几个阶段。

130. 起诉是指公民、法人或者其他组织认为自己的合法权益受到行政机关行政行为的侵害，而向**人民法院**提出诉讼请求，要求其通过行使审判权，依法保护自己合法权益的诉讼行为。

131. 起诉必须具备的条件有：①原告是行政行为的相对人及其他与行政行为有利害关系的公民、法人或者其他组织；②有明确的被告；③**有具体的诉讼请求和事实根据**；④属于人民法院的受案范围和受诉人民法院管辖。

132. 根据行政诉讼法的规定，经过行政复议的案件，公民、法人或者其他组织对行政复议决定不服的，可在**收到复议决定书之日起 15 日内**向人民法院起诉；直接向人民法院提起诉讼的，应当自**知道或者应当知道做出行政行为之日起 6 个月**内提出。

133. 行政案件的审理方式，主要有**开庭审理、书面审理**两种。

134. 我国行政诉讼的审理，一审程序一律**开庭审**

理；二审的审理分为**书面审理**、**开庭审理**两种方式。

135. 开庭审理应遵循的程序：审判长宣布开庭、法庭调查、法庭辩论、合议庭评议、宣判。其中**法庭调查**是开庭审理的核心，其任务是通过核实各种证据材料，审查证据的证明效力，以认定案件事实，审查和确认具体行政行为是否正确和合法。

136. 法院宣告判决一律**公开**进行。

137. 人民法院审理下列第一审案件，认为事实清楚，权利义务关系明确、争议不大的，可以适用简易程序：①被诉行政行为是依法当场做出的；②案件涉及款额**两千元以下**的；③属于政府信息公开案件的。

138. 发回重审，按审判监督程序再审的案件不适用**简易程序**。

139. 裁判是指人民法院运用国家审判权对行政案件做出**判决、裁定**的合称。

140. 根据《行政诉讼法》有关规定，人民法院在行政诉讼一审程序中适用的判决有**驳回诉讼请求判决**、**撤销判决**、重作判决、履行判决、变更判决、给付判决、确认违法判决、确认无效判决、承担责任判决、补偿判决。

141. 行政行为证据确凿、适用法律法规正确、符合法定程序的，或者原告申请被告履行法定职责或者给付义务理由不成立的，人民法院应当判决**驳回原告诉讼请求**。

142. 被诉行政行为主要证据不足、适用法律法规错误、违反法定程序、超越职权、滥用职权和明显不当的，人民法院应判决**撤销或部分撤销**。

143. 行政行为依法应当撤销，但撤销会给国家利益、社会公共利益造成重大损害的适用**违法判决**。

144. 人民法院应当在**立案之日起 6 个月内**做出第一审判决。

145. 对人民法院已经发生法律效力的判决、裁定、调解书，当事人必须履行。如果公民、法人或者其他组织拒绝履行判决、裁定的，行政机关或者第三人可以向**第一审人民法院**申请强制执行，或者由行政机关依法强制执行。

146. 行政机关拒绝履行判决、裁定、调解书的，一审人民法院可以在规定期限内，从期满之日起对该行政机关负责人**按日处 50 元至 100 元的罚款**。

147. 行政机关拒绝履行判决、裁定、调解书的，一审人民法院可以向**监察机关或者该行政机关的上一级行政机关**提出司法建议。

**历年考题**

【A 型题】1. 按照全面深化行政审批制度改革，进

一步简政放权的精神，国家分批取消或调整了一部分与药品相关的行政审批事项，下列项目属于已取消审批的事项是（　　）

    A. 药品委托生产许可

    B. 中药材 GAP 认证

    C. 药品零售企业 GSP 认证

    D. 互联网药品交易服务企业审批

【考点提示】B。国务院印发的《关于取消13项国务院部门行政许可事项的决定》（国发〔2016〕10号）中，规定取消中药材生产质量管理规范（GAP）认证。

【A型题】2.《中华人民共和国行政复议法》规定，行政复议的受案范围不包括（　　）

    A. 对行政机关做出的警告行政处罚不服的

    B. 对行政机关做出的对财产查封的行政行为不服的

    C. 对认为行政机关没有依法办理行政许可事项的

    D. 对行政机关做的行政处分或其他人事不服的

【考点提示】D。根据《行政复议法》第8条规定，下列两类事项不属于行政复议范围：①对行政机关做出的行政处分或者其他人事处理决定。②对民事纠纷的调解或者其他处理行为。

【A型题】3. 某县药品经营企业对本县药品监督管理部门做出的行政处罚决定不服，欲申请行政复议。受

理该行政复议申请的机关可以是(　　)

　　A. 所在地市级药品监督管理部门

　　B. 所在地省级人民政府

　　C. 所在地市级人民政府

　　D. 本县人民法院

【考点提示】A。申请人对经国务院批准实行省以下垂直领导的部门做出的具体行政行为不服的，可以选择向该部门的本级人民政府或者上一级主管部门申请行政复议，但是省、自治区、直辖市另有规定的，依照省、自治区、直辖市的规定办理。

【A 型题】4.《中华人民共和国药品管理法》第七十五条规定，从事生产、销售假药及生产、销售劣药情节严重的企业或者其他单位，其直接负责的主管人员和其他直接责任人员十年内不得从事药品生产、经营活动。这种行政处罚的种类属于(　　)

　　A. 人身罚　　　　　　　B. 财产罚

　　C. 声誉罚　　　　　　　D. 资格罚

【考点提示】D。资格罚是指行政主体限制、暂停、剥夺做出违法行为的行政相对人某种行为能力或资格的处罚措施。根据《行政处罚法》规定，资格罚主要包括责令停产停业、吊销许可证或者执照等。

【A 型题】5. 设定和实施行政许可的信赖保护原则，

是指（　　）

  A. 行政机关应当公开、公平、公正，保护行政
相对人的合法权益

  B. 行政机关应当依照法定的权限、范围、条件
和程序，设定和实施行政许可

  C. 公民、法人或者其他组织依法取得的行政许
可受法律保护，行政机关不得擅自改变已经
生效的行政许可

  D. 公民、法人或其他组织应当诚实守信，维护
法律权威

【考点提示】C。信赖保护原则是指公民、法人或者
其他组织依法取得的行政许可受法律保护，行政机关不
得擅自改变已经生效的行政许可。行政许可所依据的法
律、法规、规章修改或者废止，或者准予行政许可所依
据的客观情况发生重大变化的，为了公共利益的需要，
行政机关可以依法变更或者撤回已经生效的行政许可。
由此给公民、法人或者其他组织造成财产损失的，行政
机关应当依法给予补偿。

【B 型题】（6~7 题共用备选答案）

  A. 限制人身自由　　 B. 吊销许可证

  C. 较少数额罚款　　 D. 没收违法所得

 6. 在行政处罚时可使用简易程序的是（　　）

7. 只能由公安机关实施，药品监督管理部门没有执行权的行政处罚是（　　）

【考点提示】C、A。在行政处罚时，当违法事实清楚、有法定依据、拟作出数额较小的罚款（对公民处50元以下，对法人或者其他组织处1000元以下的罚款）或者警告时，可以适用简易程序，当场处罚。限制人身自由只能由公安机关实施，药品监督管理部门没有执行权。

【B型题】（8～9题共用备选答案）

A. 行政许可　　　　　　B. 行政处罚

C. 行政复议　　　　　　D. 行政诉讼

8. 某药店对药品监督管理部门做出的责令停业决定不服，可以向上级行政机关提出（　　）

9. 某公民对药品监督管理部门拒绝颁发药品经营许可证的决定不服，可以向人民法院提出（　　）

【考点提示】C、D。公民、法人或者其他组织对行政机关做出的警告、罚款、没收违法所得、没收非法财物、责令停产停业、暂扣或吊销许可证、暂扣或吊销执照、行政拘留等行政处罚不服的，可申请行政复议。对行政拘留、暂扣或者吊销许可证和执照、责令停产停业、没收违法所得、没收非法财物、罚款、警告等行政处罚不服的，可以向人民法院提出行政诉讼。

【X型题】10. 根据《中华人民共和国行政处罚

法》，行政机关做出行政处罚决定之前，应当告知当事人有权利要求举行听证的行政处罚包括(　　)

A. 警告　　　　　　　B. 责令停产停业

C. 较小数额罚款　　　D. 较大数额罚款

【考点提示】BD。行政机关做出责令停产停业、吊销许可证或者执照、较大数额罚款等行政处罚决定之前，应当告知当事人有要求举行听证的权利。

# 第三节　我国药品监督管理机构

## 必背采分点

1. 1950 年卫生部成立了第一届中国药典编纂委员会，组织编印了第一部《**中国药典**》（1953 年版）。

2. 1963 年颁布了综合性药政管理行政法规《**关于药政管理的若干规定**》，对药厂进行了第一次全国范围的大整顿。

3. 2000 年，国务院批转药品监督管理体制改革方案，明确省级以下药品监督管理机构实行**垂直管理**。

4. 2003 年，围绕**转变政府职能**这个主题，我国进行了第五次行政管理体制改革。

5. 第五次行政管理体制改革重点之一是**加强食品安**

**全监管体制建设**，在国家药品监督管理局的基础上组建国家食品药品监督管理局，为国务院直属机构，主要职责是继续行使药品监督管理职能，并负责对食品、保健食品、化妆品安全管理的综合监督和组织协调，依法组织开展对重大事故的查处。

6. 2008 年 11 月，国务院办公厅印发了《关于调整省级以下食品药品监督管理体制有关问题的通知》（国办发〔2008〕123 号），要求将食品药品监督管理机构省级以下垂直管理改为**由地方政府分级管理**，业务接受上级主管部门和同级卫生部门的组织指导和监督。

7. 2013 年 11 月《中共中央关于全面深化改革若干重大问题的决定》提出，完善统一权威的食品药品安全监管机构，**建立最严格的覆盖全过程的监管制度**。

8. 考虑到药品监管的特殊性，单独组建国家药品监督管理局，**由国家市场监督管理总局**管理。

9. **药品监督管理部门**是指依照法律法规的授权和相关规定，承担药品研制、生产、流通和使用环节监督管理职责的组织机构。

10. **国家药品监督管理局**负责制定药品、医疗器械和化妆品监管制度，负责药品、医疗器械和化妆品研制环节的许可、检查和处罚。

11. **省级药品监督管理部门**负责药品、医疗器械、化妆品生产环节的许可、检查和处罚，以及药品批发许可、零售连锁总部许可、互联网销售第三方平台备案及检查和处罚。

12. **市县两级市场监督管理部门**负责药品零售、医疗器械经营的许可、检查和处罚，以及化妆品经营和药品、医疗器械使用环节质量的检查和处罚。

13. 国家药品监督管理局**职能转变**：①深入推进简政放权。②强化事中事后监管。③有效提升服务水平。④全面落实监管责任。

14. 按照"**最严谨的标准、最严格的监管、最严厉的处罚、最严肃的问责**"要求，完善药品、医疗器械和化妆品审评、检查、检验、监测等体系，提升监管队伍职业化水平。

15. 国家药品监督管理局设 9 个**内设机构**：综合和规划财务司、政策法规司、药品注册管理司（中药民族药监督管理司）、药品监督管理司、医疗器械注册管理司、医疗器械监督管理司、化妆品监督管理司、科技和国际合作司（港澳台办公室）、人事司。

16. **市场监督管理部门负责**相关市场主体登记注册和营业执照核发，查处准入、生产、经营、交易中的有关违法行为，实施反垄断执法、价格监督检查和反不正当竞争，负责药品、保健食品、医疗器械、特殊医学用途配方食品广告审查和监督处罚。

17. **卫生健康部门负责**组织拟订国民健康政策，拟订卫生健康事业发展法律法规草案、政策、规划，制定部门规章和标准并组织实施。

18. 国家药品监督管理局会同国家卫生健康委员会组织国家药典委员会并制定**国家药典**，建立重大药品不良反应和医疗器械不良事件相互通报机制和联合处置机制。

19. **中医药管理部门负责**拟订中医药和民族医药事业发展的战略、规划、政策和相关标准，起草有关法律法规和部门规章草案，参与国家重大中医药项目的规划和组织实施。

20. 中医药管理部门负责**拟订各类中医医疗、保健等机构管理规范和技术标准**并监督执行。

21. 医疗保障部门负责拟订医疗保险、生育保险、医疗救助等**医疗保障制度**的法律法规草案、政策、规划和标准，制定部门规章并组织实施。

22. 医疗保障部门应完善统一城乡居民基本医疗保险制度和大病保险制度，建立健全覆盖全民、城乡统筹的多层次医疗保障体系，不断提高医疗保障水平，确保医保资金合理使用、安全可控，推进**医疗、医保、医药**"**三医联动**"改革，更好保障人民群众就医需求、减轻医药费用负担。

23. 2018 年国务院机构改革，将**国家发改委的价格监督检查与反垄断执法职责划入国家市场监督管理总局**，国家发改委的药品和医疗服务价格管理职责划入国家医疗保障局。

24. 人力资源和社会保障部负责**拟订人力资源和社会保障事业发展政策、规划**。

25. 工业和信息化部门负责**研究提出工业发展战略**，拟订工业行业规划和产业政策并组织实施。

26. 工信主管部门负责配合有关部门依法处置发布药品虚假违法广告、涉嫌仿冒他人网站发布互联网广告的违法违规网站、无线电台，**积极引导行业自律**。

27. 商务部门负责**拟订药品流通发展规划和政策**，药品监督管理部门在药品监督管理工作中，配合执行药品流通发展规划和政策。

28. 商务部发放药品类易制毒化学品进口许可前，应当征得**国家药品监督管理局**同意。

29. 公安部门负责**组织指导药品、医疗器械和化妆品犯罪案件侦查**工作。

30. 海关负责**药品进出口口岸**的设置；药品进口与出口的监管、统计与分析。

31. **网信办**配合相关部门进一步加强互联网药品广

告管理，大力整治网上虚假违法违规信息，严厉查处发布虚假违法广告信息的网站平台，营造风清气正的网络空间。

32. 新闻宣传部门负责**加强药品安全新闻宣传和舆论引导**工作。

33. 新闻出版广电部门负责**督促指导媒体单位履行药品广告发布审查职责**，严格规范广告发布行为。

34. 在国家药品监督管理部门中，与执业药师执业工作相关的**药品监督管理技术支撑机构**主要包括中国食品药品检定研究院、国家药典委员会、药品审评中心、食品药品审核查验中心、药品评价中心、行政事项受理服务和投诉举报中心、执业药师资格认证中心、高级研修学院和国家中药品种保护审评委员会等。

35. 中国食品药品检定研究院承担**食品、药品、医疗器械、化妆品及有关药用辅料、包装材料与容器（以下统称为食品药品）的检验检测**工作。

36. 中国食品药品检定研究院承担**药品、医疗器械、化妆品质量标准、技术规范、技术要求、检验检测方法的制修订以及技术复核**工作。

37. 国家药典委员会成立于 1950 年，是**法定的国家药品标准工作专业管理机构**。

38. 国家药典委员会的职责为组织编制、修订和编译《中华人民共和国药典》及配套标准。

39. 国家药品监督管理局药品审评中心是**国家药品注册技术审评机构**。

40. 药品审评中心负责**药物临床试验、药品上市许可申请的受理和技术审评**。

41. 药品审评中心承担**国家局国际人用药注册技术协调会议（ICH）**相关技术工作。

42. **食品药品审核查验中心**组织制定修订药品、医疗器械、化妆品检查制度规范和技术文件。

43. 食品药品审核查验中心承担**药物临床试验**、非临床研究机构资格认定（认证）和研制现场检查。

44. **药品评价中心**负责组织制定修订药品不良反应、医疗器械不良事件监测、化妆品不良反应监测与上市后安全性评价及药物滥用监测的技术标准和规范。

45. **受理服务和投诉举报中心**负责药品、医疗器械、化妆品行政事项的受理服务和审批结果的相关文书的制作、送达工作。

46. 受理服务和投诉举报中心负责药品、医疗器械、化妆品**行政事项受理和投诉举报相关信息的汇总、分析和报送**工作。

47. 执业药师资格认证中心开展**执业药师资格准入制度及执业药师队伍发展**战略研究，参与拟订完善执业药师资格准入标准并组织实施。

48. 高级研修学院实施**公务人员高级研修**，承担监管政策理论研究及人才队伍发展战略研究。

49. 国家中药品种保护审评委员会目前与国家市场监督管理总局食品审评中心实行**一套机构、两块牌子**管理，为国家市场监督管理总局直属事业单位，负责组织国家中药品种保护的技术审评工作。

**历年考题**

【A 型题】1. 组织开展药品质量相关的评价技术与方法研究，承担仿制药品质量与疗效一致性评价工作的药品监督管理技术机构是（    ）

　　A. 国家药品监督管理局药品评价中心

　　B. 国家药品监督管理局药品审评中心

　　C. 国家药典委员会

　　D. 中国食品药品检定研究院

【考点提示】D。中国食品药品检定研究院组织开展药品质量相关的评价技术与方法研究，承担仿制药质量和疗效一致性评价相关工作。

【X 型题】2. 省级药品监督管理部门依法承担的职责有（    ）

　　A. 对药品零售企业的药品采购行为开展监督

检查

B. 对药品批发企业的药品储存行为开展监督检查

C. 对药品生产企业的药品生产行为开展监督检查

D. 对药品上市许可持有人的药品零售行为开展监督检查

【考点提示】BC。药品零售企业采购药品参照批发企业的有关规定进行。故答案 A 错误。从事药品批发活动，应当具有能够保证药品储存质量、与其经营品种和规模相适应的仓库，仓库中配备适合药品储存的专用货架和设施设备。其中，药品批发企业设置的仓库还应当具备实现药品入库传送、分拣、上架、出库等操作的现代物流设施设置。开办药品批发企业（含药品零售连锁企业总部）的，应当向省级药品监督管理部门申请，经审批同意，依法获取药品经营许可证后，方可开展相应药品经营活动。故答案 B 正确。药品生产过程和生产质量管理规范执行情况，省级药品监督管理部门应当对高风险的药品实施重点监督检查。故答案 C 正确。药品上市许可持有人开展委托销售活动前，应当向其所在地省级药品监督管理部门备案；不是开展监督检查，故答案 D 错误。

# 第四节 药品技术监督

## 必背采分点

1. 药品标准，也称**药品质量标准**，是指对药品的质量指标、生产工艺和检验方法等所做的技术要求和规范，内容包括药品的通用名称、成分或处方组成；含量及其检验方法；制剂的辅料规格；允许的杂质及其限量；以及药品的作用、用法、用量；注意事项；贮藏方法等。

2. 药品标准是**鉴别药品真伪，控制药品质量**的主要依据。

3. 药品标准分为**法定标准和非法定标准**两种。

4. **法定标准**是包括《中国药典》在内的国家药品标准和经国务院药品监督管理部门核准的药品质量标准。

5. **非法定标准**有行业标准、团体标准、企业标准等。

6. 法定标准属于**强制性标准**，是药品质量的最低标准，拟上市销售的任何药品都必须达到这个标准；企业标准只能作为企业的内控标准，各项指标均不得低于国家药品标准。

7. 2001 年颁布实施的《药品管理法》第 32 条规定"药品必须符合国家药品标准"，明确**取消了地方药品标准**。

8. **国家药品标准**是国家对药品质量要求和检验方法所做的技术规定，是药品生产、供应、使用、检验和管理共同遵循的法定依据。

9. 《药品管理法》规定，**药品应当符合国家药品标准**。

10. 经国务院药品监督管理部门核准的药品质量标准高于国家药品标准的，按照**经核准的药品质量标准**执行；没有国家药品标准的，应当符合经核准的药品质量标准。

11. 国务院药品监督管理部门颁布的《**中华人民共和国药典**》和药品标准为国家药品标准。

12. 《**中国药典**》是国家药品标准的核心，是具有法律地位的药品标准，拥有最高的权威性。

13. **药品注册标准**应当符合《中国药典》通用的技术要求，不得低于《中国药典》的规定。

14. 制定药品标准应坚持质量第一，体现"**安全有效、技术先进、经济合理**"的原则，尽可能与国际标准接轨，起到促进质量提高，择优发展的作用。

15. 制定药品标准应充分考虑生产、流通、使用各环节对药品质量的影响因素，有针对性地制定检测项目，切实加强对**药品内在质量**的控制。

16. 制定药品标准应根据"**准确、灵敏、简便、迅速**"的原则选择并规定检测、检验方法，既要考虑现阶段的实际水平和条件，又要体现新技术的应用和发展。

17. 制定药品标准规定的各种限量应结合实践，要保证**药品在生产、储运、销售和使用过程中的质量**。

18. **药品监督检查**是加强药品全生命周期的风险防控，落实源头严防、过程严管、风险严控要求，提高药品质量安全水平的重要手段。

19. 药品监督检查要落实**全过程检查**责任。

20. 药品研发过程和药物非临床研究质量管理规范、药物临床试验质量管理规范执行情况，由**国家药品监管部门**组织检查。

21. 检查发现问题的，应依法依规查处并及时**采取风险控制措施**；涉嫌犯罪的，移交司法机关追究刑事责任。

22. **职业化专业化药品检查员制度政策措施**：①完善药品检查体制机制。②落实检查员配置。③加强检查员队伍管理。④不断提升检查员能力素质。⑤建立激励约束机制。

23. 按照检查品种，将检查员分为**药品、医疗器械、化妆品**3 个检查序列，并根据专业水平、业务能力、工作资历和工作实绩等情况，将检查员划分为**初级检查员、中级检查员、高级检查员、专家级检查员**4 个层级，每个层级再细分为若干级别。

24. 完善信息公开制度，实行"**阳光检查**"，接受社会监督。

25. **药品医疗器械飞行检查**，是指药品监督管理部门针对药品和医疗器械研制、生产、经营、使用等环节开展的不预先告知的监督检查。

26. 有下列情形之一的，药品监督管理部门可以开展**药品医疗器械飞行检查**：①投诉举报或者其他来源的线索表明可能存在质量安全风险的；②检验发现存在质量安全风险的；③药品不良反应或者医疗器械不良事件监测提示可能存在质量安全风险的；④对申报资料真实性有疑问的；⑤涉嫌严重违反质量管理规范要求的；⑥企业有严重不守信记录的；⑦其他需要开展飞行检查的情形。

27. 药品监督管理部门派出的检查组应当由**2 名以上**检查人员组成，检查组实行组长负责制。

28. **检查人员**应当是药品行政执法人员、依法取得检查员资格的人员或者取得本次检查授权的其他人员；

根据检查工作需要，药品监督管理部门可以请相关领域专家参加检查工作。

29. 检查组应当**详细记录检查时间、地点、现场状况**等；对发现的问题应当进行书面记录，并根据实际情况收集或者复印相关文件资料、拍摄相关设施设备及物料等实物和现场情况、采集实物以及询问有关人员等。

30. 药品监督管理部门有权在任何时间进入被检查单位研制、生产、经营、使用等场所进行检查，**被检查单位不得拒绝、逃避**。

31. 被检查单位有下列情形之一的，视为**拒绝、逃避检查**：①拖延、限制、拒绝检查人员进入被检查场所或者区域的，或者限制检查时间的；②无正当理由不提供或者延迟提供与检查相关的文件、记录、票据、凭证、电子数据等材料的；③以声称工作人员不在、故意停止生产经营等方式欺骗、误导、逃避检查的；④拒绝或者限制拍摄、复印、抽样等取证工作的；⑤其他不配合检查的情形。

32. 国家药品监督管理局组织实施的飞行检查发现违法行为需要立案查处的，国家药品监督管理局可以**直接组织查处**，也可以指定被检查单位所在地药品监督管理部门查处。

33. 飞行检查发现的违法行为涉嫌犯罪的，由负责立案查处的**药品监督管理部门移送公安机关**，并抄送同级检察机关。

34. **药品质量监督检验**是指国家药品检验机构按照国家药品标准对需要进行质量监督的药品进行抽样、检查和验证，并发出相关质量结果报告的药品技术监督过程。

35. 开展药品质量监督检验的**技术必须是可靠的，数据必须是真实的**。

36. 国家对药品质量监督管理的手段之一就是**监督检验**，这种监督检验与药品生产检验、药品验收检验的性质不同。

37. 药品监督检验具有第三方检验的**公正性**。

38. 药品监督检验是代表国家对研制、生产、经营、使用的药品质量进行的检验，具有比生产或验收检验更高的**权威性**。

39. 国家依法设置的**药品检验所**分为四级：①中国食品药品检定研究院；②省级药品检验所；③市级药品检验所；④县级药品检验所。

40. 药品质量监督检验根据其目的和处理方法不同，可以分为**抽查检验、注册检验、指定检验和复验**等类型。

41. 《药品管理法》第 100 条规定，药品监督管理部门根据监督管理的需要，可以对药品质量进行**抽查检验**。

42. 对有证据证明可能危害人体健康的药品及其有关材料，药品监督管理部门可以查封、扣押，并在**七日内做出行政处理决定**；药品需要检验的，应当自检验报告书发出之日起十五日内做出行政处理决定。

43. 药品质量抽查检验根据监管目的一般可分为**监督抽检和评价抽检**。

44. 评价抽验的抽样工作可由**药品检验机构**承担；监督抽验的抽样工作由药品监督管理部门承担，然后送达所属区划的药品检验机构检验。

45. 国务院药品监督管理部门负责组织实施**国家药品质量抽查检验**工作，在全国范围内对生产、经营、使用环节的药品质量开展抽查检验，并对地方药品质量抽查检验工作进行指导。

46. 药品注册检验，包括**标准复核和样品检验**。

47. 国家药品监督管理局药品审评中心基于**风险**启动样品检验和标准复核。

48. 《药品管理法》规定下列药品在销售前或者进口时，必须经过**指定药品检验机构进行检验**，检验不合格的，不得销售或者进口：①首次在中国销售的药品；②国家药品监督管理部门规定的生物制品；③国务院规定的其他药品。

49. **批签发**是指国家药品监管部门为确保疫苗等生物制品的安全、有效，在每批产品上市前由指定的药品检验机构对其进行审核、检验及签发的监督管理行为。

50. 当事人对药品检验结果有异议的，可以自收到药品检验结果之日起**七日内**向原药品检验机构或者上一级药品监督管理部门设置或者指定的药品检验机构申请复验，也可以直接向国务院药品监督管理部门设置或者指定的药品检验机构申请复验。

51. **药品质量公告**是药品监督管理的一项重要内容，也是药品监督管理部门的法定义务，药品抽查检验的结果应当依法向社会公告。

52. **药品质量抽验**是药品监督管理执法的重点，又是确保药品安全的基础；药品质量公告是药品质量抽验结果的反馈。

53. 对由于药品质量严重影响用药安全、有效的，应当**及时发布**；对药品的评价抽验，应给出药品质量分析报告，定期在药品质量公告上予以发布。

54. 省级药品质量公告的发布由**各省级药品监督管理部门**自行规定。

55. 省级药品监督管理部门发布的药品质量公告，应当及时通过国家药品监督管理部门网站向社会公布，并在发布后**5 个工作日内**报国家药品监督管理部门备案。

56. **药品质量公告内容**应当包括抽验药品的品名、检品来源、检品标示的生产企业、生产批号、药品规格、检验机构、检验依据、检验结果、不合格项目等。

57. 省级药品质量公告发布前，由**省级药品监督管理部门**组织核实。

**历年考题**

【A 型题】1. 下列关于药品标准的说法，错误的是(　　)

　　A.《中国药典》为法定药品标准

　　B. 生产企业执行的药品注册标准一般不高于《中国药典》规定

　　C. 医疗机构制剂标准作为省级地方标准仍允许保留，属于有法律效力的药品标准

　　D. 局颁药品标准收载的品种是国内已有生产，疗效较好，需要统一标准但尚未载入药典的品种

【考点提示】B。药品注册标准是指国家药品监督管理部门批准给申请人特定药品的标准，生产该药品的生产企业必须执行该注册标准。药品注册标准不得低于《中国药典》的规定。进口药品获得进口注册许可后，

也必须执行进口药品的注册标准。

【A型题】2. 关于药品标准制定原则的说法,错误的是(    )

    A. 体现"安全有效、技术先进、经济合理"的原则

    B. 检测项目应体现药品内在质量的控制

    C. 标准规定的各种限量应结合实践

    D. 根据"准确、权威、国际领先"的原则选择并规定检测方法

【考点提示】D。药品标准的制定原则包括以下内容:①坚持质量第一,体现"安全有效、技术先进、经济合理"的原则,尽可能与国际标准接轨,起到促进质量提高、择优发展的作用;②充分考虑生产、流通、使用各环节对药品质量的影响因素,有针对性地制定检测项目,切实加强对药品内在质量的控制;③根据"准确、灵敏、简便、迅速"的原则选择并规定检测、检验方法,既要考虑现阶段的实际水平和条件,又要体现新技术的应用和发展;④标准规定的各种限量应结合实践,要保证药品在生产、储运、销售和使用过程中的质量。因此D选项错误,应该是根据"准确、灵敏、简便、迅速"的原则选择并规定检测、检验方法。

【B 型题】（3～4 题共用备选答案）

  A. 评价抽验　　　　　　B. 指定检验

  C. 注册检验　　　　　　D. 监督抽验

3. 药品监督管理部门在监督检查中，对可疑药品所进行的有针对性的抽验属于（　　　）

4. 每批生物制品出厂上市前，进行的强制性检验属于（　　　）

【考点提示】D、B。监督抽验是药品监督管理部门在药品监督管理工作中，为保证人民群众用药安全而对监督检查中发现的质量可疑药品所进行的有针对性的抽验。指定检验是指国家法律或国家药品监督管理部门规定某些药品在销售前或者进口时，必须经过指定药品检验机构检验，检验合格的，才准予销售的强制性药品检验。

【C 型题】（5～6 题共用题干）

国家药品监督管理部门在对 A 省药品上市许可持有人甲实施飞行检查中，检查组要求 A 省药品检验所对甲的药品 X 进行检验。检验结果表明，药品 X 的含量低于规定范围，决定对甲立案调查，并拟在药品质量公告中予以公告。

5. A 省药品检验所对药品 X 的检验属于（　　　）

  A. 注册检验　　　　　　B. 复验

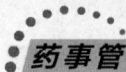

    C. 抽样检验            D. 指定检验

6. 该药品质量公告的最终发布单位是(　　)

    A. A省药品监督管理部门

    B. 国家药品监督管理部门

    C. A省药品检验所

    D. 中国食品药品检定研究院

【考点提示】C、B。飞行检查需要抽取成品及其他物料进行检验的,检查组可以按照抽样检验相关规定抽样或者通知被检查单位所在地药品监督管理部门按规定抽样。药品质量公告是指由国务院和省级药品监督管理部门向公众发布的有关药品质量抽查检验结果的通告。题干说明是国家药品监督管理部门组织的飞行检查,检查结果应该由国家药品监督管理部门发布。

# 第三章 药品研制和生产管理

## 第一节 药品研制与注册管理

**必背采分点**

1. 药品研制是指在化学、生物学、医学、统计学、药学等诸多以生命学科为主的理论指导下，运用先进的科学理论和技术完成药物研究和开发一系列的试验和验证项目，使研究成果达到预期的效果并最终能够获得批准，**供临床诊断、预防、治疗使用**的全部活动。

2. 以创新程度最高的新化学实体（先导化合物）为例，可将新药研制分为三个阶段，分别为**临床前研究阶段、新药的临床试验阶段、生产和上市后研究阶段**。

3. 新药研制阶段中，**临床前研究阶段**主要包括新活性成分的发现与筛选，并开展药理药效研究和毒理试验（安全性评价试验）。

4. **药物临床前研究**包括药物的合成工艺、提取方法、理化性质及纯度、剂型选择、处方筛选、制备工艺、检验方法、质量标准、稳定性、药理、毒理、动物药代动力学研究等。

5. 中药新药临床前研究还包括**原药材的来源**、加工及炮制等的研究。

6. 生物制品临床前研究还包括菌毒种、细胞株、生物组织等起始原材料的来源、质量标准、保存条件、**生物学特征**、遗传稳定性及免疫学研究等，也包括立项过程的文献研究。

7. **非临床安全性评价研究**，指为评价药物安全性，在实验室条件下用实验系统进行的试验，初步目的是通过毒理学试验对受试物的毒性反应进行暴露，在非临床试验中提示受试物的安全性。

8.《**药物非临床研究质量管理规范**》适用于为申请药品注册而进行的药物非临床安全性评价研究。

9. **药物临床试验**是指要以药品上市注册为目的，为确定药物安全性与有效性在人体开展的药物研究。

10. 药物临床试验是决定**候选药物能否成为新药上市销售**的关键阶段。

11. 药物临床试验，分为Ⅰ期临床试验、Ⅱ期临床试验、Ⅲ期临床试验、Ⅳ期临床试验以及**生物等效性试验**。

12. 新药在批准上市前，申请新药注册应当完成 **Ⅰ**、**Ⅱ**、**Ⅲ期临床试验**。

13. Ⅰ期临床试验是初步的**临床药理学及人体安全性评价试验**。

14. Ⅰ期临床试验观察人体对于新药的耐受程度和药代动力学，为**制定给药方案**提供依据。

15. Ⅱ期临床试验是**治疗作用初步评价阶段**。

16. Ⅱ期临床试验目的是初步评价**药物对目标适应证患者的治疗作用和安全性**，也包括为Ⅲ期临床试验研究设计和给药剂量方案的确定提供依据。

17. Ⅱ期临床试验的研究设计可以根据具体的研究目的，采用多种形式，包括**随机盲法对照临床试验**。

18. Ⅲ期临床试验是**治疗作用确证阶段**。

19. Ⅲ期临床试验目的是进一步验证药物对目标适应证患者的治疗作用和安全性，评价利益与风险关系，**最终为药物注册申请的审查提供充分依据**。

20. Ⅳ期临床试验是**新药上市后的应用研究阶段**。

21. Ⅳ期临床试验目的是考察在广泛使用条件下的**药物的疗效和不良反应**，评价在普通或者特殊人群中使用的利益与风险关系以及改进给药剂量等。

22. 一般**仿制药**的研制需要进行生物等效性试验。

23. 对新药的临床试验申请，实行**一次性批准**，不再采取分期申报、分期审评审批的方式；审评时重点审查临床试验方案的科学性和对安全性风险的控制，保障受试者的安全。

24.《关于深化审评审批制度改革鼓励药品医疗器械创新的意见》对药物临床试验管理进一步提出深化改革举措，包括**实行临床试验机构资格认定备案管理以及临床试验申请默示许可制度**等。

25. 具备临床试验条件的机构在**药品监管部门指定网站登记备案**后，可接受药品医疗器械注册申请人委托开展临床试验。

26. 国务院药品监督管理部门应当自受理临床试验申请之日起六十个工作日内决定是否同意并通知临床试验申办者，**逾期未通知的，视为同意**，申请人可按照提交的方案开展药物临床试验。

27. 申请人获准开展药物临床试验的为**药物临床试验申办者**。

28. 开展药物临床试验，应当经**伦理委员会**审查同意。

29. 药物临床试验应当在批准后**三年内**实施。药物临床试验申请自获准之日起，三年内未有受试者签署知情同意书的，该药物临床试验许可自行失效。

30. 申办者应当定期在**药品审评中心网站**提交研发

期间安全性更新报告。

31. 研发期间安全性更新报告应当**每年提交一次**，于药物临床试验获准后每满一年后的两个月内提交。

32. 有下列情形之一的，可以要求申办者**调整药物临床试验方案、暂停或者终止药物临床试验**：①伦理委员会未履行职责的；②不能有效保证受试者安全的；③申办者未按照要求提交研发期间安全性更新报告的；④申办者未及时处置并报告可疑且非预期严重不良反应的；⑤有证据证明研究药物无效的；⑥临床试验用药品出现质量问题的；⑦药物临床试验过程中弄虚作假的；⑧其他违反药物临床试验质量管理规范的情形。

33. 药物临床试验包括**新药临床试验（含生物等效性试验）和上市后的IV期临床试验**。

34. 我国《**药物临床试验质量管理规范**》主要内容：①临床试验前的准备。②受试者的权益保障。③试验方案及参与者职责。④试验记录与报告。⑤数据管理与分析。⑥试验用药品的管理与试验质量保证。⑦多中心试验。

35. 在药物临床试验的过程中，**伦理委员会与知情同意书**是保障受试者权益、确保试验的科学性和可靠性的主要措施。

36. **临床试验方案的内容**包括试验目的、受试者标准、中止临床试验标准、试验方法、观察指标、记录要求、疗效标准、统计分析方法和计划、总结报告内容、试验资料的保存及管理、试验质量控制与保证等。

37. **临床试验总结报告内容**一般包括实际病例数，脱落和剔除的病例及其理由，疗效评价指标统计分析和统计结果解释的要求，对试验药物的疗效和安全性以及风险和受益之间关系的简要概述和讨论等。

38. **药品注册**包括药物临床试验申请、药品上市许可申请、补充申请、再注册申请等许可事项，以及其他备案或者报告事项。

39. 药品注册管理，遵循公开、公平、公正原则，以**临床价值**为导向，优化审评审批流程，提高审评审批效率，鼓励研究和创制新药，积极发展仿制药。

40. 中药注册按照**中药创新药、中药改良型新药、古代经典名方中药复方制剂、同名同方药**等进行分类。

41. 化学药注册按照**化学药创新药、化学药改良型新药、仿制药**等进行分类。

42. 生物制品注册按照**生物制品创新药、生物制品改良型新药、已上市生物制品（含生物类似药）**等进行分类。

43. 国家药品监督管理局药品审评中心（以下简称药品审评中心）负责**药物临床试验申请、药品上市许可**

申请、补充申请和境外生产药品再注册申请等的审评。

44. **药品注册管理的基本制度**有药品上市注册制度、药品变更制度、药品再注册制度、加快上市注册制度、关联审评审批制度、非处方药注册和转换制度、沟通交流制度、专家咨询制度等。

45. 药品注册证书有效期为**5 年**，药品注册证书有效期内持有人应当持续保证上市药品的安全性、有效性和质量可控性，并在有效期届满前 6 个月申请药品再注册。

46. 国家药品监督管理局建立收载新批准上市以及通过仿制药质量和疗效一致性评价的**化学药品目录集**，载明药品名称、活性成分、剂型、规格、是否为参比制剂、持有人等相关信息，及时更新并向社会公开。

47. 从事药物研制和药品注册活动，应当遵守有关法律、法规、规章、标准和规范；参照相关技术指导原则，采用其他评价方法和技术的，应当证明其科学性、适用性；应当**保证全过程信息真实、准确、完整和可追溯**。

48. 药品注册申请与审批程序分为**申请临床试验和申请生产上市**两个阶段。

49. 符合以下情形之一的，可以直接提出**非处方药上市许可申请**：①境内已有相同活性成分、适应证（或者功能主治)、剂型、规格的非处方药上市的药品；②经国家药品监督管理局确定的非处方药改变剂型或者规格，但不改变适应证（或者功能主治）、给药剂量以及给药途径的药品；③使用国家药品监督管理局确定的非处方药的活性成分组成的新的复方制剂；④其他直接申报非处方药上市许可的情形。

50. 药物临床试验期间，用于防治严重危及生命或者严重影响生存质量的疾病，且尚无有效防治手段或者与现有治疗手段相比有足够证据表明具有明显临床优势的创新药或者改良型新药等，申请人可以申请适用**突破性治疗药物程序**。

51. 对纳入突破性治疗药物程序的药物临床试验，给予以下**政策支持**：①申请人可以在药物临床试验的关键阶段向药品审评中心提出沟通交流申请，药品审评中心安排审评人员进行沟通交流；②申请人可以将阶段性研究资料提交药品审评中心，药品审评中心基于已有研究资料，对下一步研究方案提出意见或者建议，并反馈给申请人。

52. 药物临床试验期间，符合以下情形的药品，可以申请**附条件批准**：①治疗严重危及生命且尚无有效治疗手段的疾病的药品，药物临床试验已有数据证实疗效并能预测其临床价值的；②公共卫生方面急需的药品，药物临床试验已有数据显示疗效并能预测其临床价值的；③应对重大突发公共卫生事件急需的疫苗或者国家卫生健康委员会认定急需的其他疫苗，经评估获益大于风险的。

53. 药品上市许可申请时，以下具有明显临床价值的药品，可以申请适用进入**优先审评审批程序**：①临床急需的短缺药品、防治重大传染病和罕见病等疾病的创新药和改良型新药；②符合儿童生理特征的儿童用药品新品种、剂型和规格；③疾病预防、控制急需的疫苗和创新疫苗；④纳入突破性治疗药物程序的药品；⑤符合附条件批准的药品；⑥国家药品监督管理局规定其他优先审评审批的情形。

54. 对纳入优先审评审批程序的药品上市许可申请，给予以下政策支持：①药品上市注册审评时限为**130个工作日**；②临床急需的境外已上市境内未上市的罕见病药品，审评时限为 70 个工作日；③需要核查、检验和核准药品通用名称的，予以优先安排；④经沟通交流确认后，可以补充提交技术资料。

55. 在发生突发公共卫生事件的威胁时以及突发公共卫生事件发生后，国家药品监督管理局可以依法决定对突发公共卫生事件应急所需防治药品实行**特别审批**。

56. 原则上要求申请进口的药品，应当**获得境外制**

<u>药厂商所在生产国家或者地区的上市许可</u>，未在生产国家或者地区获得上市许可，但经国家药品监督管理部门确认该药品安全、有效而且临床需要的，可以批准进口。

57. 对于批准进口我国的药品发给**进口药品注册证**，对于中国香港、澳门和台湾地区企业生产的药品参照进口药品注册申请的程序办理，并发给**医药产品注册证**，而均不核发药品批准文号，进口药品注册证、医药产品注册证在补充申请、再注册等方面的具体管理方式也有别于药品批准文号。

58. 《关于调整进口药品注册管理有关事项的决定》规定，除预防用生物制品外，在中国进行国际多中心药物临床试验的，允许**同步开展Ⅰ期临床试验**，取消临床试验用药物应当已在境外注册，或者已进入Ⅱ期或Ⅲ期临床试验的要求；在中国进行的国际多中心药物临床试验完成后，申请人可以直接提出药品上市注册申请。

59. 我国将药品分为境内生产药品和境外生产药品两类，用"**境外生产药品**"统一代替此前"进口药品"的表述，并采取了相对统一的注册管理模式。

60. **海关**凭药品监督管理部门出具的进口药品通关单办理通关手续。无进口药品通关单的，海关不得放行。

61. 仿制药是指仿制已上市原研药品的药品，分为两类，**一是仿制境外已上市境内未上市原研药品，二是仿制境内已上市原研药品**。

62. **仿制药要求**与原研药品具有相同的活性成分、剂型、规格、适应证、给药途径和用法用量，不强调处方工艺与原研药品一致，但强调仿制药品必须与原研药品质量和疗效一致。

63. 对已经批准上市的仿制药（包括国产仿制药、进口仿制药和原研药品地产化品种），按与原研药品质量和疗效一致的原则，**分期分批进行质量一致性评价**。

64. **参比制剂**由国家药品监管部门征询专家意见后确定，可以选择原研药品，也可以选择国际公认的同种药品。

65. 在规定期限内未通过质量一致性评价的仿制药，**不予再注册**；通过质量一致性评价的，允许其在说明书和标签上予以标注，并在临床应用、招标采购、医保报销等方面给予支持。

66. 原则上，企业应采用**体内生物等效性试验**的方法进行质量一致性评价，允许企业采取体外溶出度试验的方法进行评价。

67. 仿制药生物等效性试验由审批制改为**备案制**。

68. 化学药品新注册分类实施前批准上市的含基本

药物品种在内的仿制药，自首家品种通过一致性评价后，其他药品生产企业的相同品种原则上应在**3 年内**完成一致性评价。

69. 药品注册证书载明**药品批准文号、持有人、生产企业**等信息；属于非处方药的，注明非处方药类别。

70. 药品注册证书载明的**药品批准文号的格式**：①境内生产药品：国药准字 H（Z、S）+四位年号+四位顺序号；②中国香港、澳门和台湾地区生产药品：国药准字 H（Z、S）C+四位年号+四位顺序号；③境外生产药品：国药准字 H（Z、S）J+四位年号+四位顺序号。其中，H 代表化学药，Z 代表中药，S 代表生物制品。

71. 药品监督管理部门制作的药品注册批准证明电子文件及原料药批准文件电子文件与纸质文件具有**同等法律效力**。

72. 药品批准上市后，持有人应当持续开展药品安全性和有效性研究，根据有关数据及时备案或者提出修订说明书的补充申请，**不断更新完善说明书和标签**。

73. 药品上市后的变更，按照其对药品安全性、有效性和质量可控性的风险和产生影响的程度，实行分类管理，分为**审批类变更、备案类变更和报告类变更**。

74. 以下变更，持有人应当**以补充申请方式申报，批准后实施**：①药品生产过程中的重大变更；②药品说明书中涉及有效性内容以及增加安全性风险的其他内容的变更；③持有人转让药品上市许可；④国家药品监督管理局规定需要审批的其他变更。

75. 以下变更，持有人应当**在变更实施前，报所在地省、自治区、直辖市药品监督管理部门备案**：①药品生产过程中的中等变更；②药品包装标签内容的变更；③药品分包装；④国家药品监督管理局规定需要备案的其他变更。

76. 以下变更，**持有人应当在年度报告中报告**：①药品生产过程中的微小变更；②国家药品监督管理局规定需要报告的其他变更。

77. 持有人应当在药品注册证书有效期届满前**6个月**申请再注册。

78. 有下列情形之一的，**不予再注册**：①有效期届满前未提出再注册申请的；②药品注册证书有效期内持有人不能履行持续考察药品质量、疗效和不良反应责任的；③未在规定时限内完成药品批准证明文件和药品监督管理部门要求的研究工作且无合理理由的；④经上市后评价，属于疗效不确切、不良反应大或者因其他原因危害人体健康的；⑤法律、行政法规规定的其他不予再注册情形。对不予再注册的药品，药品注册证书有效期届满时予以注销。

**历年考题**

【A型题】1. 关于仿制药注册和一致性评价要求的说法，正确的是(　　)

    A. 仿制境外已上市境内未上市原研药品属于改良型新药

    B. 仿制药应与原研药品的处方工艺、质量和疗效一致

    C. 仿制药应与原研药品具有相同的活性成分、剂型、规格、适应证、给药途径和用量用法

    D. 已上市药品的原研药品无法追溯，可采用国内最早上市的该药品作为参比制剂

【考点提示】C。仿制药是指仿制已上市原研药品的药品。分为一是仿制境外已上市境内未上市原研药品；二是仿制境内已上市原研药品。仿制药要求与原研药品质量和疗效一致。仿制药要求与原研药品具有相同的活性成分、剂型、规格、适应证、给药途径和用法用量，不强调处方工艺与原研药品一致，但强调仿制药品必须与原研药品质量和疗效一致。如果已上市药品的原研药品无法追溯或者原研药品已经撤市的，建议不再申请仿制。

【A型题】2. 根据《药品注册管理办法》，下列药品批准文号格式符合规定的是(　　)

A. 国卫药注字 J20160008

B. 国药准字 S20143005

C. 国食药准字 Z20163026

D. 国食药监字 H20130085

【考点提示】B。药品注册证书载明的药品批准文号的格式：①境内生产药品：国药准字 H（Z、S）＋四位年号＋四位顺序号；②中国香港、澳门和台湾地区生产药品：国药准字 H（Z、S）C＋四位年号＋四位顺序号；③境外生产药品：国药准字 H（Z、S）J＋四位年号＋四位顺序号。其中，H 代表化学药，Z 代表中药，S 代表生物制品。药品批准文号，不因上市后的注册事项的变更而改变。

【B 型题】（3~4 题共用备选答案）

A. 国药准字 S＋4 位年号＋4 位顺序号

B. 国药准字 H＋4 位年号＋4 位顺序号

C. J＋4 位年号＋4 位顺序号

D. 国药准字 HJ＋4 位年号＋4 位顺序号

3. 境内生产的生物制品的批准文号格式是(     )

4. 境外生产的化学药品的批准文号格式是(     )

【考点提示】A、D。解析见上一题。

【B 型题】（5~7 题共用备选答案）

A. Ⅱ 期临床试验　　　　B. Ⅰ 期临床试验

C. Ⅲ期临床试验　　　　D. Ⅵ期临床试验

药物临床试验是指任何在人体进行的药物系统性研究，以证实或揭示试验药物的作用，临床试验分为四期

5. 初步的临床药理学及人体安全性评价试验属于(　　)

6. 新药上市后的应用研究阶段属于(　　)

7. 药物治疗作用初步评价阶段属于(　　)

【考点提示】B、D、A。Ⅰ期临床试验是初步的临床药理学及人体安全性评价试验。Ⅵ期临床试验是新药上市后的应用研究阶段。Ⅱ期临床试验是治疗作用初步评价阶段。

【B型题】(8~9题共用备选答案)

A. 新药申请　　　　B. 补充申请

C. 仿制药申请　　　D. 进口药品申请

8. 未曾在中国境内上市销售药品的注册申请属于(　　)

9. 国家药品监督管理部门已批准上市的，已有国家药品标准的药品注册申请属于(　　)

【考点提示】A、C。现行《药品注册管理办法》的新药申请是指未曾在中国境内上市销售药品的注册申请。仿制药申请，是指生产国家药品监督管理部门已批

准上市的，已有国家标准的药品的注册申请；但生物制品按照新药申请的程序申报。

【B型题】（10~11题共用备选答案）

A. 进口准许证　　　　B. 卫生许可证

C. 医药产品注册证　　D. 进口药品注册证

10. 进口比利时生产的降压药应取得（　　）

11. 进口中国台湾生产的降压药应取得（　　）

【考点提示】D、C。进口药品，应当按照国务院药品监督管理部门的规定申请注册。国外企业生产的药品取得进口药品注册证，中国香港、澳门和台湾地区企业生产的药品取得医药产品注册证后，方可进口。

【X型题】12. 根据《国务院关于改革药品医疗器械审评审批制度的意见》（国发〔2015〕44号），我国改革药品医疗器械审评审批制度的主要任务包括（　　）

A. 改进药品临床试验审批，允许境外未上市新药经批准后在境内同步开展临床试验，鼓励国内临床试验机构参与国际多中心临床试验

B. 对创新药实行特殊审评审批制度，加快创新药审评审批

C. 对已经批准上市的仿制药，按与原研药品质量和疗效一致的原则，分期分批进行质量一致性评价

D. 开展药品上市许可持有人制度试点，允许药品研发机构和药品经营企业申请注册新药

【考点提示】ABC。开展药品上市许可持有人制度试点。允许药品研发机构和科研人员申请注册新药。

# 第二节　药品上市许可持有人

## 必背采分点

1. **药品上市许可持有人（MAH）制度**，是国际社会药品安全领域的通行管理制度。

2. 为了借鉴国际经验，推进我国药品审评审批制度改革，第十二届全国人民代表大会常务委员会第十七次会议决定授权国务院在北京、天津、河北、上海、江苏、浙江、福建、山东、广东、四川十个省、直辖市开展药品上市许可持有人制度试点，授权的试点期限开始规定为**三年**。

3. 2019 年《药品管理法》修订，将试点和实践经验成果的药品上市许可持有人制度确定为药品管理的**基本制度、核心制度**。

4. **药品上市许可持有人**是指取得药品注册证书的企业或者药品研制机构等。

5. 药品上市许可持有人是**药品安全的第一责任人**。

6. 药品上市许可持有人的身份是由**申请人**转变而来的。

7. **药品上市许可持有人的权利和义务**：①药品安全的第一责任人；②建立药品质量保证体系并定期审核；③依法自行生产或委托生产药品；④建立药品上市放行规程并严格执行；⑤依法自行销售或委托销售药品；⑥依法委托储存、运输药品；⑦建立并实施药品追溯制度；⑧建立年度报告制度；⑨中药饮片生产企业履行药品上市许可持有人的相关义务；⑩依法转让药品上市许可。

8. 药品上市许可持有人的法定代表人、主要负责人对**药品质量**全面负责。

9. **血液制品、麻醉药品、精神药品、医疗用毒性药品、药品类易制毒化学品**不得委托生产；但是，国务院药品监督管理部门另有规定的除外。

10. 药品上市许可持有人从事药品零售活动的，应当取得**药品经营许可证**。


**历年考题**

【A 型题】1. 根据《全国人民代表大会常务委员会关于授权国务院在部分地区开展药品上市许可持有人制

度试点和有关问题的决定》，在试点地区的下列人员，可以申请成为药品上市许可持有人的是(　　)

    A. 上海市三甲综合性医院内科的主任医师

    B. 广东省某药品零售连锁企业的总经理

    C. 河北省某药物研究所的研究员

    D. 四川省某药品批发企业的董事长

【考点提示】C。为了推进药品审评审批制度改革，鼓励药品创新，提升药品质量，为进一步改革完善药品管理制度提供实践经验，第十二届全国人民代表大会常务委员会第十七次会议决定授权国务院在北京、天津、河北、上海、江苏、浙江、福建、山东、广东、四川十个省、直辖市开展药品上市许可持有人制度试点，允许药品研发机构和科研人员取得药品批准文号，对药品质量承担相应责任。

【X型题】2. 关于上市许可持有人药品销售行为的说法，正确的有(　　)

    A. 不得向药品零售连锁企业所属门店直接销售药品

    B. 不得以展销会、博览会、交易会、订货会、产品宣传会等方式签订药品销售合同

    C. 不得委托非药品经营企业销售药品或委托不符合药品经营质量管理规范的企业储存、运

输药品

D. 其授权派出的医药代表可以以本企业名义从事学术推广、技术咨询和药品销售业务等活动

【考点提示】AC。药品上市许可持有人可以自行销售其取得药品注册证书的药品,也可以委托药品经营企业销售。药品上市许可持有人从事药品零售活动的,应当取得药品经营许可证。药品上市许可持有人自行销售药品的,应当具备本法第五十二条规定的条件,A选项不得向药品零售连锁企业所属门店直接销售药品,故答案A正确。委托销售的,应当委托符合条件的药品经营企业。药品上市许可持有人和受托经营企业应当签订委托协议,并严格履行协议约定的义务。药品上市许可持有人委托储存、运输药品的,应当对受托方的质量保证能力和风险管理能力进行评估,与其签订委托协议,约定药品质量责任、操作规程等内容,并对受托方进行监督。

# 第三节 药品生产管理

必背采分点

1. 按照生产药品的产品结果不同,药品生产可分为

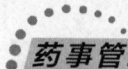

原料药生产、制剂生产。

2. 原料药生产根据原材料性质、加工制造方法的不同，大体可分为三种，分别为**生药的加工制造**、药用成分和化合物的加工制造、利用生物技术（普通生物技术、基因工程、细胞工程、蛋白质工程、发酵工程等）加工生物材料获得的生物制品。

3. 生药一般为来自植物和动物的生物药材，通常为**植物或动物机体、器官或其分泌物**。

4. 生药主要经过干燥加工处理，我国传统用中药的加工处理称之为"炮制"，中药材分别经过**蒸、炒、炙、煅**等炮制操作，最后制成中药饮片。

5. 生物材料包括**微生物、细胞**、各种动物和人体的细胞及体液等。

6. 药物剂型一般分为**注射剂**（如输液剂、粉针剂）、**口服制剂**（如片剂、胶囊剂、丸剂、颗粒剂），以及**外用制剂**（如软膏剂、搽剂等），不同剂型的加工制造方法都不同。

7. **从事疫苗生产活动**的，还应当具备下列条件：①具备适度规模和足够的产能储备。②具有保证生物安全的制度和设施、设备。③符合疾病预防、控制需要。

8. 从事药品生产活动，应当经所在地省、自治区、直辖市药品监督管理部门批准，依照规定取得**药品生产**

许可证。

9. 新开办药品生产企业或药品生产企业新增生产范围、新建车间的，应当按照《药品管理法实施条例》的规定，自取得生产证明文件或经批准正式生产之日起 30 日，按照规定要求申请药品**生产质量管理规范**（GMP）认证。

10. 已取得药品 GMP 证书的药品生产企业应在证书有效期届满前**6 个月**，重新申请药品 GMP 认证。

11. 2019 年《药品管理法》修订，新《药品管理法》明确**取消药品 GMP 认证**，实现生产许可证和 GMP 认证证书两证合一。

12. 《**药品生产质量管理规范**》是世界各国对药品生产全过程监督管理普遍采用的措施，是药品生产管理和质量控制的基本要求和制造规范。

13. 《**药品生产质量管理规范**》**旨在**最大限度地降低药品生产过程中污染、交叉污染以及混淆、差错等的风险，确保持续稳定地生产出符合预定用途和注册要求的药品。

14. 经审查符合规定的，予以批准，并自书面批准决定作出之日起**十日内**颁发药品生产许可证。

15. 药品生产许可申请可以与拟生产药品的上市许可申请**同步现场检查**。

16. 符合检查要求的，由**国家药品监督管理局**核发药品注册证书，由省、自治区、直辖市药品监督管理部门核发药品生产许可证。

17. **药品生产许可证管理**：①载明事项；②换发；③注销；④补发。

18. 药品生产许可证有效期为 5 年，分为**正本和副本**。

19. 药品生产许可证样式由**国家药品监督管理局**统一制定。

20. 药品生产许可证电子证书与纸质证书具有**同等法律效力**。

21. 药品生产许可证应当**载明**许可证编号、分类码、企业名称、统一社会信用代码、住所（经营场所）、法定代表人、企业负责人、生产负责人、质量负责人、质量受权人、生产地址和生产范围、发证机关、发证日期、有效期限等项目。

22. 任何单位或者个人**不得伪造、变造、出租、出借、买卖**药品生产许可证。

23. 符合规定准予重新发证的，收回原证，重新发证；不符合规定的，作出不予重新发证的书面决定，并说明理由，同时告知申请人享有依法申请行政复议或者提起行政诉讼的权利；**逾期未作出决定的，视为同意重新发证**，并予补办相应手续。

24. 有下列情形之一的，药品生产许可证由原发证机关**注销**，并予以公告：①主动申请注销药品生产许可证的；②药品生产许可证有效期届满未重新发证的；③营业执照依法被吊销或者注销的；④药品生产许可证依法被吊销或者撤销的；⑤法律、法规规定应当注销行政许可的其他情形。

25. 药品生产许可证遗失的，药品上市许可持有人、药品生产企业应当向原发证机关申请补发，原发证机关按照原核准事项**十日内补发药品生产许可证**。

26. **委托他人生产制剂的药品上市许可持有人**应当具备三方面条件，一是药品生产应具备人员规定的条件；二是有能对所生产药品进行质量管理和质量检验的机构、人员；三是有保证药品质量的规章制度，并符合药品生产质量管理规范要求。

27. 药品生产企业应当建立药品出厂放行规程，**明确出厂放行的标准、条件**，并对药品质量检验结果、关键生产记录和偏差控制情况进行审核，对药品进行质量检验，符合标准、条件的，经质量受权人签字后方可出厂放行。

28. 药品上市许可持有人、药品生产企业应当建立并实施**药品追溯制度**。

29. 生产药品所需的**原料、辅料**，应当符合药用要

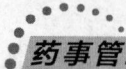

求以及相应的生产质量管理规范的有关要求。

30. 药品上市许可持有人应当建立**年度报告制度**，按照国家药品监督管理局的规定每年向省、自治区、直辖市药品监督管理部门报告药品生产销售、上市后研究、风险管理等情况。

31. **疫苗上市许可持有人**应当按照规定向国家药品监督管理局进行年度报告。

32. 药品上市许可持有人应当建立**药物警戒体系**，按照国家药品监督管理局制定的药物警戒质量管理规范开展药物警戒工作。

33. 药监部门通过监督检查发现药品生产管理缺陷的，**应当责令企业整改**，并对企业整改情况及时跟踪，督促企业问题整改到位；发现存在药品质量安全风险隐患的，应当根据风险级别依法采取相应的风险控制措施。

34. 列入国家实施停产报告的短缺药品清单的药品，药品上市许可持有人停止生产的，应当在计划停产实施**6个月前**向所在地省、自治区、直辖市药品监督管理部门报告；发生非预期停产的，在三日内报告所在地省、自治区、直辖市药品监督管理部门；必要时，向国家药品监督管理局报告。

**历年考题**

【A型题】1. 根据国家药品监督管理部门对药品委托生产管理的相关规定，下列品种可以委托加工的是(    )

A. 葡萄糖氯化钠注射液

B. 安奇霉素原料药

C. 清开灵注射液

D. 白蛋白注射液

【考点提示】A。麻醉药品、精神药品、药品类易制毒化学品及其复方制剂、医疗用毒性药品、生物制品、多组分生化药品、中药注射剂和原料药不得委托生产。

【A型题】2. 根据《中华人民共和国药品管理法》，生产药品所需的原料、辅料必须符合(      )

A. 食用标准　　　　B. 行业标准

C. 药用要求　　　　D. 卫生要求

【考点提示】C。生产药品所需的原料、辅料，应当符合药用要求以及相应的生产质量管理规范的有关要求。

【C型题】(3~5题共用题干)

甲药品生产企业经批准可以生产第二类精神药品(口服剂型)、生物制品(注射剂)、心血管类药品(注射剂和片剂)、中药注射液和中药提取物的部分品种,乙药品生产企业持有与甲药品生产企业相同品种的药品GMP证书。

3. 甲药品生产企业可以委托乙药品生产企业生产药品的情形是( )

    A. 甲药品生产企业生产线出现故障不再具有生产能力

    B. 甲药品生产企业的某药品部分生产工序过于复杂,希望该部分生产工序委托生产的

    C. 甲药品生产企业能力不足暂不能保障市场供应的

    D. 甲药品生产企业被药品监督管理部门处以停产整顿处罚的

4. 甲药品生产企业可以委托乙药品生产企业生产的品种是( )

    A. 生物制品(注射剂)

    B. 第二类精神药品(口服剂型)

    C. 心血管类药品(注射剂和片剂)

    D. 中药注射液和中药提取物

5. 如果甲药品生产企业欲生产中药饮片,关于其生产行为的说法,正确的是( )

    A. 必须采购有批准文号的中药饮片进行生产

B. 必须持有生产中药饮片的"药品GMP证书"

C. 可以外购中药饮片半成品进行再加工后销售

D. 可以外购中药饮片成品，改换包装标签后销售

【考点提示】C、C、B。药品委托生产，是指药品生产企业在因技术改造暂不具备生产条件和能力或产能不足暂不能保障市场供应的情况下，将其持有药品批准文号的药品委托其他药品生产企业全部生产的行为，不包括部分工序的委托加工行为。只有在因技术改造暂不具备生产条件和能力或产能不足暂不能保障市场供应的情况下，药品生产企业方可申请委托生产。

【X型题】6. 根据《中华人民共和国药品管理法》及其实施条例，关于药品生产监督管理的说法，正确的有(　　)

A. 经省、自治区、直辖市人民政府药品监督管理部门批准，药品生产企业可以接受委托生产药品

B. 通过《药品生产质量管理规范》认证的药品生产企业可以接受委托生产疫苗、血液制品

C. 药品生产企业变更"药品生产许可证"许可事项，应在许可事项发生变更30日前申请变更登记

D. 药品生产企业新增生产剂型的，应按照规定申请药品生产质量管理规范认证

【考点提示】ACD。《药品管理法》规定，经省级药品监督管理部门批准，药品生产企业可以接受委托生产药品。药品生产企业变更"药品生产许可证"许可事项的，应当在原许可事项发生变更30日前，向原发证机关提出"药品生产许可证"变更申请。未经批准，不得擅自变更许可事项。新开办药品生产企业、药品生产企业新建药品生产车间或者新增生产剂型的，应当自取得药品生产证明文件或者经批准正式生产之日起30日内，按照规定要求申请《药品生产质量管理规范》认证。药品生产企业终止生产药品或者关闭的，由原发证机关缴销"药品生产许可证"，并通知工商行政管理部门。

# 第四节　药品不良反应报告与监测管理

**必背采分点**

1. 1963 年世界卫生组织（WHO）建议在世界范围内建立药品不良反应监测系统，并于 **1968 年** 成立了国际药品监测合作中心。

2. **1998 年** 我国成为 WHO 国际药品监测合作计划的

正式成员国。

3. 药品生产企业、药品经营企业和医疗机构必须经常考察本单位所生产、经营、使用的药品**质量、疗效和反应**。

4. 发现可能与用药有关的严重不良反应，必须及时向**当地省、自治区、直辖市人民政府药品监督管理部门和卫生行政部门**报告。

5. 对于已确认发生严重不良反应的药品，国务院或者省、自治区、直辖市人民政府药品监督管理部门可以采取停止生产、销售、使用的紧急控制措施，并应当在**五日内**组织鉴定，自鉴定结论作出之日起十五日内依法作出行政处理决定。

6. **药品不良反应**是指合格药品在正常用法用量下出现的与用药目的无关的有害反应。

7. 药品不良反应定义表明：①此处的"药品"是合格的**人用药品**；②药品必须在正常的用法、用**量**情况下；③人体出现的任何有害的、意外的反应；④某些错误用药、超剂量或滥用药品而导致的不良后果，不应判定为药品不良反应。

8. **严重药品不良反应**是指因使用药品引起以下损害情形之一的反应：①导致死亡；②危及生命；③致癌、致畸、致出生缺陷；④导致显著的或者永久的人体伤残或者器官功能的损伤；⑤导致住院或者住院时间延长；⑥导致其他重要医学事件，如不进行治疗可能出现上述所列情况的。

9. **新的药品不良反应**是指药品说明书中未载明的不良反应。

10. 说明书中已有描述，但**不良反应发生的性质、程度、后果或者频率与说明书描述不一致或者更严重**的，按照新的药品不良反应处理。

11. **药品群体不良事件**是指同一药品在使用过程中，在相对集中的时间、区域内，对一定数量人群的身体健康或者生命安全造成损害或者威胁，需要予以紧急处置的事件。

12. 药品上市许可持有人应当**指定药品不良反应监测负责人**，设立专门机构，配备专职人员，建立健全相关管理制度，直接报告药品不良反应，持续开展药品风险获益评估，采取有效的风险控制措施。

13. 各级药品不良反应监测技术机构要按照相关规定，做好本行政区域内药品不良反应报告的**收集、核实、评价、调查、反馈和上报**。

14. 对已确认发生严重不良反应的药品，由国务院药品监督管理部门或者省、自治区、直辖市人民政府药品监督管理部门根据实际情况采取停止生产、销售、使用等紧急控制措施，并应当在 5 日内组织鉴定，自鉴定结论作出之日起**15 日内**依法作出行政处理决定。

15. **个例药品不良反应的收集和报告**是药品不良反应监测工作的基础，也是药品上市许可持有人应履行的基本法律责任。

16. 境内发生的严重不良反应应当自严重不良反应发现或获知之日起 15 日内报告，死亡病例及药品群体不良事件应当立即报告，其他不良反应应当在**30 日内**报告，药品上市许可持有人应当对严重不良反应报告中缺失的信息进行随访，对死亡病例开展调查并按要求提交调查报告。

17. 医疗机构通过**药品不良反应监测系统**报告发现或获知的药品不良反应，也可向药品上市许可持有人直接报告。

18. 药品上市许可持有人可采用**日常拜访、电子邮件、电话、传真**等方式，定期向医务人员收集临床发生的药品不良反应信息，并进行详细记录，建立和保存药品不良反应信息档案。

19. 药品经营企业应直接向药品上市许可持有人报告不良反应信息，药品上市许可持有人应**建立报告信息的畅通渠道**。

20. 药品说明书、标签、药品上市许可持有人门户网站公布的**联系电话**是患者报告不良反应、进行投诉或咨询的重要途径。

21. **学术文献**是高质量的药品不良反应信息来源之一，药品上市许可持有人应定期对文献进行检索，并报告文献中涉及的个例不良反应。

22. 对于首次上市或首次进口五年内的新药，文献检索至少**每两周进行一次**，其他药品原则上每月进行一次，也可根据品种风险情况确定。

23. 药品上市许可持有人应**定期浏览其发起或管理的网站**，收集可能的不良反应病例。

24. 药品上市许可持有人应利用**公司门户网站**收集不良反应信息，如在网站建立药品不良反应报告的专门路径，提供报告方式、报告表和报告内容指导，公布完整、最新的产品说明书。

25. 由药品上市许可持有人发起或管理的**平面媒体、数字媒体、社交媒体/平台**也是个例药品不良反应的来源之一，例如利用企业微信公众账号、微博、论坛等形式收集。

26. **上市后研究或项目**中发现的不良反应，原则上应由药品上市许可持有人向监管部门报告，但药品上市许可持有人不得以任何理由和手段干涉研究或项目合作单位的报告行为。

27. 药品上市许可持有人或其委托方第一位知晓个例不良反应的人员称为**第一接收人**。

28. 第一接收人应尽可能**全面获取不良反应信息**，包括患者情况、报告者情况、怀疑和并用药品情况、不良反应发生情况等。

29. 对各种途径收到的不良反应信息，如电子邮件、信函、电话、医生面访等均应有**原始记录**。

30. 所有原始记录应能明确药品上市许可持有人或其委托方本次获得该药品不良反应的**日期以及第一接收人的姓名及其联系方式**。

31. 个例药品不良反应的原始记录由第一接收人传递到药物警戒部门的过程中，应保持记录的**真实性和完整性**，不得删减、遗漏。

32. 当怀疑患者或报告者的真实性，或怀疑信息内容的准确性时，应尽量对信息进行**核实**。

33. 个例药品不良反应报告的确认内容主要包括**是否为有效报告、是否在报告范围之内、是否为重复报告**等。

34. 患者使用药品发生与用药目的无关的有害反应，当无法排除反应与药品存在的相关性，均应按照"**可疑即报**"的原则报告。

35. 个例药品不良反应报告范围包括**药品在正常用**

法用量下出现的**不良反应**，也包括患者使用药品出现的与用药目的无关且无法排除与药品存在相关性的所有有害反应，如超适应证用药、超剂量用药、禁忌证用药等，以及怀疑因药品质量问题引起的有害反应等。

36. 出口至境外的药品（含港、澳、台）以及进口药品在境外发生的严重不良反应，无论患者的人种，均**属于个例报告的范围**。

37. 为避免因收集途径不同而导致重复报告，药品上市许可持有人应对收到的报告进行**查重**，剔除重复报告后上报。

38. 对于不能确定是否重复的报告，应**及时上报**。

39. 药物警戒部门人员在收到个例药品不良反应报告后（包括监管部门反馈的报告），应对该报告进行评价，包括对新的不良反应和严重不良反应进行判定，以及**开展药品与不良反应的关联性评价**。

40. 药品上市许可持有人应通过**药品不良反应直接报告系统**提交个例不良反应报告，并对系统注册信息进行及时维护和更新。

41. 报告时限开始日期为药品上市许可持有人或其委托方首次获知该个例不良反应，且达到最低报告要求的日期，记为**第0天**。

42. 第0天的日期**需要被记录**，以评估报告是否及时提交。

43. 文献报告的第 0 天为药品上市许可持有人**检索到该文献的日期**。

44. 境内严重不良反应在**15 个日历日**内报告，其中死亡病例应立即报告；其他不良反应在 30 个日历日内报告。

45. 设区的市级、县级药品不良反应监测机构对严重药品不良反应报告的审核和评价应当自收到报告之日**起3 个工作日**内完成，其他报告的审核和评价应当在 15 个工作日内完成。

46. 设区的市级、县级药品不良反应监测机构应当对死亡病例进行调查，详细了解死亡病例的基本信息、药品使用情况、不良反应发生及诊治情况等，自收到报告之日起**15 个工作日**内完成调查报告，报同级药品监督管理部门和卫生行政部门，以及上一级药品不良反应监测机构。

47. 省级药品不良反应监测机构应当在收到下一级药品不良反应监测机构提交的严重药品不良反应评价意见之日起**7 个工作日**内完成评价工作。

48. 药品上市许可持有人及生产、经营企业和医疗机构获知或者发现药品群体不良事件后，应当立即通过电话或者传真等方式报所在地的县级药品监督管理部门、卫生行政部门和药品不良反应监测机构，必要时可以越级报告；同时填写《**药品群体不良事件基本信息表**》。

49. 药品上市许可持有人、生产企业获知药品群体不良事件后应当立即开展调查，详细了解药品群体不良事件的发生、药品使用、患者诊治以及药品生产、储存、流通、既往类似不良事件等情况，在 7 日内完成调查报告，报<u>所在地省级药品监督管理部门和药品不良反应监测机构</u>。

50. 设区的市级、县级药品监督管理部门获知药品群体不良事件后，应当立即与<u>同级卫生行政部门</u>联合组织开展现场调查，并及时将调查结果逐级报至省级药品监督管理部门和卫生行政部门。

51. <u>药品监督管理部门</u>可以采取暂停生产、销售、使用或者召回药品等控制措施。

52. <u>卫生行政部门</u>应当采取措施积极组织救治患者。

53. 在境外发生的严重药品不良反应，药品上市许可持有人、药品生产企业应当填写《境外发生的药品不良反应/事件报告表》，自获知之日起**30** 日内报送国家药品不良反应监测中心。国家药品不良反应监测中心要求提供原始报表及相关信息的，药品生产企业应当在 5 日内提交。

54. 在境外因药品不良反应被暂停销售、使用或者撤市的，药品生产企业应当在获知后**24 小时**内书面报国家药品监督管理部门和国家药品不良反应监测中心。

55. 国家药品不良反应监测中心应当对收到的药品不良反应报告进行分析、评价，**每半年**向国家药品监督管理部门和卫生行政部门报告，发现提示药品可能存在安全隐患的信息应当及时报告。

56. 设立新药监测期的国产药品，应当自取得批准证明文件之日起每满**1 年**提交一次定期安全性更新报告，直至首次再注册，之后每 5 年报告一次；其他国产药品，每 5 年报告一次。

57. 首次进口的药品，自取得进口药品批准证明文件之日起每满**1 年**提交一次定期安全性更新报告，直至首次再注册，之后每 5 年报告一次。

58. 省级药品不良反应监测机构应当对收到的定期安全性更新报告进行汇总、分析和评价，于每年**4 月 1 日**前将上一年度定期安全性更新报告统计情况和分析评价结果报省级药品监督管理部门和国家药品不良反应监测中心。

59. 国家药品不良反应监测中心应当对收到的定期安全性更新报告进行汇总、分析和评价，于每年**7 月 1 日**前将上一年度国产药品和进口药品的定期安全性更新报告统计情况和分析评价结果报国家药品监督管理部门和卫生行政部门。

60. 药品的重点监测从启动主体来看，可以分为**主动重点监测、被动重点监测**。

61. 省级以上药品监督管理部门可以联合**同级卫生行政部门指定医疗机构**作为监测点，承担药品重点监测工作。

62. **省级以上药品不良反应监测机构**负责对药品生产企业开展的重点监测进行监督、检查，并对监测报告进行技术评价。

63. 药品上市许可持有人应当及时对发现或者获知的个例药品不良反应进行评价，定期对**药品不良反应监测数据、临床研究、文献**等资料进行评价。

64. 药品上市许可持有人应当定期全面评价药品的安全性，**识别药品潜在风险**，研究风险发生机制和原因，主动开展上市后研究，持续评估药品的风险与获益。

65. **省级药品不良反应监测机构**应当每季度对收到的药品不良反应报告进行综合分析，提取需要关注的安全性信息，并进行评价，提出风险管理建议，及时报省级药品监督管理部门、卫生行政部门和国家药品不良反应监测中心。

66. **国家药品不良反应监测中心**应当每季度对收到的严重药品不良反应报告进行综合分析，提取需要关注的安全性信息，并进行评价，提出风险管理建议，及时报国家药品监督管理部门和卫生行政部门。

67. 药品上市许可持有人未按照规定开展药品不良反应监测或者报告疑似药品不良反应的，责令限期改正，给予警告；逾期不改正的，责令停产停业整顿，并处**十万元以上一百万元以下**的罚款。

68. 药品经营企业未按照规定报告疑似药品不良反应的，责令限期改正，给予警告；逾期不改正的，责令停产停业整顿，并处**五万元以上五十万元以下**的罚款。

69. 医疗机构未按照规定报告疑似药品不良反应的，责令限期改正，给予警告；逾期不改正的，处**五万元以上五十万元以下**的罚款。

**历年考题**

【A型题】1. 我国药品不良反应报告制度的法定报告主体不包括(    )

　　A. 药品检验机构

　　B. 药品生产企业

　　C. 进口药品的境外制药厂商

D. 药品经营企业

【考点提示】A。药品生产企业（包括进口药品的境外制药厂商）、经营企业和医疗机构是我国药品不良反应报告制度的法定报告主体。

【A型题】2. 根据《药品不良反应报告和监测管理办法》，药品生产、经营、使用单位中应当设立专业机构并有专职人员（不得兼职）负责本单位不良反应报告和监测管理工作的是(　　)

　　A. 药品批发企业　　　B. 药品零售企业

　　C. 药品生产企业　　　D. 医疗机构

【考点提示】C。药品生产企业应当设立专门机构并配备专职人员，药品经营企业和医疗机构应当设立或者指定机构并配备专（兼）职人员，承担本单位的药品不良反应报告和监测工作。

【B型题】(3~4题共用备选答案)

　　A. 20日内　　　　　　B. 10日内

　　C. 30日内　　　　　　D. 15日内

3. 药品经营企业发现或者获知新的、严重（非死亡病倒）的药品不良反应，应当及时报告，报告的时限是(　　)

4. 进口药品在境外发生严重药品不良反应，药品生产企业在获知之后应及时报告，报告的时限是(　　)

【考点提示】D、C。药品生产、经营企业和医疗机构发现或者获知新的、严重的药品不良反应应当在15日内报告，其中死亡病例须立即报告；其他药品不良反应应当在30日内报告。

【B型题】(5~6题共用备选答案)

A. 首次进口5年以内的进口药品

B. 已受理注册申请的新药

C. 已过新药检测期的国产药品

D. 处于Ⅲ期临床试验的药物

5. 根据《药品不良反应报告和监测管理办法》，应报告所有不良反应的是(　　)

6. 根据《药品不良反应报告和监测管理办法》，应报告新的和严重的不良反应的是(　　)

【考点提示】A、C。新药监测期内的国产药品或首次获准进口5年以内的进口药品，应报告所有不良反应。其他国产药品和首次获准进口5年以上的进口药品，应报告新的和严重的不良反应。

【C型题】(7~9题共用题干)

2020年1月，某医疗机构医师向某门诊患者开具一种口服给药的非限制使用级抗菌药物，用药后患者出现严重剥脱性皮炎，经全力救治，患者病情逐渐好转。患者家属认为是医疗事故，向法院起诉要求赔偿，经鉴定，该药品质量合格，用药方案符合规范，该医疗机构治疗和处置适当，患者的严重剥脱性皮炎系用药所致罕见药品不良反应，且药品说明书未记载，相关文献中只有个案报道。

7. 关于该药品不良反应的说法，正确的是(　　)

    A. 该药品不良反应不属于药品不良事件

    B. 该药品不良反应应定性为新的药品不良反应

    C. 除该患者主治医师外，其他医务人员不得报告该药品不良反应

    D. 国家药品监督管理部门应当尽快与卫生健康主管部门开展相关调查工作

8. 医疗机构报告该药品不良反应的时限应为(　　)

    A. 15 日内        B. 1 日内

    C. 5 日内         D. 10 日内

9. 该医疗机构对该药品的处理，正确的是(　　)

    A. 该医疗机构不得继续在门诊使用该药品

    B. 必须由具有相应抗菌药物处方权的医师严格掌握用药指征后，可继续使用该药品

    C. 住院患者使用该药品时，必须由专职人员监测该药品的不良反应

    D. 必须由具有高级专业技术职务任职资格的医师开具处方后，可使用该药品

【考点提示】B、A、B。新的药品不良反应是指药品说明书中未载明的不良反应。说明书中已有描述，但不良反应发生的性质、程度、后果或者频率与说明书描述不一致或者更严重的，按照新的药品不良反应处理。新的或严重的药品不良反应应于发现之日起15日内上报。药物属于非限制使用级抗菌药物，必须由具有相应抗菌药物处方权的医师开具处方，医师严格掌握用药指征后，可继续使用该药品。

【X型题】10. 患者因颈椎、腰椎疼痛服用某药，出现眼黄、尿黄、乏力、纳差和肝功能异常，停用该药后症状缓解和好转。根据《药品不良反应报告和监测管理办法》规定，患者个人可以向（　　　）

　　A. 经治医师报告

　　B. 药品不良反应监测机构报告

　　C. 药品经营企业报告

　　D. 药品生产企业报告

【考点提示】ABCD。《药品不良反应报告和监测管理办法》第二十三条规定，个人发现新的或者严重的药品不良反应，可以向经治医师报告，也可以向药品生产、经营企业或者当地的药品不良反应监测机构报告，必要时提供相关的病历资料。

# 第五节 药品召回管理

## 必背采分点

1. 国家药品监督管理部门于 2007 年 12 月 10 日发布并实施《**药品召回管理办法**》（局令第 29 号），标志我国药品召回制度正式开始实施。

2. 《药品管理法》规定，药品存在质量问题或者其他安全隐患的，药品上市许可持有人应当**立即停止销售**，告知相关药品经营企业和医疗机构停止销售和使用，召回已销售的药品，及时公开召回信息，必要时应当立即停止生产，并将药品召回和处理情况向省、自治区、直辖市人民政府药品监督管理部门和卫生健康主管部门报告。

3. **药品召回**是指药品生产企业，包括进口药品的境外制药厂商，按照规定程序收回已上市销售的存在安全隐患的药品，已经确认为假药劣药的，不适用召回程序。

4. **安全隐患**是指由于研发、生产等原因可能使药品具有危及人体健康和生命安全的不合理危险。

5. 药品召回可分为**主动召回和责令召回**。

6. 根据药品安全隐患的严重程度，药品召回分为**三级**：对使用该药品可能引起严重健康危害的实施一级召回；对使用该药品可能引起暂时的或者可逆的健康危害的实施二级召回；对使用该药品一般不会引起健康危害，但由于其他原因需要收回的实施三级召回。

7. **药品上市许可持有人**是药品召回的责任主体。

8. 药品经营企业、使用单位发现其经营、使用的药品存在安全隐患的，应当**立即停止销售或者使用该药品**，通知药品生产企业或者供货商，并向药品监督管理部门报告。

9. 药品生产企业在作出药品召回决定后，应当制定召回计划并组织实施：**一级召回在 24 小时内，二级召回在 48 小时内，三级召回在 72 小时内**，通知到有关药品经营企业、使用单位停止销售和使用，同时向所在地省级药品监督管理部门报告。

10. 药品生产企业在启动药品召回后，**一级召回在 1 日内，二级召回在 3 日内，三级召回在 7 日内**，应当将调查评估报告和召回计划提交给所在地省级药品监督管理部门备案。

11. 药品生产企业在实施召回的过程中，**一级召回每日，二级召回每 3 日，三级召回每 7 日**，向所在地省级药品监督管理部门报告药品召回进展情况。

12. **调查评估报告内容**包括：①召回药品的具体情况，包括名称、批次等药品信息；②实施召回的原因；③调查评估结果；④召回分级。

13. **召回计划的主要内容**包括：①药品生产销售情况及拟召回的数量；②召回措施的具体内容；③召回信息的公布途径与范围；④召回的预期效果；⑤药品召回后的处理措施；⑥联系人的姓名及联系方式。

14. 召回药品的生产企业所在地**省级药品监督管理部门**负责药品召回的监督管理工作，其他省级药品监督管理部门应当配合、协助做好药品召回的有关工作。

15. 药品生产企业对召回药品的处理应当**有详细的记录**，并向药品生产企业所在地省级药品监督管理部门报告。

16. **责令召回通知书内容**包括：①召回药品的具体情况，包括名称、批次等基本信息；②实施召回的原因；③调查评估结果；④召回要求，包括范围和时限等。

17. 药品生产企业被要求执行药品召回决定后，应当制定召回计划并组织实施，**一级召回在 24 小时内，二级召回在 48 小时内，三级召回在 72 小时内**，通知到有关药品经营企业、使用单位停止销售和使用，同时向所在地省级药品监督管理部门报告。

18. 经过审查和评价，认为召回不彻底或者需要采取更为有效的措施的，药品监督管理部门可以要求药品生产企业**重新召回或者扩大召回范围**。

**历年考题**

【A型题】1. 根据药品安全隐患的严重程度，药品召回分为三级。其中，一级召回的管理要求是（　　）

    A. 一级召回只适用于使用后可能引起暂时的或可逆的健康危害的药品

    B. 在启动召回计划3日内，应将调查评估报告和召回计划提交给国家药品监督管理部门备案

    C. 在作出召回决定后24小时内，应通知有关药品经营企业、使用单位停止销售和使用需召回的药品

    D. 药品生产企业应每日向国家药品监督管理部门报告召回进展情况

【考点提示】C。使用该药品可能引起严重健康危害的进行一级召回，在作出召回决定后24小时内，应通知有关药品经营企业、使用单位停止销售和使用需召回的药品。

【A型题】2. 根据《药品召回管理办法》，应以药品生产企业不履行召回义务给予处罚的是（　　）

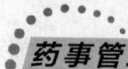

A. 药品生产企业未按规定建立药品召回制度

B. 药品生产企业发现药品存在安全隐患而不主动召回

C. 药品生产企业未按规定提交药品召回的调查评估报告和召回计划、药品召回进展情况和总结报告

D. 药品经营企业拒绝配合、协助生产企业召回药品，未立即停止销售

【考点提示】B。药品召回是指药品生产企业（包括进口药品的境外制药厂商）按照规定的程序收回已上市销售的存在安全隐患的药品。根据《药品召回管理办法》第30条的规定，B选项属于药品生产企业不履行召回义务；根据《药品召回管理办法》第35条的规定，A、C选项属于药品生产企业不适当履行召回义务；D选项属于药品经营企业的法律责任。因此本题选B。

【A型题】3. 甲药品批发企业从乙药品生产企业购进了一批药品，销售至丙医院，丙医院在使用该药品后发现严重药品不良反应，遂报告药品监督管理部门。经过调查评估，药品监督管理部门认为需要召回，该药品召回的主体是（　　）

A. 乙药品生产企业　　B. 甲药品批发企业

C. 丙医院　　D. 药品监督管理部门

【考点提示】A。药品生产企业是药品召回的责任主体。药品生产企业应当保存完整的购销记录，建立和完善药品召回制度，收集药品安全的相关信息，对可能具有安全隐患的药品进行调查、评估，召回存在安全隐患的药品。进口药品的境外制药厂商与境内药品生产企业一样，也是药品召回的责任主体，履行相同的义务。进口药品需要在境内进行召回的，由进口的企业负责具体实施。

【B 型题】（4~5 题共用备选答案）

　　A. 药品生产企业　　　　B. 药品批发企业

　　C. 药品监督管理部门　　D. 药品零售企业

根据《药品召回管理办法》

4. 做出责令召回决定的是（　　　）

5. 做出主动召回决定的是（　　　）

【考点提示】C、A。责令召回是指药品监管部门经过调查评估，认为存在安全隐患，药品生产企业应当召回药品而未主动召回的，责令药品生产企业召回药品。主动召回是指药品生产企业对收集的信息进行分析，对可能存在安全隐患的药品进行调查评估，发现药品存在安全隐患的，由该药品生产企业决定召回。

# 第四章　药品经营管理

## 第一节　药品经营许可与行为管理

### 必背采分点

1. 药品经营管理，是以**药品上市许可持有人为核心**，通过对药品信息流、物流、资金流的有效控制，将药品或药品物流服务提供给药品供应链中各个环节的参与方，并完成药品信息化追溯的过程。

2. 药品经营活动包括**药品采购、储存、运输、销售及售后服务**等具体活动。

3. 药品经营方式分为药品批发和药品零售，划分依据是**药品销售对象**，与药品具体销售数量多少无关。

4. **药品批发**是指将药品销售给符合购进药品资质的药品上市许可持有人、药品生产企业、药品经营企业和药品使用单位的药品经营方式。

5. **药品零售**是指将药品直接销售给个人消费者的药

品经营方式。

6. 药品经营类别是药品零售企业"药品经营许可证"载明事项之一，具体分为**处方药、甲类非处方药、乙类非处方药**。

7. **药品经营范围**包括麻醉药品、第一类精神药品、第二类精神药品、药品类易制毒化学品、医疗用毒性药品、生物制品、药品类体外诊断试剂、中药饮片、中成药、化学药。

8. 麻醉药品、精神药品、药品类易制毒化学品、医疗用毒性药品等经营范围的核定，按照国家有关规定执行；经营冷藏、冷冻药品或蛋白同化制剂、肽类激素的，还应当在**药品经营许可证**经营范围项下予以明确。

9. 麻醉药品、第一类精神药品、药品类易制毒化学品及蛋白同化制剂、胰岛素外的肽类激素等**不得列入**药品零售企业持有的药品经营许可证的经营范围内。

10. 药品批发企业质量负责人具有**大学本科以上学历**，质量负责人、质量管理部门负责人应当是执业药师；企业法定代表人、主要负责人、质量负责人、质量管理部门负责人无《药品管理法》规定的禁止从事药品经营活动的情形。

11. 药品批发企业应具有能够**保证药品储存质量**、与其经营品种和规模相适应的仓库，仓库中配备适合药品储存的专用货架和设施设备。

12. 药品批发企业具有**独立的计算机管理信息系统**，能覆盖企业药品经营和质量控制全过程，并实现药品信息化追溯。

13. 药品批发企业应具有所经营药品相适应的**质量管理机构和人员**。

14. 药品批发企业应具有保证药品质量的**规章制度**，并符合药品 GSP 的要求。

15. 开办药品批发企业（含药品零售连锁企业总部）的，应当向**省级药品监督管理部门**申请，经审批同意，依法获取药品经营许可证后，方可开展相应药品经营活动。

16. 药品零售企业经营**处方药、甲类非处方药**的，应当按规定配备执业药师或者其他依法经过资格认定的药学技术人员。

17. 药品零售企业经营**乙类非处方药**的，应当根据省、自治区、直辖市药品监督管理部门的规定配备药学技术人员。

18. 药品零售企业应具有与所经营药品相适应的**营业场所、设备、计算机系统、陈列（仓储）设施设备以及卫生环境**；在超市等其他场所从事药品零售活动的，应当具有独立的经营区域。

19. 鼓励药品零售连锁应允许药品零售连锁委托**符合药品 GSP 的企业**向企业所属门店配送药品，药品零售连锁企业可不再设立仓库。

20. 鼓励药品零售连锁应鼓励"**互联网 + 药品流通**"模式，允许药品零售连锁企业采取"网订店取""网订店送"方式销售药品。

21. **推进基层医疗机构与连锁药店的合作**，鼓励连锁药店在社区健康服务、老年患者康复、慢性病人健康管理等方面做出尝试，发挥其服务专业、管理规范的优势和全方位满足人民群众不同用药与健康需求的社会职能。

22. 鼓励药品零售连锁企业在**乡镇、村镇设店**的积极性，支持进入农村市场。

23. 药品经营许可证分为正本和副本，有效期为**5 年**。

24. 药品经营许可证样式由**国家药品监督管理局**统一制定。

25. 药品经营许可证电子证书与纸质证书具有**同等法律效力**。

26. **药品经营许可证应当载明**许可证编号、企业名称、社会信用代码、注册地址、法定代表人、主要负责人、质量负责人、仓库地址、经营范围、经营方式、发证机关、发证日期、有效期限等内容。

27. 药品经营许可证登载事项发生变更的，由原发证机关在副本上记录变更的内容和时间，并按变更后的**内容重新核发药品经营许可证正本**，收回原药品经营许可证正本。

28. 新核发的药品经营许可证**证号、有效期不变**。

29. 申请事项不属于本部门职权范围的，应当即时作出不予受理的决定，发给《**不予受理通知书**》，并告知申请人向有关部门申请；申请材料存在可以当场更正错误的，应当允许申请人当场更正；申请材料不齐或者不符合法定形式的，应当当场或者在 5 个工作日内发给申请人《补正材料通知书》，一次性告知需要补正的全部内容；逾期不告知的，自收到申请材料之日起即为受理；申请事项属于本部门职权范围，材料齐全、符合法定形式，或者申请人按要求提交全部补正材料的，发给申请人《受理通知书》。

30. 药品监督管理部门自受理申请之日起**30 个工作日**内，对申请材料进行审查，并依据检查细则组织现场检查。

31. 省级药品监督管理部门颁发药品经营许可证的有关信息应当**予以公开**，公众有权查阅。

32. 药品经营许可证变更分为**许可事项变更和登记**

**事项变更**。

33. 药品经营企业变更许可事项的，应当向原发证机关提交药品经营许可证变更申请及相关材料。原发证机关应当自受理企业变更申请之日起**15个工作日**内作出准予变更或不予变更的决定。

34. 药品经营企业变更登记事项的，应当在市场监督管理部门核准变更后 30 日内，向原发证机关提交药品经营许可证变更申请。原发证机关应当自受理企业变更申请之日起**10个工作日**内完成变更事项。

35. **企业分立、新设合并、改变经营方式、跨原管辖地迁移**，按照新开办药品经营企业申领药品经营许可证。

36. 药品经营企业持有的药品经营许可证有效期届满、需要继续经营药品的，应当在有效期届满前**6个月**，向原发证机关申请换发药品经营许可证。

37. 药品经营许可证遗失的，药品经营企业应当立即向原发证机关申请补发。原发证机关按照原核准事项在**10个工作日**内补发药品经营许可证。

38. 药品经营企业有下列情形之一的，药品经营许可证由原发证机关**注销**，并予以公告：①申请人主动申请注销药品经营许可证的；②药品经营许可证有效期届满未申请换证的；③药品经营企业终止经营药品的；

④药品经营许可证被依法撤销或吊销的；⑤营业执照被依法吊销或注销的；⑥法律、法规规定的应当注销行政许可的其他情形。

39. 药品经营许可证核发、换发、变更、补发、吊销、撤销、注销等信息办理情况，药品监督管理部门应当在办理工作完成后**10 个工作日**内在信息系统中更新，并予以公开。

40. 对依法收回、作废的药品经营许可证，发证机关应当建档保存**5 年**。

41. 《**药品经营质量管理规范**》（GSP）是药品经营管理和质量控制的基本准则，其目的是通过药品流通的全过程质量管理，规范药品经营行为，保障人体用药安全、有效。

42. **药品 GSP 在我国的发展经历的历史阶段**：第一阶段（20 世纪 80 至 90 年代末）——试点实施阶段。第二阶段（2000 年至 2005 年）——强制认证初创阶段。第三阶段（2006 年至 2018 年）——改革、巩固、完善阶段。第四阶段（2019 年起）——深入落实"放管服"改革阶段。

43. GSP 第一章——总则，主要阐明了**GSP 制定的依据、目的、适用客体范围、经营活动的诚信原则**。

44. GSP 第二章——**药品批发的质量管理**，主要内容包括药品批发企业的质量管理体系、组织机构与质量管理职责、人员与培训、质量管理体系文件、设施与设备、校准与验证、计算机系统、采购、收货与验收、储存与养护、销售、出库、运输与配送、售后管理。

45. GSP 第三章——**药品零售的质量管理**，主要内容包括药品零售企业的质量管理与职责、人员管理、文件、设施与设备、采购与验收、陈列与储存、销售管理、售后管理。

46. 药品 GSP 是为保证药品在流通全过程中始终符合质量标准，依据《药品管理法》等法律法规制定的针对药品采购、购进验收、储存运输、销售及售后服务等环节的质量管理规范，其**核心是要求企业通过严格的质量管理制度来约束自身经营相关行为，对药品流通全过程进行质量控制**。

47. 药品批发企业应当**建立质量管理体系**，确定质量方针，制定质量管理体系文件，开展质量策划、质量控制、质量保证、质量改进和质量风险管理等活动。

48. 企业质量管理体系应当与其经营范围和规模相适应，包括**组织机构、人员、设施设备、质量管理体系文件及相应的计算机系统**等。

49. 企业可采用**前瞻或回顾**的方式，对药品流通过程中的质量风险进行评估、控制、沟通和审核。

50. **企业负责人**是药品质量的主要责任人。

51. 质量负责人应当由高层管理人员担任，全面负责药品质量管理工作，独立履行职责，在企业内部对药品质量管理具有**裁决权**。

52. 质量管理部门应督促相关部门和岗位人员**执行药品管理的法律法规及药品 GSP**。

53. 质量管理部门应负责对**供货单位和购货单位的合法性、购进药品的合法性以及供货单位销售人员、购货单位采购人员的合法资格**进行审核，并根据审核内容的变化进行动态管理。

54. 药品批发企业从事药品经营和质量管理工作的人员应当符合《**药品管理法**》的规定，不得有法律法规禁止从业的情形。

55. **企业人员培训内容**应当与职责和工作内容相关，包括相关法律法规、药品专业知识及技能、质量管理制度、职责及岗位操作规程等的岗前培训和继续培训。

56. 患有传染病或者其他可能污染药品的疾病的，**不得从事直接接触药品的工作**。

57. **从文件内容上看**，企业制定质量管理体系文件应当包括质量管理制度、部门及岗位职责、操作规程、档案、报告、记录和凭证等。

58. 书面记录及凭证应当及时填写，并做到字迹清晰，**不得随意涂改，不得撕毁**。

59. **更改记录的**，应当注明理由、日期并签名，保持原有信息清晰可辨。

60. 记录及凭证应当至少保存**5 年**。

61. 药品储存作业区、辅助作业区应当与办公区和生活区**分开一定距离或有隔离措施**。

62. 运输药品应当使用**封闭式货物运输工具**。

63. 企业计算机系统应有安全、稳定的网络环境，有固定接入互联网的方式和**安全可靠的信息平台**。

64. 企业计算机系统应有符合药品 GSP 要求及企业管理实际需要的**应用软件和相关数据库**。

65. 企业的采购活动应当做到**"三个确定"和"一个协议"**，包括供货单位合法资格的确定、所购入药品合法性的确定、供货单位销售人员合法资格的确定以及与供货单位签订质量保证协议。

66. **对首营企业的审核**，应当查验加盖其公章原印章的以下资料，确认真实、有效：药品生产许可证或者药品经营许可证复印件；营业执照、税务登记、组织机构代码的证件复印件，以及上一年度企业年度报告公示情况；相关印章、随货同行单（票）样式；开户户名、开户银行及账号。

67. 企业应当**核实、留存供货单位销售人员资料**：

加盖供货单位公章原印章的销售人员身份证复印件；加盖供货单位公章原印章和法定代表人印章或者签名的授权书，授权书应当载明被授权人姓名、身份证号码，以及授权销售的品种、地域、期限；供货单位及供货品种相关资料。

68. **企业与供货单位签订的质量保证协议**应包括：明确双方质量责任；供货单位应当提供符合规定的资料且对其真实性、有效性负责；供货单位应当按照国家规定开具发票；药品质量符合药品标准等有关要求；药品包装、标签、说明书符合有关规定；药品运输的质量保证及责任；质量保证协议的有效期限。

69. 发票应当列明药品的**通用名称、规格、单位、数量、单价、金额**等。

70. 采购记录应当有药品的**通用名称、剂型、规格、生产厂商、供货单位、数量、价格、购货日期**等内容，采购中药材、中药饮片的还应当标明产地。

71. 药品到货时，收货人员应当核实运输方式是否符合要求，并对照随货同行单（票）和采购记录核对药品，**做到票、账、货相符**。

72. 企业应当对每次到货的药品进行逐批抽样验收，抽取的样品应当具有**代表性**。

73. 按包装标示的温度要求储存药品，包装上没有标示具体温度的，按照《中华人民共和国药典》规定的贮藏要求进行储存；储存药品相对湿度（RH）为 **35%～75%**。

74. 在人工作业的库房储存药品，按质量状态实行色标管理：**合格药品为绿色，不合格药品为红色，待确定药品为黄色**。

75. 药品按批号堆码，**不同批号的药品不得混垛**，垛间距不小于 5 厘米，与库房内墙、顶、温度调控设备及管道等设施间距不小于 30 厘米，与地面间距不小于 10 厘米。

76. 企业应当采用计算机系统对库存药品的有效期进行自动跟踪和控制，采取**近效期预警及超过有效期自动锁定**等措施，防止过期药品销售。

77. **发现以下情况不得出库**，并报告质量管理部门处理：药品包装出现破损、污染、封口不牢、衬垫不实、封条损坏等问题；包装内有异常响动或者液体渗漏；标签脱落、字迹模糊不清或者标识内容与实物不符；药品已超过有效期；其他异常情况的药品。

78. 运输过程中，药品**不得直接接触冰袋、冰排等蓄冷剂**，防止对药品质量造成影响。

79. 根据监管要求，原国家食品药品监督管理总局发布了**《冷藏、冷冻药品的储存与运输管理》《药品经营**

企业计算机系统》《温湿度自动监测》《药品收货与验收》与《验证管理》等五个药品 GSP 附录,作为正文的附加条款配套使用。

80. 温湿度自动监测系统测量范围在 0 ~ 40℃之间,**温度的最大允许误差为 ±0.5℃**;测量范围在 – 25 ~ 0℃之间,温度的最大允许误差为 ± 1.0℃;相对湿度的最大允许误差为 ± 5% RH。

81. 严重缺陷项目,备注为 ＊＊,又称为"**一票否决项**",即绝对禁止违反的项目,企业违反后没有整改的余地,一经发现将直接视为企业严重违反药品 GSP,导致检查结果判定不通过,对应法律责任属于《药品管理法》中违反药品 GSP 情节严重情形。

82. 主要缺陷项目,备注为 ＊,**为相对重要的检查项目**,此类缺陷企业必须整改到位,并向药品监督管理部门提交整改措施与结果报告,整改不到位将导致企业不通过检查。此外,如检查首次发现的该类缺陷项目超过一定数量也会判定企业严重违反药品 GSP。

83. **一般缺陷项目**,无备注符号,为相对一般的检查项目,此类缺陷企业可自行整改。

84. **药品批发企业的严重缺陷项目**涉及 ＊＊00201 药品追溯管理与实施、＊＊00401 依法经营、＊＊00402 诚实守信、＊＊03101 质量管理体系文件"七要素"具备并符合企业实际、＊＊04902 储存疫苗配备 2 个以上独立冷库、＊＊05805 计算机系统软件与数据库、＊＊06101 购进合法性审核、＊＊06601 购进药品索取发票、＊＊06701 发票内容与付款流向等一致、＊＊09101 销售药品开具发票并做到票账货款一致。

85. 销售药品时，**药品上市许可持有人向购进单位提供的资料**有：①药品上市许可持有人证明文件和营业执照的复印件；②所销售药品批准证明文件和检验报告书的复印件；③派出销售人员授权书复印件；④标明供货单位名称、药品通用名称、上市许可持有人、生产企业、产品批号、产品规格、销售数量、销售价格、销售日期等内容的凭证；⑤代理境外药品上市许可持有人职能的进口代理商销售进口药品的，按照国家有关规定提供相关证明文件。

86. 药品上市许可持有人从事药品经营活动应当遵循"**诚实守信、依法经营**"的原则，禁止以任何弄虚作假手段骗取药品经营资格。

87. 药品上市许可持有人**不得向无合法购药资质的单位或者个人销售药品**，尤其是知道或者应当知道他人从事无证经营仍为其提供药品。

88. 疫苗上市许可持有人不得向除**疾病预防控制机构**外的其他任何单位或个人销售疫苗。

89. 药品批发企业购进药品，应当建立并执行进货检查验收制度，索取、查验、留存《药品经营监督管理办法》规定的供货企业及其授权委托销售人员有关证件资料、销售凭证（**保存至超过药品有效期 1 年，且不得少于 5 年**），在验明药品合格证明和其他标识等证明药品合法性材料后方可购进、销售；不符合规定的，不得购进和销售。

90. 药品批发企业在从事药品经营活动中，应当遵循"诚实守信、依法经营"的原则，禁止以任何弄虚作假手段骗取药品经营许可证，尤其是**禁止采用聘用"挂证"执业药师骗取药品经营许可证**。

91. 药品零售连锁企业总部应当对所属零售门店建立统一的质量管理体系，在**计算机系统、采购配送、票据管理、药学服务**等方面统一管理。

92. 药品零售企业应当从合法渠道购进药品，购进药品时应当索取供货单位销售发票，做到**票、账、货、款一致**方可购进。

93. 销售第二类精神药品时，药学服务人员应当确认个人消费者为成年人，不确定时可查验个人消费者身份证信息，**不得向未成年人销售第二类精神药品**。

94. 销售含特殊药品复方制剂时，药学服务人员应当**按规定数量销售**，登记个人消费者身份证信息。

95. 接受委托储存、运输药品的企业知道或应当知道承运承储的产品系假劣药品或"未取得药品批准证明文件生产、进口的药品""使用采取欺骗手段取得的药品批准证明文件生产、进口药品""使用未经审评审批的原料药生产药品""应当检验而未经检验即销售药品""国家药品监督管理局禁止使用的药品",接受委托储存、运输药品的企业依然为委托方提供储存、运输服务等便利条件的,没收全部储存、运输收入,并处违法收入 **1 倍以上 5 倍以下** 的罚款;情节严重的,并处违法收入 5 倍以上 15 倍以下的罚款;违法收入不足 5 万元的,按 5 万元计算。

96. **国家药品监督管理局**负责制定药品 GSP 及其现场检查指导原则,指导全国药品经营监督管理工作。

97. **药品经营监督检查**包括许可检查、常规检查和有因检查;按照药品监督检查相关规定,可采取飞行检查、延伸检查、委托检查、联合检查等方式。

98. **药品经营监督检查计划**包括检查范围、内容、方式、重点、要求、时限、承担检查的机构等。

99. 对销售麻醉药品和第一类精神药品、药品类易制毒化学品的药品上市许可持有人、药品批发企业实施药品 GSP 情况至少每年监督检查 **2 次**。

100. 对疫苗配送企业、销售第二类精神药品或医疗用毒性药品的药品上市许可持有人、药品经营企业实施药品 GSP 情况至少每年监督检查**1 次**。

101. 根据监督检查情况，有证据证明可能存在药品安全隐患的，药品监督管理部门应当依法采取**发布告诫信、启动责任约谈、责令限期整改、责令暂停药品销售和使用、责令召回或追回**等风险防控措施。

102. **药品网络销售的主体**，应当是取得互联网药品信息服务资格证书的药品上市许可持有人、药品经营企业。

103. **1998 年**，上海第一医药商店开办了中国第一家网上药店。

104. 互联网药品交易服务第一类是为药品生产企业、药品经营企业和医疗机构之间的互联网药品交易提供的服务，第一类证书简称**A 证**，由国家药品监督管理局审批发放。

105. 互联网药品交易服务第二类为药品生产企业、药品批发企业通过自身网站与本企业成员之外的其他企业进行的互联网药品交易，第二类证书简称**B 证**，由省级药品监督管理部门审批发放。

106. 互联网药品交易服务第三类为药品零售连锁企业向个人消费者提供的互联网药品交易服务，第三类证书简称**C 证**，由省级药品监督管理部门审批发放。

107. 疫苗、血液制品、麻醉药品、精神药品、医疗用毒性药品、放射性药品、药品类易制毒化学品等国家实行特殊管理的药品**不得在网上销售**。

108. **网络药品交易服务的类型**包括：①企业对企业模式（B－to－B）；②企业对个人消费者模式（B－to－C）；③药品网络交易第三方平台模式；④线上与线下联动模式（O－to－O）。

109. 药品网络销售者除**符合国家药品监督管理以及网络交易管理的法律、法规、规章要求外**，还应当具备下列条件：①有企业管理实际需要的应用软件、网络安全措施和相关数据库；②有药品网络销售安全管理制度；③有保障药品质量与安全的配送管理制度；④有投诉举报处理、消费者权益保护制度；⑤有网上药品不良反应（事件）监测报告制度；⑥依法持有"互联网药品信息服务资格证书"。

110. 药品网络交易第三方平台提供者除符合国家药品监督管理以及网络交易管理的法律、法规、规章要求外，还应当具备下列条件：**具备企业法人资格**；有企业管理实际需要的应用软件、网络安全措施和相关数据库；具有保证药品质量安全的制度；建立药品网络交易服务平台；具有药品质量管理机构，配备两名以上执业药师；具有交易和咨询记录保存、投诉管理和争议解决制度、药品不良反应（事件）信息收集制度。

111.《药品信息化追溯体系建设导则》《药品追溯码编码要求》《药品追溯系统基本技术要求》是 3 个**药品基础通用标准**。

112. 药品信息化追溯体系基本构成包含药品追溯系统、药品追溯协同服务平台和药品追溯监管系统，由**药品信息化追溯体系**参与方分别负责，共同建设。

113. 药品追溯码如同药品的电子身份证号码，是解锁药品对应追溯数据的钥匙，是实现"**一物一码，物码同追**"的必要前提和重要基础。

**历年考题**

【A 型题】1. 根据《药品经营质量管理规范》，关于药品储存与养护要求的说法，正确是(　　)

A. 中成药与中药饮片必须分库存放

B. 不同批号的药品必须分库存放

C. 药品与非药品必须分库存放

D. 外用药与其他药品必须分库存放

【考点提示】A。药品按批号堆码，不同批号的药品不得混垛，垛间距不小于 5 厘米，与库房内墙、顶、温度调控设备及管道等设施间距不小于 30 厘米，与地面间距不小于 10 厘米；药品与非药品、外用药与其他药品分开存放，中药材和中药饮片分库存放；特殊管理的药品应当按照国家有关规定储存。

【A 型题】2. 甲、乙、丙三家药品批发企业下列购销复方甘草片的行为，不符合规定的是(　　)

　　A. 乙从甲购进并销售给丙

　　B. 甲从药品生产企业购进并销售给乙

　　C. 甲从药品生产企业购进并销售给医疗机构

　　D. 乙从药品生产企业购进并销售给零售药店

【考点提示】A。药品批发企业与药品生产企业的购销渠道不同。药品批发企业是从药品生产企业购入药品，只能在本省向零售药店、医疗机构销售，不能向药品批发企业销售。药品生产企业可以向批发企业销售。

【A 型题】3. 关于药品零售企业拆零销售管理的说法，错误的是(　　)

　　A. 负责药品拆零销售的人员应经过专门培训，
　　　方能从事拆零销售工作

　　B. 药品拆零销售期间，应保留原包装和说明书

　　C. 药品拆零销售应交代用法用量，但不需要向
　　　购买者提供药品说明书原件或复印件

　　D. 药品拆零销售的包装上注明药品名称、规格、
　　　数量、用法用量、批号、有效期及药店名称

等信息

【考点提示】C。药品拆零销售应符合以下要求：负责拆零销售的人员经过专门培训；拆零的工作台及工具保持清洁、卫生，防止交叉污染；做好拆零销售记录，内容包括拆零起始日期、药品的通用名称、规格、批号、生产厂商、有效期、销售数量、销售日期、分拆及复核人员等；拆零销售应当使用洁净、卫生的包装，包装上注明药品名称、规格、数量、用法、用量、批号、有效期及药店名称等内容；提供药品说明书原件或者复印件；拆零销售期间，保留原包装和说明书。

【A型题】4. 根据《中华人民共和国药品管理法》，化学药品购销记录必须注明药品的（　　）

　　A. 通用名称　　　　　　B. 常用名称

　　C. 化学名称　　　　　　D. 商品名称

【考点提示】A。《药品管理法》第18条规定，药品经营企业购销药品，必须有真实完整的购销记录。购销记录必须注明药品的通用名称、剂型、规格、批号、有效期、生产厂商、购（销）货单位、购（销）货数量、购销价格、购（销）货日期及国务院药品监督管理部门规定的其他内容。

【A型题】5. 根据《药品经营许可证管理办法》，由原发证机关注销"药品经营许可证"的情形不包

括(　　)

A. "药品经营许可证"有效期届满未换证的

B. 药品经营企业负责人在药品购销活动中，收受其他经营企业的财物，构成犯罪的

C. "药品经营许可证"被依法撤销、撤回、吊销、收回和缴销的

D. 不可抗力导致"药品经营许可证"的许可事项无法实施的

**【考点提示】**B。"药品经营许可证"由原发证机关注销的情形有：①"药品经营许可证"有效期届满未换证的；②药品经营企业终止经营药品或者关闭的；③"药品经营许可证"被依法撤销、撤回、吊销、收回、缴销或者宣布无效的；④不可抗力导致"药品经营许可证"的许可事项无法实施的；⑤法律、法规规定的应当注销行政许可的其他情形。

**【A型题】6.** 根据《药品流通监督管理办法》，下列药品生产、经营企业的行为，符合规定的是(　　)

A. 采用互联网交易方式直接向公众销售处方药

B. 为他人以本企业的名义经营药品提供场所

C. 为他人以本企业的名义经营药品提供本企业的票据

D. 在药品展示会或博览会上签订药品购销合同

【考点提示】D。药品生产、经营企业不得以展示会、博览会、交易会、订货会、产品宣传会等方式现货销售药品。药品经营企业不得购进和销售医疗机构配制的制剂。药品生产、经营企业不得采用邮售、互联网交易等方式直接向公众销售处方药。药品生产、经营企业不得为他人以本企业的名义经营药品提供场所，或者资质证明文件，或者票据等便利条件。

【A 型题】7. 下列行为中，不属于药品零售企业应当承担的义务是(　　)

    A. 知晓某药品境外发生严重不良反应而撤市后，应当在国内主动发起药品召回

    B. 发现已售出的药品有安全风险或质量缺陷，应当立即采取追回措施

    C. 发现已售出的药品有严重质量问题，应当及时报告药品监督管理部门

    D. 销售药品时应当及时出具销售凭证或服务单据

【考点提示】A。药品上市许可持有人是药品召回的责任主体。

【A 型题】8. 根据《药品经营质量管理规范现场检查指导原则》，检查项目分为三级，其中严重缺陷项目（备注为＊＊）为药品经营企业绝对禁止违反的项目。

下列检查项目中，不属于药品批发企业严重缺陷项目的是（　　）

　　A. 经营条件与经营范围规模不相适应

　　B. 发票内容与付款流向不一致

　　C. 药品追溯管理与实施过程中，购进药品未索取发票

　　D. 未遵循诚实守信、依法经营

【考点提示】A。药品批发企业的严重缺陷项目涉及药品追溯管理与实施、依法经营、诚实守信、质量管理体系文件"七要素"具备并符合企业实际、储存疫苗配备2个以上独立冷库、计算机系统软件与数据库、购进合法性审核、购进药品索取发票、发票内容与付款流向一致、销售药品开具发票，并做到票账货款一致。B、C、D均为药品批发企业严重缺陷项目检查项目，故本题答案选A。

【A型题】9. 关于《药品经营质量管理规范》的说法，正确的是（　　）

　　A.《药品经营质量管理规范》的英文是 Good Selling Practice for Drug，简称"药品 GSP"

　　B.《药品经营质量管理规范》要求建立药品追溯体系，实现药品质量状态、物流商流和价格信息可追溯

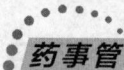

C.《药品经营质量管理规范》附录的法律效力低于正文，不得脱离正文单独使用

D.《药品经营质量管理规范》中的外审，是指企业应当对药品供货单位、购货单位的质量管理体系进行评价，确认其质量保证能力和质量信誉，必要时进行实地考察

【考点提示】D。《药品经营质量管理规范》的英文是（Good Supply Practice, GSP），故 A 错误。建立药品追溯体系，实现药品可追溯。同时，药品流通过程中其他涉及储存与运输药品的参与方，也应当符合药品 GSP 的相关要求，依据《药品管理法》等法律法规制定的针对药品采购、购进验收、储存运输、销售及售后服务等环节的质量管理规范，其核心是要求企业通过严格的质量管理制度来约束自身经营相关行为，对药品流通全过程进行质量控制。故 B 错误。外审：企业应当对药品供货单位、购货单位的质量管理体系进行评价，确认其质量保证能力和质量信誉，必要时进行实地考察。故本题选 D。

【B 型题】（10～11 题共用备选答案）

A. 临床药理信息　　B. 戒毒药品信息

C. 基本药物目录　　D. 药品广告

根据《互联网药品信息服务管理办法》

10. 可以在提供互联网药品信息服务的网站上发布，但其内容应经药品监督管理部门审查批准的是(　　)

11. 不得在提供药品互联网药品信息服务的网站上发布的是(　　)

【考点提示】D、B。药品广告可以在提供互联网药品信息服务的网站上发布，但其内容应经药品监督管理部门审查批准。提供互联网药品信息服务的网站不得发布麻醉药品、精神药品、医疗用毒性药品、放射性药品、戒毒药品和医疗机构制剂的产品信息。

【B型题】(12~14题共用备选答案)

A. 超过药品有效期1年，不得少于5年

B. 至少5年

C. 超过药品有效期1年，不得少于3年

D. 至药品有效期期满之日起不少于5年

12. 药品批发企业的书面记录和相应凭证的保存期限是(　　)

13. 药品零售企业的书面记录和相应凭证的保存期限是(　　)

14. 第二类精神药品经营企业在药品库房中的专用账册的保存期限是(　　)

【考点提示】B、B、D。药品批发企业的书面记录及凭证应当至少保存5年。药品零售企业的书面记录及相关凭证应当至少保存 5 年。第二类精神药品经营企业，应当在药品库房中设立独立的专库或者专柜储存第二类精神药品，并建立专用账册，实行专人管理。专用账册的保存期限应当自药品有效期期满之日起不少于5 年。

【B 型题】（15～16 题共用备选答案）

 A. 改变药品经营企业注册地址

 B. 更换药品经营企业采购负责人

 C. 改变药品经营方式

 D. 改变药品经营企业组织架构

15. 属于"药品经营许可证"许可事项的变更，不需重新办理"药品经营许可证"的是（  ）

16. 属于"药品经营许可证"许可事项的变更，应按规定重新办理"药品经营许可证"的是（  ）

【考点提示】A、C。"药品经营许可证"许可事项变更是指经营方式、经营范围、注册地址、仓库地址（包括增减仓库）、企业法定代表人或负责人及质量负责人的变更。企业分立、合并、改变经营方式、跨原管辖地迁移的，需要按照规定重新办理"药品经营许可证"。

【B 型题】（17～19 题共用备选答案）

 A. 绿色标牌    B. 蓝色标牌

C. 红色标牌　　　　　D. 黄色标牌

在人工作业的库房储存药品，按质量状态实行色标管理

17. 准备出库销售应挂（　　　）

18. 由其他企业退回的药品应挂（　　　）

19. 已经超过药品有效期的应挂（　　　）

【考点提示】A、D、C。批发企业在人工作业的库房储存药品，按质量状态实行色标管理：合格药品为绿色，不合格药品为红色，待确定药品为黄色。

【B 型题】（20～21 题共用备选答案）

A. 甲类非处方药　　　B. 处方药

C. 乙类非处方药　　　D. 第二类精神药品

20. 在店内可以陈列，但不得采用开架自选的是（　　　）

21. 在店内不得陈列，并必须存放在专柜中的是（　　　）

【考点提示】B、D。零售处方药在店内可以陈列，但不得采用开架自选的方式陈列和销售。第二类精神药品、毒性中药品种和罂粟壳不得陈列，并必须存放在专柜中。

【B 型题】（22～24 题共用备选答案）

A. 验收检查　　　　　B. 定期清斗

C. 清斗并记录　　　　D. 复核

根据 2013 年 6 月施行的《药品经营质量管理规范》，经营中药饮片的零售药店

22. 为防止饮片生虫、发霉、变质，放置中药饮片的柜斗应当(　　)

23. 不同批号的中药饮片装斗前应当(　　)

24. 为防止错斗、串斗，中药饮片装斗前应当(　　)

【考点提示】B、C、D。应当定期清斗，防止饮片生虫、发霉、变质。不同批号的饮片装斗前应当清斗并记录。装斗前应当复核，防止错斗、串斗。

【B 型题】(25～28 题共用备选答案)

　　A. 应逐件抽样检验

　　B. 可不开箱检查

　　C. 可不打开最小包装

　　D. 应至少检查一个最小包装

根据《药品经营质量管理规范》，药品批发企业对每次到货药品进行抽样验收的要求

25. 同一批号的药品(　　)

26. 外包装及封签完整的原料药(　　)

27. 实行批签发管理的生物制品(　　)

28. 生产企业有特殊质量控制要求的药品(　　)

【考点提示】D、B、B、C。同一批号的药品应当至少检查一个最小包装，但生产企业有特殊质量控制要求

或者打开最小包装可能影响药品质量的，可不打开最小包装。外包装及封签完整的原料药、实施批签发管理的生物制品，可不开箱检查。

【C 型题】(29～30 题共用题干)

某药品零售企业（单体门店）具有与经营药品相适应的营业场所、设施设备和卫生环境，建有企业门户网站。为拓展业务，向所在地省级药品监督管理部门申请办理向个人消费者提供互联网药品交易机构资格证书。该药品监督管理部门收到材料并进行形式审查后，告知其不予受理。

29. 药品监督管理部门不予受理的主要原因是(　　)

　A. 向个人消费者提供互联网药品交易服务的申请者首先必须是零售连锁企业，该企业不是药品零售连锁企业

　B. 向个人消费者提供互联网药品交易服务的申请者首先必须是医疗机构，但该企业不是医疗机构

　C. 向个人消费者提供互联网药品交易服务的申请者首先必须是药品批发企业，但该企业不是药品批发企业

　D. 向个人消费者提供互联网药品交易服务的申请者首先必须是药品生产企业，但该企业不

是药品生产企业

30. 鉴定上述材料中企业已经具备主体资格，现欲从事向个人消费者提供互联网药品交易服务，该企业应具备的条件，错误的是（　　）

A. 应具备药学或者相关专业本科学历的专职人员负责网上实时咨询

B. 应具备健全的网络交易与安全保障措施及完整的管理制度

C. 应具备完整保存交易记录的能力、设施和设备

D. 应具备网上咨询、网上查询、生成订单、电子合同等基本交易服务功能

【考点提示】A、A。向个人消费者提供互联网药品交易服务的企业，应当是依法设立的药品连锁零售企业。为药品生产企业、药品经营企业和医疗机构之间的互联网药品交易提供服务的企业，须具有执业药师负责网上实时咨询，并有保存完整咨询内容的设施、设备及相关管理制度。

【C型题】（31～32题共用题干）

药品监督管理部门在对甲药品经营企业监督检查中发现，该企业"药品经营许可证"核定的经营方式为零售（连锁），经营范围为中药饮片、中成药、化学药制剂、抗生物制剂。"药品经营许可证"发证时间为2014

年10月8日。检察人员现场检查时还发现，在货架上摆放有生物制品人血白蛋白。

31. 对甲企业在"药品经营许可证"有效期届满后，需要继续经营的，企业申请换发"药品经营许可证"的期限是（　　）

　　A. 2019年4月7日至2019年10月7日

　　B. 2019年7月8日至2019年10月8日

　　C. 2019年10月7日至2020年4月7日

　　D. 2019年10月8日至2020年1月8日

32. 对货架上摆放人血白蛋白行为的说法，正确的是（　　）

　　A. 人血白蛋白属于西药制剂，未超出该企业许可经营范围

　　B. 人血白蛋白尚未售出，不应按超经营范围处罚

　　C. 违规销售生物制品，属于超许可证经营范围的行为

　　D. 不明原因的陈列生物制品，不属于违反药品经营质量管理规范的行为

【考点提示】A、C。"药品经营许可证"有效期为5年。有效期届满，药品经营企业需要继续经营药品的，持证企业应当在许可证有效期届满前6个月，向原发证机关申请换发"药品经营许可证"。《药品流通监督管理

办法》第十七条规定，药品经营企业应当按照"药品经营许可证"许可的经营范围经营药品。违规销售生物制品，属于超许可证经营范围的行为。

【C型题】(33～34题共用题干)

某药品批发企业经营范围中包括中药材、中药饮片和生物制品。企业具有较好的避光、避风、防虫、防暑设备：有一个独立冷库，有用于冷库温度自动检测、记录、调控、报警的设备，冷库制冷设备有双回路供电系统，有封闭式的运输冷藏、冷冻药品的冷藏车；建有符合质量管理要求的计算机系统。其仓库（常温库）在3月2日、3月3日两日测得相对湿度范围分别为（78±1）%和（66±2）%。

33. 从该药品经营企业仓库3月2日、3月3日两天的相对湿度记录来看，对仓库的相对湿度的判断正确的是( )

  A. 3月2日、3月3日都没有超过规定的要求

  B. 3月2日超过规定的要求，3月3日没有超过规定的要求

  C. 3月2日没有超过规定的要求，3月3日超过了规定的要求

  D. 3月2日、3月3日都超过了规定的要求

34. 关于该药品经营企业的设施设备和管理的说法，

错误的是(　　)

　　A. 该企业经营中药材和中药饮片，应有专用库
　　　 房和养护工作场所

　　B. 对实施电子监管的药品，应在出库时进行扫
　　　 码和数据上传

　　C. 该药品经营企业有一个独立冷库，符合经营
　　　 疫苗的要求

　　D. 该企业还应有运输冷藏、冷冻药品的车载冷
　　　 藏箱和保温箱

【考点提示】B、C。药品批发企业储存药品相对湿度为35%～75%。经营冷藏、冷冻药品的企业，经营疫苗时应当配备两个以上独立冷库。

【X型题】35. 关于药品生产、经营企业禁止性经营活动的说法，正确的有(　　)

　　A. 药品生产、经营企业不得以买药品赠药品、
　　　 买商品赠药品的方式向公众赠送处方药

　　B. 药品生产、经营企业不得为他人以本企业的
　　　 名义经营药品提供场所、资质证明文件或
　　　 票据

　　C. 药品经营企业应按照许可的经营范围经营药
　　　 品，不得采用邮售方式直接向公众销售处
　　　 方药

D. 药品生产企业只能销售本企业生产和接受委托生产的药品，不得销售他人生产的药品

【考点提示】ABC。药品生产企业只能销售本企业生产的药品，不得销售本企业受委托生产的或者他人生产的药品。

【X 型题】36. 根据《药品经营许可证管理办法》，药品经营企业的经营范围有（　　　）

A. 麻醉药品、精神药品、医疗用毒性药品

B. 放射性药品

C. 生物制品

D. 中药材、中药饮片、中成药

【考点提示】ACD。根据《药品经营许可证管理办法》，药品经营企业的经营范围有：①麻醉药品、精神药品、医疗用毒性药品；②生物制品；③中药材、中药饮片、中成药、化学原料药及其制剂、抗生素原料药及其制剂、生化药品。

# 第二节　药品进出口管理

📖 必背采分点

1. 我国进出口药品管理实行分类和目录管理，即将

药品分为**进出口麻醉药品、进出口精神药品及进口一般药品**。

2. 我国公布的药品进出口管理目录有**《进口药品目录》《精神药品管制品种目录》《麻醉药品管制品种目录》和《生物制品目录》**。

3. **药品进出口准许证管理系统**自 2019 年 12 月 25 日起正式启用，用于在网上全程办理蛋白同化制剂和肽类激素进出口的申请、受理、审批和联网核查等业务。

4. 药品应当从允许药品进口的口岸进口，并由**进口药品企业**向口岸所在地药品监督管理部门备案，未按照规定报备的，责令改正给予警告，逾期不改正的，吊销药品注册证书。

5. **无进口药品通关单**，海关将不予放行进口。

6. **进口备案**，是指进口单位向允许药品进口的口岸所在地药品监督管理部门申请办理《进口药品通关单》的过程。

7. **口岸药品监督管理局**负责药品的进口备案工作，其具体职责包括受理进口备案申请，审查进口备案资料；办理进口备案或者不予进口备案的有关事项；联系海关办理与进口备案有关的事项；通知口岸药品检验所对进口药品实施口岸检验；对进口备案和口岸检验中发现的问题进行监督处理；国家药品监督管理局规定的其他事项。

8. 办理进口备案，报验单位应当填写《进口药品报验单》，持"进口药品注册证"（或者"医药产品注册证"）（正本或者副本）原件，进口麻醉药品、精神药品还应当持麻醉药品、精神药品"进口准许证"原件，向所在地口岸药品监督管理局报送所进口品种的有关资料**一式两份**。

9. 口岸药品监督管理局审查全部资料无误后，准予进口备案，发出《**进口药品通关单**》。

10. **不能提供"进口药品注册证"（或"医药产品注册证"）（正本或者副本）、《进口药品批件》或麻醉药品、精神药品的"进口准许证"原件的**进口药品不予进口备案，由口岸药品监督管理局发出《药品不予进口备案通知书》；对麻醉药品、精神药品，口岸药品监督管理局不予发放《进口药品口岸检验通知书》。

11. 办理进口备案时，药品的有效期限已**不满12个月**的（对于药品本身有效期不足12个月的，进口备案时，其有效期限应当不低于6个月）进口药品，不予进口备案，由口岸药品监督管理局发出《药品不予进口备案通知书》。

12. 禁止进口**疗效不确切、不良反应大或因其他原因危害人体健康**的药品。

13. **口岸药品检验所的职责**包括对到岸货物实施现场核验；核查出厂检验报告书和原产地证明原件；按照规定进行抽样；对进口药品实施口岸检验；对有异议的检验结果进行复验；国家药品监督管理局规定的其他事项。

14. **中国食品药品检定研究院**负责进口药品口岸检验工作的指导和协调。

15. 口岸检验所需标准品、对照品由**中国药品生物制品检定所**负责审核、标定。

16. 口岸药品检验所接到《进口药品口岸检验通知书》后，应当在**2 日内**与进口单位联系，到规定的存货地点按照《进口药品抽样规定》进行现场抽样。

17. 抽样完成后，口岸药品检验所应当在进口单位持有的《进口药品通关单》原件上注明"**已抽样**"的字样，并加盖抽样单位的公章。

18. 对有下列情形之一的进口药品，**口岸药品检验所不予抽样**：未提供出厂检验报告书和原产地证明原件，或者所提供的原件与申报进口备案时的复印件不符的；装运码头与单证不符的；进口药品批号或者数量与单证不符的；进口药品包装及标签与单证不符的；药品监督管理部门有其他证据证明进口药品可能危害人体健康的。

19. 对不予抽样的药品，口岸药品检验所应当在**2日内**将《进口药品抽样记录单》送交所在地口岸药品监督管理局。

20. 口岸药品检验所应当及时对所抽取的样品进行检验，并在抽样后**20日内**完成检验工作，出具《进口药品检验报告书》。

21. 进口药品的检验样品应当保存至**有效期满**。

22. 索赔或者退货检品的留样应当保存至**该案完结时**。

23. 进口单位对检验结果有异议的，可以自收到检验结果之日起**7日内**向原口岸药品检验所申请复验，也可以直接向中国药品生物制品检定所申请复验。

24. 生物制品的复验直接向**中国药品生物制品检定所**申请。

25. 口岸药品检验所在受理复验申请后，应当及时通知口岸药品监督管理局，并自受理复验之日起**10日内**，作出复验结论，通知口岸药品监督管理局、其他口岸药品检验所，报国家药品监督管理局和中国药品生物制品检定所。

26. 口岸药品检验所根据有关规定不予抽样但已办结海关验放手续的药品，口岸药品监督管理局应当对已进口的全部药品采取**查封、扣押**的行政强制措施。

27. 对申请复验的，必须自检验报告书发出之日起**15 日内**作出行政处理决定。

28. 口岸所在地药品监督管理部门在办理进口**化学药品**备案时不再出具《进口药品口岸检验通知书》，口岸药品检验所不再对进口化学药品进行口岸检验。

29. 口岸药品监督管理局和口岸药品检验所应当建立严格的进口备案资料和口岸检验资料的管理制度，并对进口单位的呈报资料承担**保密责任**。

30. 按照国际惯例，在药品进出口贸易中，应进口国药品监督管理部门要求，出口国药品监督管理部门为本国药品出口型企业出具产品资信证明（即**药品出口销售证明**）。

31. 出具药品出口销售证明是根据企业申请，为其药品出口提供便利的服务事项。由各**省级药品监督管理部门**负责本行政区域内药品出口销售证明出具办理工作。

32. 对于**未在我国注册的药品**，提交申请表的同时，提交以下资料：药品上市许可持有人证明文件或者药品生产企业的"药品生产许可证"正、副本（均为复印件）；与我国有相关协议的国际组织提供的相关品种证明文件（原件）；"营业执照"（复印件）；境内监管机构近 3 年内最近一次生产场地接受监督检查的相关资料（复印件）；申请者承诺书；省级药品监督管理部门另行公示要求提交的其他资料。

33. **药品出口销售证明编号的编排方式**为：省份简称×××××××号（英文编号编排方式为：No. 省份英文×××××××）。省份英文应当参考证明出具单位的英文译法，略去空格，其中：第 1 位到第 4 位×代表 4 位数的证明出具年份；第 5 位到第 8 位×代表 4 位数的证明出具流水号。

34. 药品出口销售证明有效期**不超过 2 年**，且不应超过申请资料中所有证明文件的有效期，有效期届满前应当重新申请。

35. 提供虚假证明或者采用其他手段骗取药品出口销售证明的，或知悉生产场地不符合药品 GMP 要求未立即报告的，注销其药品出口销售证明，且**5 年内**不再为其出具药品出口销售证明，并将企业名称、法定代表人、社会信用代码等信息通报征信机构进行联合惩戒。

36. **出口药品档案**内容包括药品出口销售证明、购货合同、质量要求、检验报告、包装、标签式样、报关单等，以保证药品出口过程的可追溯。

37. **收货单位和报验单位**可以为同一单位。

38. 报验单位应当是**持有《药品经营许可证》的独立法人**。

39. 进口的药品应当在指定医疗机构内用于特定医

疗目的,**不得擅自扩大使用单位或使用目的**。

40. 进出境人员随身携带第一类中的药品类易制毒化学品药品制剂和**高锰酸钾**,应当以自用且数量合理为限,并接受海关监管。

41. 除医生专门注明理由外,处方一般不得超过**7日**用量;麻醉药品与第一类精神药品注射剂处方为 1 次用量,其他剂型一般不超过 3 日用量。

## 历年考题

【A 型题】关于药品进口管理的说法,正确的是( )

  A. 经批准,医疗机构因临床急需进口的少量药品,应当在指定医疗机构内用于特定医疗目的

  B. 进口药品的检验样品不易贮存的,应当至少保存至有效期届满

  C. 从境外进入保税仓库、保税区、出口加工区的药品,按规定办理进口审批和口岸检验登记备案等手续

  D. 中国食品药品检定研究院负责药品口岸检验机构的指定和审核工作

【考点提示】A。医疗机构因临床急需进口少量药品的,经国务院药品监督管理部门或者国务院授权的

省、自治区、直辖市人民政府批准，可以进口。进口的药品应当在指定医疗机构内用于特定医疗目的。故本题选 A。进口药品的检验样品应当保存至有效期满。不易贮存的留样，可根据实际情况掌握保存时间。故 B 错误。从境外进入保税仓库、保税区、出口加工区的药品，免予办理进口备案和口岸检验等进口手续，海关按有关规定实施监管。故 C 错误。口岸药品检验所由国家药品监督管理局根据进口药品口岸检验工作的需要确定。中国食品药品检定研究院负责进口药品口岸检验工作的指导和协调。故 D 错误。

# 第三节　处方药与非处方药分类管理

## 必背采分点

1. **1951 年**，美国率先规定了处方药与非处方药的分类标准，正式对药品分类管理进行了立法。

2. 为了防止药品滥用、保障用药安全，1996 年卫生部以卫药发（1996 年）第 30 号文发出《**关于成立制定处方药与非处方药领导小组的通知**》，确定了国家非处方药领导小组，成立了国家非处方药办公室。

3. 1997 年 1 月，中共中央、国务院在《关于卫生改革与发展的决定》中首次提出了"**国家建立完善处方药与非处方药分类管理制度**"。

4. 处方药与非处方药分类管理具体办法（部门规章）由**国家药品监督管理局会同国务院卫生健康主管部门**制定。

5. 非处方药是指由国家药品监督管理局公布的，不需要凭执业医师和执业助理医师处方，消费者可以**自行判断、购买和使用**的药品。

6. 处方药与非处方药**不是药品的本质属性**，而是管理上的界定，是药品分类管理制度赋予的概念。

7. 国家根据药品的安全性，将非处方药分为甲、乙两类，就用药安全性而言，**乙类非处方药相对于甲类非处方药更安全**。

8. 我国非处方药专有标识图案为**椭圆形背景下的OTC 3 个英文字母的组合**，这也是国际上对非处方药的习惯称谓。

9. 非处方药专有标识图案分为**红色和绿色**，红色专有标识用于甲类非处方药品，绿色专有标识用于乙类非处方药品和用作指南性标志。

10. 单色印刷时，非处方药专有标识下方必须标示**"甲类"**或**"乙类"**字样。

11. 非处方药药品标签、使用说明书和每个销售基本单元包装印有中文药品通用名称（商品名称）的一面（侧），其**右上角**是非处方药专有标识的固定位置。

12. 非处方药的**标签和说明书**是指导患者正确判断适应证、安全用药的重要文件。

13. 非处方药的标签和说明书必须经过国家药品监督管理局批准，标签内容不得超出其非处方药说明书的内容范围，标签和说明书用语要做到**科学、易懂**，便于消费者自行判断、选择和使用。

14. 国家药品监督管理局公布转换为非处方药的品种名单及其说明书范本之后，其药品生产企业应到所在地的**省级药品监督管理部门**进行非处方药的审核登记。

15. 审核登记后的非处方药品种，使用非处方药包装、标签、说明书，按非处方药进行管理；除"**双跨**"**品种**外，非处方药品种在审核登记 6 个月后，其药品生产企业应停止使用原包装、标签和说明书。

16. 按《**药品注册管理办法**》直接注册为非处方药的品种和国家药品监督管理局公布的非处方药品种，应使用非处方药标签和说明书。

17. 按《药品注册管理办法》直接注册为非处方药的药品，**与国家药品监督管理局遴选公布的非处方药名称、剂型、处方、规格和含量相一致**的，药品生产企业应参照国家药品监督管理局公布的非处方药说明书范本，规范本企业生产的非处方药说明书和标签。

18. 非处方药标签以及说明书或者包装上**必须印有警示语或忠告语**："请仔细阅读药品使用说明书并按说明使用或在药师指导下购买和使用！"

19. 非处方药可以在大众媒介上进行广告宣传，但广告内容必须经过审查、批准，**不能任意夸大或擅自篡改**。

20. 药品上市许可持有人应将处方药相应警示语或忠告语醒目地印制在药品包装或说明书上："**凭医师处方销售、购买和使用！**"

21. 我国实行特殊管理的药品（麻醉药品、精神药品、疫苗、血液制品、药品类易制毒化学品、医疗用毒性药品和放射性药品）均属于**处方药**，其说明书和标签必须印有规定的标识。

22. 处方药只能在国务院卫生健康主管部门和国家药品监督管理局共同指定的专业性医药报刊（期刊）上进行广告宣传，**不得在大众媒介上发布广告**或以其他任何方式进行以个人消费者为对象的广告宣传。

23. 有些药品根据其适应证、剂量和疗程的不同，既可以作为处方药，又可以作为非处方药，这种具有双重身份的药品就称为**"双跨"药品**。

24. **大部分消化系统用药、解热镇痛类药**是"双跨"药品。

25. **"双跨"品种判定的基本原则**主要是看某药品的非处方药适应证（功能主治）是否缩小了原处方药的适应证治疗范围，适应证减少的，应按"双跨"处理。

26. "双跨"药品不管是作为处方药还是非处方药管理，应当具有**相同的商品名**，并且其商品名称不得扩大或暗示药品作为处方药、非处方药的疗效。

27. "双跨"药品在**作为处方药时，必须凭执业医师或执业助理医师开具的处方经药师审核后才能购买**；而作为非处方药时，患者可以仔细阅读说明书并按说明使用或在药师指导下购买和使用。

28. "双跨"药品在大众媒体发布广告，进行适应证、功能主治或疗效方面的宣传，其**宣传内容不得超出其非处方药适应证（或功能主治）范围**。

29. 非处方药的**遴选原则**：应用安全、疗效确切、质量稳定、使用方便。

30. 药品审评中心根据药品注册申报资料、核查结果、检验结果等，对药品的安全性、有效性和质量可控性等进行审查，非处方药还应当转药品评价中心进行非处方药适宜性审查（**30个工作日**）。

31. 申请药品应符合"应用安全、疗效确切、质量稳定、使用方便"的基本原则，同时，药品的各种属性均应体现"**适于自我药疗**"。

32. **非处方药的安全性评价**包括：①作为处方药品时的安全性；②当药品成为非处方药后广泛使用时出现滥用、误用情况下的安全性；③当处于消费者进行自我诊断、自我药疗情况下的药品安全性。

33. 除用于日常营养补充的维生素、矿物质等外，**非处方药的有效性**应具有的特点有：①用药对象明确，适应证或功能主治明确；②绝大多数适用对象正确使用后能产生预期的作用；③用法用量明确；④不需要与其他药物联合使用（辅助治疗药品除外）；⑤疗效确切，用药后的效果明显或明确，患者一般可以自我感知。

34. 药品生产企业提出处方药转换为非处方药的申请或建议，相关资料直接报送**国家药品监督管理局药品评价中心**。

35. 国家药品监督管理局药品评价中心依据相关技术原则和要求组织开展技术评价，通过技术评价并拟予转换的品种，在药品评价中心网站进行为期**1 个月**的公示。

36. 药品生产企业应参照国家药品监督管理局公布的非处方药说明书范本规范非处方药说明书和标签，并及时向**所在地省级药品监督管理部门**提出补充申请，经核准后使用。

37. **乙类非处方药**是指在一般情况下，消费者不需要医生及药师的指导，可以自我购买和使用的药品，与甲类非处方药相比，其安全性更好，消费者自行使用的风险更低。

38. 以下情况下**不应作为乙类非处方药**：儿童用药（有儿童用法用量的均包括在内，维生素、矿物质类除外）；化学药品含抗菌药物、激素等成分的；中成药含毒性药材（包括大毒和有毒）和重金属的口服制剂、含大毒药材的外用制剂；严重不良反应发生率达万分之一以上；中成药组方中包括无国家或省级药品标准药材的（药食同源的除外）；中西药复方制剂；辅助用药。

39. 药品生产、经营、使用、监管单位认为其生产、经营、使用、管理的非处方药存在安全隐患或不适宜按非处方药管理，可填写《**非处方药转换为处方药意见表**》，或向所在地省级药品监督管理部门提出转换的申请或意见。

40. 药品零售企业销售处方应当按照国家处方药与非处方药分类管理有关规定，凭处方销售处方药，处方保留**不少于5年**。

41. 销售**乙类非处方药时**，执业药师或其他药学技术人员应当根据个人消费者咨询需求，提供科学合理的用药指导；销售**甲类非处方药时**，执业药师应当主动向个人消费者提供用药指导。

42. 药品零售企业不得采用**开架自选**的方式销售处方药，也不得采用"捆绑搭售""买商品赠药品""买 N 赠 1""满 N 减 1""满 N 元减 X 元"等方式直接或变相赠送销售处方药、甲类非处方药（包括通过网络销售的渠道）。

43. 除凭医师处方按处方剂量销售外，对于属于非处方药的含麻黄碱类复方制剂一次销售**不得超过 2 个最小包装**。

44. **药品零售企业不得经营的药品**：麻醉药品、放射性药品、第一类精神药品、终止妊娠药品（包括含有"米非司酮"成分的所有药品制剂）、蛋白同化制剂、肽类激素（胰岛素除外）、药品类易制毒化学品、疫苗，以及我国法律法规规定的其他禁止零售的药品。药品零售企业也不得经营中药配方颗粒、医疗机构制剂。

**历年考题**

【A 型题】1. 关于处方药和非处方药分类管理的说法，正确的是(　　)

A. 药品零售企业禁止经营肽类激素

B. 红色标识用于甲类非处方药和用作指南性标志

C. 处方药和甲类非处方药不得在大众媒介上发布广告

D. 中西药复方制剂不得作为乙类非处方药

【考点提示】D。药品零售企业不得经营肽类激素（胰岛素除外）。故 A 错误。红色专有标识用于甲类非处方药，故 B 错误。非处方药可以在大众媒介上进行广告宣传，但广告内容必须经过审查、批准，不能任意夸大或擅自篡改。处方药只能在国务院卫生健康主管部门和国家药品监督管理局共同指定的专业性医药报刊（期刊）上进行广告宣传，不得在大众媒介上发布广告或以其他任何方式进行以个人消费者为对象的广告宣传。故 C 错误。不应作为乙类非处方药的有：①儿童用药（有儿童用法用量的均包括在内，维生素、矿物质类除外）；②化学药品含抗菌药物、激素等成分的；③中成药含毒性药材（包括大毒和有毒）和重金属的口服制剂、含大毒药材的外用制剂；④严重不良反应发生率达万分之一以上；⑤中成药组方中包括无国家或省级药品标准药材的（药食同源的除外）；⑥中西药复方制剂；⑦辅助用药。故 D 正确。

【A 型题】2. 根据《非处方药专有标识管理规定（暂行)》，关于非处方药专有标识的说法，错误的是（　　）

A. 红色专有标识可作为经营甲类非处方药企业

的指南性标识

B. 非处方药专有标识图案分为红色和绿色

C. 红色专有标识用于甲类非处方药

D. 绿色专有标识用于乙类非处方药

【考点提示】A。非处方药专有标识图案分为红色和绿色，红色专有标识用于甲类非处方药品，绿色专有标识用于乙类非处方药品、指南性标志。非处方药专有标识应与药品标签、使用说明书、内包装、外包装一体化印刷，其大小可根据实际需要设定，但必须醒目、清晰，并按照原国家食品药品监督管理总局公布的坐标比例使用。

【A型题】3. 谭某，女，39岁，从微信中得知使用生长因子素（属肽类激素）可以美容，就接连去了多家零售药店购买，但是一无所获。各家药店对此事有不同的解释，正确的是( )

A. 零售药店断货，要等几天进货后再告知

B. 零售药店不能销售该药品，即使有执业医师处方也不能调配

C. 销售时必须有执业药师指导使用，现执业药师正好不在岗，不能销售

D. 需要凭执业医师处方才能调配，由于没有医师处方，故不可以调配

【考点提示】B。零售药店不得经营的九大类药品：麻醉药品、放射性药品、一类精神药品、终止妊娠药品、蛋白同化制剂、肽类激素（胰岛素除外）、药品类易制毒化学品、疫苗，以及我国法律法规规定的其他药品零售企业不得经营的药品。

【B型题】（4~5题共用备选答案）

    A. 乙类非处方药      B. 甲类非处方药

    C. 处方药           D. "双跨"药品

4. 无须处方即可购买和使用，且药品标签印有绿色专有标识的药品是(　　)

5. 不得在大众媒介发布广告的是(　　)

【考点提示】A、C。非处方药专有标识图案分为红色和绿色，红色专有标识用于甲类非处方药品，绿色专有标识用于乙类非处方药品和用作指南性标志。处方药只能在国务院卫生行政部门和国家药品监督管理部门共同指定的专业性医药报刊上进行广告宣传，不得在大众媒介上发布广告或者以其他方式进行以公众为对象的广告宣传。非处方药可以在大众媒介上进行广告宣传，但广告内容必须经过审查、批准，不能任意夸大或篡改，以正确引导消费者科学、合理地进行自我药疗。

【B型题】（6~7题共用备选答案）

    A. 列入兴奋剂目录的利尿剂

B. A 型肉毒毒素

C. 复方盐酸伪麻黄碱缓释胶囊

D. 胰岛素注射剂

6. 药品零售企业不得销售的是(　　)

7. 药品零售企业可以经营的肽类激素是(　　)

【考点提示】B、D。零售药店不得经营的九大类药品：麻醉药品、放射性药品、一类精神药品、终止妊娠药品、蛋白同化制剂、肽类激素（胰岛素除外）、药品类易制毒化学品、疫苗，以及我国法律法规规定的其他药品零售企业不得经营的药品。

【C 型题】(8~10 题共用题干)

2017 年 5 月 5 日，甲药品零售企业从乙药品批发企业（首营企业）首次购进中成药 A，索取合法票据和相关凭证，建立采购记录。药品 A 的说明书标注"有效期 30 个月"，在标签上标注"生产日期为 2017 年 1 月 5 日，有效期至 2019 年 6 月"。

8. 甲药品零售企业对采购药品 A 的相关凭证和记录的管理，正确的是(　　)

A. 保存期限应超过药品有效期 1 年；在 2020 年 7 月以后可以将供货单位的相关凭证和记录销毁

B. 保存期限不得少于 2 年，且应超过药品有效期

1 年；在 2020 年 7 月以后可以将供货单位的
相关凭证和记录销毁

C. 保存期限不得少于 5 年，在 2023 年 5 月 5 日
以后可以将供货单位的相关凭证和记录销毁

D. 保存期限不得少于 3 年，在 2020 年 5 月 5 日
以后可以将供货单位的相关凭证和记录销毁

9. 甲药品零售企业首次购进药品 A 时，属于应当
查验并索取的材料是（　　）

A. 乙企业《药品经营质量管理规范》认证证书
原件

B. 乙企业销售人员签名的身份证复印件

C. 加盖乙企业公章原印章的"药品经营许可证"
复印件

D. 乙企业的药品养护记录

10. 依据药品 A 标签的有效期标注信息，该药品的
失效日期是（　　）

A. 2019 年 6 月 30 日　　B. 2019 年 7 月 1 日

C. 2019 年 7 月 4 日　　D. 2019 年 7 月 5 日

【考点提示】C、C、A。《医疗机构药品监督管理办
法（试行）》第七条规定，医疗机构购进药品，应当查
验供货单位的"药品生产许可证"或者"药品经营许可
证"和"营业执照"、所销售药品的批准证明文件等相

关证明文件，并核实销售人员持有的授权书原件和身份证原件；妥善保存首次购进药品加盖供货单位原印章的前述证明文件的复印件，保存期不得少于 5 年。药品 A 标签的有效期至 2019 年 6 月 30 日，2019 年 7 月 1 日失效。

# 第五章　医疗机构药事管理

## 第一节　医疗机构药事管理和药学工作

**必背采分点**

1. **药品使用**是药品供应链的终端，是实现药品最终目的的关键环节。

2. 用药单位主要指**医疗机构**，还包括计划生育技术服务机构和从事疾病预防、戒毒等活动的其他单位。

3. **医疗机构药事管理**，是指医疗机构以患者为中心，以临床药学为基础，对临床用药全过程进行有效的组织实施与管理，促进临床科学、合理用药的药学技术服务和相关的药品管理工作。

4. 传统的医疗机构药事管理主要是对药品采购、储存、配制、检验、分发的管理以及药品的经济管理，即**以物——药品为中心**的管理。

5. 医疗机构药事管理主要包括四大方面：**①组织机**

构管理。**②药物临床应用管理。③药剂管理。④药学专业技术人员配置与管理。**

6. 2017 年 7 月，国家卫生计生委办公厅国家中医药管理局办公室发布《关于加强药事管理转变药学服务模式的通知》（国卫办医发〔2017〕26 号），要求各地进一步加强药事管理，促进药学服务模式转变，推进药学服务从"以药品为中心"转变为"以患者为中心"，从"以保障药品供应为中心"转变为"**在保障药品供应的基础上，以重点加强药学专业技术服务、参与临床用药为中心**"。

7.《医疗机构药事管理规定》将原先的药事管理委员会更名调整为**药事管理与药物治疗学委员会**，明确二级以上医院应当设立药事管理与药物治疗学委员会，其他医疗机构应当成立药事管理与药物治疗学组。

8. 药事管理与药物治疗学委员会委员由**具有高级技术职务任职资格的药学、临床医学、护理和医院感染管理、医疗行政管理等人员**组成。

9. 药事管理与药物治疗学组由药学、医务、护理、医院感染、临床科室等部门负责人和**具有药师、医师以上专业技术职务任职资格人员**组成。

10. 药事管理与药物治疗学委员会（组）设**主任委员 1 名**，由医疗机构负责人担任，要求医疗机构负责人担任其医疗机构用药管理的责任；设副主任委员若干，由药学和医务部门负责人担任。

11. 药事管理与药物治疗学委员会（组）应**贯彻执行医疗卫生及药事管理等有关法律、法规、规章**。审核制定本医疗机构药事管理和药学工作规章制度，并监督实施。

12. 药事管理与药物治疗学委员会（组）应**推动药物治疗相关临床诊疗指南和药物临床应用指导原则的制定与实施**，监测、评估本医疗机构药物使用情况，提出干预和改进措施，指导临床合理用药。

13. 三级医院设置**药学部**，并可根据实际情况设置二级科室；二级医院设置药剂科；其他医疗机构设置药房。

14. 我国医疗机构药学部门的名称有**"药房""药局""药械科""药剂科""药学部"** 等，二级以上医院多称为药学部或药剂科。

15. **专业技术性**是药学部门最重要的性质，主要体现在要求医院药师能解释和调配处方，评价处方和处方中的药物，掌握配制制剂的技术，能承担药物治疗监护工作，能够回答患者、医师、护士有关处方中药品的各方面问题等。

16. 《医疗机构药事管理规定》规定，医疗机构药学专业技术人员不得少于本医疗机构卫生专业技术人员的**8%**。

17. 二级综合医院药剂科的药学人员中，具有高等医药院校临床药学专业或者药学专业全日制本科毕业以上学历的，应当不低于药学专业技术人员总数的**20%**，药学专业技术人员中具有副高级以上药学专业技术职务任职资格的应当不低于6%。

18. 三级综合医院药学部药学人员中具有高等医药院校临床药学专业或者药学专业全日制本科毕业以上学历的，应当不低于药学专业技术人员的**30%**，药学专业技术人员中具有副高级以上药学专业技术职务任职资格的，应当不低于13%，教学医院应当不低于15%。

19. **二级以上医院**药学部门负责人应当具有高等学校药学专业或者临床药学专业本科以上学历，及本专业高级技术职务任职资格。

20. 医院药师负责**药品采购供应**、处方或用药医嘱审核、药品调剂、静脉用药集中调配和医院制剂配制，指导病房（区）护士请领、使用与管理药品。

21. 医院药师**参加查房、会诊、病例讨论和疑难、危重患者的医疗救治**，协同医师做好药物使用遴选，对临床药物治疗提出意见或调整建议，与医师共同对药物治疗负责。

22. 医院药师掌握与临床用药相关的药物信息，**提供用药信息与药学咨询服务**，向公众宣传合理用药知识；结合临床药物治疗实践，进行药学临床应用研究。

## 历年考题

【X型题】1. 关于医疗机构药事组织机构的说法，正确的有(　　)

    A. 二级以上医院药学部门负责人应具备高等学校药学专业本科以上学历及本专业高级技术职务任职资格

    B. 各医疗机构应根据医院级别设置药学部、药剂科或药房

    C. 医疗机构药学部门具体负责药品管理、药学技术服务和药事管理工作

    D. 各级医疗机构应当设立药事管理与药物治疗学委员会

【考点提示】ABC。二级以上医院药学部门负责人应当具有高等学校药学专业或者临床药学专业本科以上学历，及本专业高级技术职务任职资格。药学部门具体负责药品管理、药学专业技术服务、药事管理工作，开展以病人为中心、以合理用药为核心的临床药学工作，组织药师参与临床药物治疗，提供药学专业技术服务。

医疗机构应当根据本机构功能、任务、规模设置相应的药学部门，配备和提供与药学部门工作任务相适应的专业技术人员、设备和设施。三级医院设置药学部，并可根据实际情况设置二级科室；二级医院设置药剂科；其他医疗机构设置药房。

【X型题】2. 关于药品说明书和标签管理要求的说法，正确的有(　　)

 A. 药品不良反应尚不清楚的，药品说明书中可不列【不良反应】项目

 B. 药品说明书【不良反应】项目下应当包括孕妇、哺乳期和慢性疾病患者用药注意事项

 C. 药品说明书【药品名称】项下应注明汉语拼音

 D. 药品内标签包装尺寸过小无法标明所有内容的，内标签至少应当标明通用名称、规格、产品批号和有效期

【考点提示】CD。此题考察的是药品说明书和标签管理要求。尚不清楚有无不良反应的，可在该【不良反应】项下以"尚不明确"来表述。故答案A错误。药品说明书【注意事项】项目下应当包括孕妇、哺乳期和慢性疾病患者用药注意事项。故答案B错误。药品名称按顺序列出：通用名、商品名称、英文名称、汉语拼

音。故答案 C 正确。内标签包装尺寸过小无法全部标明所有内容的，至少应当标注药品通用名称、规格、产品批号、有效期等内容。故答案 D 正确。

【X 型题】3. 根据《医疗机构药事管理规定》，药师的工作职责有(　　)

A. 开展临床药物治疗，进行个体化药物治疗方案的设计与实施

B. 开展药物利用评价和药物临床应用研究

C. 开展抗菌药物临床应用检测，实施处方点评制度

D. 开展药学查房，提供药学技术服务

【考点提示】ABCD。《医疗机构药事管理规定》第36 条规定，医疗机构药师的工作职责有：①负责药品采购供应、处方或者用药医嘱审核、药品调剂、静脉用药集中调配和医院制剂配制，指导病房（区）护士请领、使用与管理药品；②参与临床药物治疗，进行个体化药物治疗方案的设计与实施，开展药学查房，为患者提供药学专业技术服务；③参加查房、会诊、病例讨论和疑难、危重患者的医疗救治，协同医师做好药物使用遴选，对临床药物治疗提出意见或调整建议，与医师共同对药物治疗负责；④开展抗菌药物临床应用监测，实施处方点评与超常预警，促进药物合理使用；⑤开展药品

质量监测，药品严重不良反应和药品损害的收集、整理、报告等工作；⑥掌握与临床用药相关的药物信息，提供用药信息与药学咨询服务，向公众宣传合理用药知识；⑦结合临床药物治疗实践，进行药学临床应用研究；⑧开展药物利用评价和药物临床应用研究；⑨参与新药临床试验和新药上市后安全性与有效性监测；⑩其他与医院药学相关的专业技术工作。

## 第二节　医疗机构药品配备、购进与储存管理

### 必背采分点

1. **医疗机构药品采购管理**，是指对医疗机构的医疗服务所需药品的供应渠道、采购方式及程序、采购计划及采购合同的综合管理。

2. 医疗机构临床使用的药品采购工作由**药学部门**承担。

3. 医疗机构药学部门负责本机构药品统一采购，**严格执行药品购入检查、验收等制度**。

4. 公立医疗机构应当认真落实国家和省级药品集中采购要求，切实做好药品集中采购和使用相关工作；依

托省级药品集中采购平台，积极参与建设全国统一开放的药品公共采购市场。

5. 医疗机构要依据**安全、有效、经济**的用药原则和本机构疾病治疗特点，及时优化本机构用药目录。

6. 各地要加大力度促进基本药物优先配备使用，推动各级医疗机构形成以基本药物为主导的"**1＋X**"用药模式。"1"为国家基本药物目录中的药物；"X"为非基本药物。

7. 医疗机构应当从**药品上市许可持有人**或者具有药品生产、经营资格的企业购进药品；但是，购进未实施审批管理的中药材和中药饮片除外。

8. **采购合格的药品**是医疗机构药品管理的首要环节。

9. **采购药品质量管理和进货检查验收制度**：①建立并执行进货检查验收制度，验明药品合格证明和其他标识。②真实、完整的药品购进记录。③个人设置的门诊部、诊所等医疗机构不得配备常用药品和急救药品以外的其他药品。④医疗机构应当制订本医疗机构药品采购工作流程；建立健全药品成本核算和账务管理制度。⑤医疗机构临床使用的药品应当由药学部门统一采购供应。

10. 验收记录必须按规定保存至**超过药品有效期1**

<u>年</u>，但不得少于 3 年。

11. 妥善保存首次购进药品加盖供货单位原印章的前述证明文件的复印件，保存期**不得少于 5 年**。

12. 每个药品品种的进货发票复印件**至少提供一次**。

13. 鼓励有条件的地区使用电子发票，通过信息化手段验证"**两票制**"。

14. "**两票制**"是指药品生产企业到流通企业开一次发票，流通企业到医疗机构开一次发票。

15. 对留存的资料和销售凭证和购进（验收）记录等，应当按规定保存至**超过药品有效期 1 年**，但不得少于 3 年。

16. 同一通用名称药品的品种，注射剂型和口服剂型各都**不得超过 2 种**，处方组成类同的复方制剂 1 ~ 2 种。

17. 医院除特殊情况外，**每一个通用名药品品牌不能超过两个**，只允许同一药品，两种规格的存在。

18. 对于医疗机构采购品种的限制，称为"**一品两规**"，正因为如此，医疗机构应当加强对购进药品品种的管理，选择优质优价的药品。

19. 医院用药具有**品种多、规格全、周转快**的特点，因此应适时购进质量合格、价格合理的药品。

20. 根据每种药品入围的生产企业数量分别采取相

应的集中采购方式：入围生产企业在 3 家及以上的，采取**招标采购**的方式；入围生产企业为 2 家的，采取**议价采购**的方式；入围生产企业只有 1 家的，采取**谈判采购**的方式。

21. 患者使用价格高于支付标准的药品，**超出支付标准的部分由患者自付**，如患者使用的药品价格与中选药品集中采购价格差异较大，可渐进调整支付标准，在 2~3 年内调整到位，并制定配套政策措施；患者使用价格低于支付标准的药品，按实际价格支付。

22. 医院要按照不低于上年度药品实际使用量的 80% 制定采购计划，具体到通用名、剂型和规格，每种药品采购的剂型原则上**不超过 3 种**，每种剂型对应的规格原则上不超过 2 种。

23. **药品分类采购**包括：①招标采购药品；②谈判采购药品；③直接挂网采购药品；④国家定点生产的药品；⑤仍按现行规定采购的药品。

24. 医院使用的所有药品（不含中药饮片）均应通过省级药品集中采购平台采购。采购周期原则上**一年一次**。

25. 医院应将药品收支纳入预算管理，严格按照合同约定的时间支付货款，从交货验收合格到付款**不得超过 30 天**。

26. 鼓励**县乡村一体化配送**，重点保障偏远、交通不便地区药品供应。

27. 各省（区、市）药品集中采购管理机构将本省（区、市）确定的急（抢）救药品直接挂网采购，公立医院通过该平台**直接与企业议价采购**。

28. 基层医疗卫生机构需要的急（抢）救药品委托省级药品采购机构**集中议价采购**。

29. **定期对库存药品进行养护与质量检查**，并采取必要的冷藏、防冻、控温、防潮、避光、通风、防火、防虫、防鼠、防污染等措施，保证药品质量。

30. 医疗机构应当建立药品效期管理制度。药品发放应当遵循"**近效期先出**"的原则。

31. 医疗机构储存药品，应当按照药品属性和类别分库、分区、分仓存放，并实行**色标管理**。

32. **药品与非药品分开存放**；化学药品、生物制品、中药材、中药饮片、中成药应当分别储存，分类定位存放；过期、变质、被污染等药品应当放置在不合格库（区）；易燃、易爆、强腐蚀性等危险性药品应当另设仓库单独储存，并设置必要的安全设施，制订相关的工作制度和应急预案。

33. 麻醉药品、精神药品、医疗用毒性药品、放射性药品等特殊管理的药品，**应当专库或专柜存放**，并具有相应的安全保障措施。

**历年考题**

【A型题】1. 根据《中华人民共和国药品管理法》及其实施条例，关于医疗机构制剂的说法，正确的是（　　）

  A. 不得在市场销售

  B. 可以在定点零售药店销售

  C. 经国家药品监督管理部门批准方可在市场上销售

  D. 经省级药品监督管理部门批准方可在市场上销售

【考点提示】A。医疗机构制剂凭执业医师或者执业助理医师的处方在本单位内部使用，"并与医疗机构执业许可证"所载明的诊疗范围一致。不得在市场上销售或者变相销售，不得发布医疗机构制剂广告。特殊情况下，经国务院或省级药品监督管理部门批准，可在指定的医疗机构之间调剂使用。医疗机构制剂只能由医院的药学部门配制，其他科室不得配制供应制剂。

【B型题】（2~3题共用备选答案）

  A. 药品名称、规格、购（销）货单位、购（销）货数量、购销价格

    B. 药品商品名称、规格、剂型、数量

    C. 药品名称、生产厂商、供货单位名称、价格、批号、数量

    D. 药品通用名称、生产厂商、规格、剂型、有效期、批号、购（销）货单位、购（销）货数量、购销价格、购（销）货日期

  2. 甲药品批发企业按规定从本省某药品生产企业购进某化学药制剂并建立购进记录。按照药品管理法的有关规定，甲企业建立的药品购进记录的内容至少应当包括（　　）

  3. 乙药品零售企业从药品批发企业采购某中成药，药品批发企业向乙企业开具药品销售凭证。按照药品管理法的有关规定，乙企业收到的药品销售凭证内容至少应包括（　　）

  【考点提示】D、C。《药品管理法》第 18 条规定：药品经营企业购销药品，必须有真实完整的购销记录。购销记录必须注明药品的通用名称、剂型、规格、批号、有效期、生产厂商、购（销）货单位、购（销）货数量、购销价格、购（销）货日期及国务院药品监督管理部门规定的其他内容。药品生产企业、药品批发企业销售药品时，应当开具标明供货单位名称、药品名称、生产厂商、批号、数量、价格等内容的销售凭证。

# 第三节　处方与调配管理

**必背采分点**

1. **处方**是指由注册的执业医师和执业助理医师在诊疗活动中为患者开具的，由取得药学专业技术职务任职资格的药学专业技术人员审核、调配、核对，并作为患者用药凭证的医疗文书。

2. 处方包括**医疗机构病区用药医嘱单**。

3. 按照原卫生部统一规定的处方标准，处方由**前记、正文和后记**三部分组成。

4. 处方**前记**包括医疗机构名称、患者姓名、性别、年龄、门诊或住院病历号、科别或病区和床位号、临床诊断、开具日期等，可添列特殊要求的项目。

5. 处方正文以**Rp 或 R**标示，分列药品名称、剂型、规格、数量、用法用量。

6. 正文是处方的**核心内容**，直接关系到患者用药的安全有效。

7. 普通处方的印刷用纸为**白色**。

8. 急诊处方印刷用纸为**淡黄色**，右上角标注"急诊"。

9. 儿科处方印刷用纸为**淡绿色**，右上角标注"儿科"。

10. 麻醉药品和第一类精神药品处方印刷用纸为**淡红色**，右上角标注"麻、精一"。

11. 第二类精神药品处方印刷用纸为**白色**，右上角标注"精二"。

12. 处方书写规则：患者一般情况、临床诊断填写清晰、完整，并与病历记载相一致；**每张处方限于一名患者的用药**；字迹清楚，不得涂改；如需修改，应当在修改处签名并注明修改日期；药品名称应当使用规范的中文名称书写，没有中文名称的可以使用规范的英文名称书写；医疗机构或者医师、药师不得自行编制药品缩写名称或使用代号；书写药品名称、剂量、规格、用法、用量要准确规范，药品用法可用规范的中文、英文、拉丁文或者缩写体书写，但不得使用"遵医嘱""自用"等含糊不清字句；药品用法用量应按照药品说明书规定的常规用法用量使用，特殊情况需要超剂量使用时，应当注明原因并再次签名；处方医师的签名式样和专用签章应当与院内药学部门留样备查的式样相一致，不得任意改动，否则应当重新登记留样备案。

13. 执业医师经考核合格后**取得麻醉药品和第一类精神药品的处方权**，药师经考核合格后取得麻醉药品和第一类精神药品调剂资格。

14. 医师取得麻醉药品和第一类精神药品处方权后，

方可在医疗机构开具麻醉药品和第一类精神药品处方，**但不得为自己开具该类药品处方**。

15. 药师取得麻醉药品和第一类精神药品**调剂资格**后，方可在本医疗机构调剂麻醉药品和第一类精神药品。

16. 处方一般**不得超过 7 日用量**；急诊处方一般不得超过 3 日用量；对于某些慢性病、老年病或特殊情况，处方用量可适当延长，但医师应当注明理由。

17. 为门（急）诊一般患者开具的麻醉药品注射剂，每张处方为**一次常用量**；控缓释制剂，每张处方不得超过 7 日常用量；其他剂型，每张处方不得超过 3 日常用量。

18. 第一类精神药品处方限量同麻醉药品；哌醋甲酯用于治疗儿童多动症时，每张处方**不得超过 15 日常用量**。

19. 第二类精神药品一般每张处方不得**超过 7 日常用量**。

20. 为门（急）诊癌症疼痛患者和中重度慢性疼痛患者开具的麻醉药品、第一类精神药品注射剂，每张处方**不得超过 3 日常用量**；控缓释制剂，每张处方不得超过 15 日常用量；其他剂型，每张处方不得超过 7 日常用量。

21. 为住院患者开具的麻醉药品和第一类精神药品处方应当逐日开具，每张处方为**1 日常用量**。

22. 对于需要特别加强管制的麻醉药品，盐酸二氢埃托啡处方为一次常用量，**仅限于二级以上医院内使用**；盐酸哌替啶处方为一次常用量，仅限于医疗机构内使用。

23. 处方开具**当日**有效。

24. 特殊情况下需延长有效期的，由开具处方的医师注明有效期限，最长**不得超过 3 天**。

25. 处方调剂俗称配药、配方、发药，又称**调配处方**，是医院药学的重要工作。

26. 药品调剂工作是医院药学部门的常规业务之一，工作量占整个业务工作的**50% ~ 70%**。

27. 医疗机构审核和调配处方的药剂人员必须是**依法经资格认定的药师**或者其他药学技术人员，非药学技术人员不得直接从事药剂技术工作。

28. 在处方调剂中，由药剂人员完成的**主要技术环节**包括：①收方；②审查处方；③调配处方；④包装与贴标签；⑤核对处方；⑥发药与指导用药。

29. 药师调剂处方时必须做到"**四查十对**"：查处方，对科别、姓名、年龄；查药品，对药名、剂型、规格、数量；查配伍禁忌，对药品性状、用法用量；查用药合理性，对临床诊断。

30. 肠外营养液、危害药品和其他静脉用药应当实行**集中调配供应**，医疗机构根据临床需要建立静脉用药调配中心（室），实行集中调配供应。

31. 危害药品是指能产生职业暴露危险或者危害的药品，即具有**遗传毒性、致癌性、致畸性**，或者对生育有损害作用以及在低剂量下可产生严重的器官或其他方面毒性的药品，包括肿瘤化疗药物和细胞毒药物。

32. 审核的处方包括**纸质处方、电子处方和医疗机构病区用药医嘱单**。

33. **药师**是处方审核工作的第一责任人。

34. 处方审核常用**临床用药依据**：国家药品管理相关法律法规和规范性文件，药品临床应用指导原则、临床诊疗指南和药品说明书等合理用药等。

35. **处方审核流程**：①药师接收待审核处方，对处方进行合法性、规范性、适宜性审核。②若经审核判定为合理处方，药师在纸质处方上手写签名（或加盖专用印章）、在电子处方上进行电子签名，处方经药师签名后进入收费和调配环节。③若经审核判定为不合理处方，由药师负责联系处方医师，请其确认或重新开具处方，并再次进入处方审核流程。

36. 处方审核内容包括**合法性审核、规范性审核和**

**适宜性审核**。

37. **合法性审核**包括：①处方开具人是否根据《执业医师法》取得医师资格，并执业注册。②处方开具时，处方医师是否根据《处方管理办法》在执业地点取得处方权。③麻醉药品、第一类精神药品、医疗用毒性药品、放射性药品、抗菌药物等药品处方，是否由具有相应处方权的医师开具。

38. **规范性审核**包括：①处方是否符合规定的标准和格式，处方医师签名或加盖的专用签章有无备案，电子处方是否有处方医师的电子签名。②处方前记、正文和后记是否符合《处方管理办法》等有关规定，文字是否正确、清晰、完整。③条目是否规范。

39. **处方点评**是根据相关法规、技术规范，对处方书写的规范性及药物临床使用的适宜性（用药适应证、药物选择、给药途径、用法用量、药物相互作用、配伍禁忌等）进行评价，发现存在或潜在的问题，制定并实施干预和改进措施，促进临床药物合理应用的过程。

40. **监督管理**：①非药学技术人员不得从事处方调剂工作。②处方由调剂处方药品的医疗机构妥善保存。③医疗机构应当根据麻醉药品和精神药品处方开具的规定，按照麻醉药品和精神药品品种、规格对其消耗量进行专册登记，登记内容包括发药日期、患者姓名、用药数量。

41. 普通处方、急诊处方、儿科处方保存期限为**1年**，医疗用毒性药品处方保存期限为 2 年。

42. 处方保存期满后，**经医疗机构主要负责人批准、登记备案**，方可销毁。

43. 专册保存期限为**3 年**。

### 历年考题

【A 型题】1. 关于医疗机构处方审核内容的说法，错误的是(      )

  A. 开具处方的医师是否在执业地点取得处方权，属于处方合法性审核要求

  B. 是否存在配伍禁忌、用药禁忌，选用剂型和给药途径是否适宜，属于处方适宜性审核要求

  C. 开具西药、中成药处方，每一种药品应当在处方上另起一行，每张处方不得超过 3 种药品，属于处方规范性审核要求

  D. 抗菌药物、麻醉药品、精神药品、药品类易制毒化学品等使用是否符合相关管理规定，属于处方适宜性审核要求

【考点提示】C。开具西药、中成药处方，每种药品

应当另起一行，每张处方不得超过5种药品。

【A型题】2. 不合理处方可以分为不规范处方、用药不适宜处方和超常处方。下列处方属于存在用药不适宜情况的是(　　)

A. 处方医生签名不能准确识别的处方

B. 慢性病需延长处方用量未注明理由的处方

C. 中成药与中药饮片为分别开具的处方

D. 存在有潜在临床意义的配伍禁忌的处方

【考点提示】D。药师还应当对处方用药适宜性进行审核，审核的内容包括：①规定必须做皮试的药品，处方医师是否注明过敏试验及结果的判定；②处方用药与临床诊断的相符性；③剂量、用法的正确性；④选用剂型与给药途径的合理性；⑤是否有重复给药现象；⑥是否有潜在临床意义的药物相互作用和配伍禁忌；⑦其他用药不适宜情况。

【A型题】3. 根据《处方管理办法》，保存期满的处方销毁须(　　)

A. 经医疗机构主要负责人批准、登记备案

B. 经县级以上卫生行政部门批准、登记备案

C. 经县级以上药品监督管理部门批准、登记备案

D. 经县以上监察部门批准、登记备案

【考点提示】A。处方保存期满后，经医疗机构主

要负责人批准、登记备案，方可销毁。

【A型题】4. 根据《医疗机构药师管理规定》，药师对医师处方用药适宜性审核的依据不包括(　　)

A. 药物临床应用指导原则

B. 临床路径

C. 药品价格

D. 药品说明书

【考点提示】C。医疗机构应当遵循有关药物临床应用指导原则、临床路径、临床诊疗指南和药品说明书等合理使用药物；对医师处方、用药医嘱的适宜性进行审核。

【B型题】(5~7题共用备选答案)

A. 3日用量　　　　　B. 15日用量

C. 1次常用量　　　　D. 7日常用量

5. 为急诊患者开具处方，一般每张处方限量为(　　)

6. 为门（急）诊癌症疼痛患者开具麻醉药品控缓释制剂，每张处方限量为(　　)

7. 为住院患者开具二氢埃托啡，每张处方限量为(　　)

【考点提示】A、B、C。处方一般不得超过7日用量；急诊处方一般不得超过3日用量；为门（急）诊癌症疼痛患者和中重度慢性疼痛患者开具的麻醉药品、第一类精神药品注射剂，每张处方不得超过 3 日常用量；控缓释制剂，每张处方不得超过 15 日常用量；其他剂型，每张处方不得超过 7 日常用量；盐酸二氢埃托啡处方为 1 次常用量。

【B 型题】(8 ~ 10 题共用备选答案)

  A. 至少 2 年      B. 至少 5 年

  C. 至少 1 年      D. 至少 3 年

8. 急诊处方保存期限是(   )

9. 医疗用毒性药品处方保存期限是(   )

10. 麻醉药品处方保存期限是(   )

【考点提示】C、A、D。普通处方、急诊处方、儿科处方保存期限为 1 年，医疗用毒性药品、第二类精神药品处方保存期限为 2 年，麻醉药品和第一类精神药品处方保存期限为 3 年。

【X 型题】11. 根据《处方管理办法》，医疗机构处方保存期限为 1 年的有(   )

  A. 普通处方      B. 第一类精神药品处方

  C. 急诊处方      D. 第二类精神药品处方

【考点提示】AC。普通处方、急诊处方、儿科处方保存期限为 1 年，医疗用毒性药品、第二类精神药品处方保存期限为 2 年，麻醉药品和第一类精神药品处方保存期限为 3 年。

## 第四节 医疗机构制剂管理

**必背采分点**

1. **医疗机构制剂**，是指医疗机构根据本单位临床需要经批准而配制、自用的固定处方制剂。

2. 无**医疗机构制剂许可证**的，不得配制制剂。

3. 医疗机构制剂具有如下特征：**①双证管理。②品种补缺。③医院自用为主。④药剂科自制。⑤质量检验合格**。

4. 《药品管理法》规定，医疗机构配制制剂，应当有能够保证制剂质量的**设施、管理制度、检验仪器和卫生环境**。

5. 制剂室负责人、药检室负责人、制剂质量管理组织负责人应当为**本单位在职药学专业人员**，且制剂室负责人和药检室负责人不得互相兼任。

6. 医疗机构**不得与其他单位共用配制场所、配制设备及检验设施**等。

7. 自**2019 年 12 月 1 日**起，取消省级卫生健康行政部门对医疗机构配制制剂的审核。

8. 省级药品监督管理部门应当自收到申请之后，按照《**医疗机构制剂许可证验收标准**》组织验收。

9. **医疗机构制剂许可证**是医疗机构配制制剂的法定凭证，应当载明证号、医疗机构名称、医疗机构类别、法定代表人、制剂室负责人、配制范围、注册地址、配制地址、发证机关、发证日期、有效期限等项目。

10. 医疗机构制剂许可证由药品监督管理部门核准的许可事项为**制剂室负责人、配制地址、配制范围、有效期限**。

11. 证号和配制范围按国家药品监督管理部门规定的**编号方法和制剂类别**填写。

12. 医疗机构制剂许可证分**正本和副本**，具有同等法律效力。

13. 新版医疗机构制剂许可证有效期为 5 年，明确了日常监管机构和日常监管人员，录入了法定代表人、制剂室负责人、质量负责人等关键人员的个人信息，增加了"**社会信用代码**"、举报电话等信息，并加附了防伪二维码全息图片，任何机构和个人均可扫描二维码查验证书真伪。

14. 医疗机构制剂许可证变更分为**许可事项变更和登记事项变更**。

15. **许可事项变更**是指制剂室负责人、配制地址、配制范围的变更；**登记事项变更**是指医疗机构名称、医疗机构类别、法定代表人、注册地址等事项的变更。

16. 医疗机构变更医疗机构制剂许可证许可事项的，在许可事项发生变更前**30 日**，向原批准机关申请变更登记。

17. 原发证机关应当自收到变更申请之日起**15 个工作日**内作出准予变更或者不予变更的决定。

18. 医疗机构变更登记事项的，应当在有关部门核准变更后**30 日**内，向原发证机关申请医疗机构制剂许可证变更登记，原发证机关应当在收到变更申请之日起 15 个工作日内办理变更手续。

19. 医疗机构制剂许可证应当标明有效期，有效期为**5 年**，到期重新审查发证。

20. 医疗机构制剂许可证有效期届满需要继续配制制剂的，医疗机构应当在许可证有效期届满前**6 个月**，向所在地省级药品监督管理部门提出换证申请。

21. 委托配制的制剂剂型应当与受托方持有的**医疗机构制剂许可证或药品生产许可证**所载明的范围一致。

22. 《药品管理法》规定，**医疗机构配制的制剂**应当是本单位临床需要而市场上没有供应的品种，并应当经所在地省级药品监督管理部门批准。

23. 获得医疗机构制剂许可证的医疗机构，如果要进行某种制剂的配制，还必须报送有关资料和样品，经所在地**省级药品监督管理部门**批准，发给制剂批准文号后，方可配制。

24. **医疗机构制剂的申请人**应当是持有医疗机构执业许可证并取得医疗机构制剂许可证的医疗机构。

25. 医疗机构配制制剂应当按照经核准的工艺进行，所需的原料、辅料和包装材料等应当符合药用要求，**不得擅自变更工艺、处方、配制地点和委托配制单位**。

26. 医疗机构制剂批准文号的有效期为**3年**。

27. 有效期届满需要继续配制的，申请人应当在有效期届满前**3个月**按照原申请配制程序提出再注册申请，报送有关资料。

28. **医疗机构制剂的批准文号格式**为：×药制字 H（Z）+4位年号+4位流水号。其中，×为省、自治区、直辖市简称，H为化学制剂，Z为中药制剂。

29. 委托配制中药制剂，应当向委托方所在地**省级药品监督管理部门**备案。

30. 仅应用传统工艺配制的中药制剂品种，向医疗机构所在地省级药品监督管理部门备案后即可配制，**不需要取得制剂批准文号**。

31. 医疗机构配制的制剂，应当是**本单位临床需要而市场上没有供应的品种**。

32. "**市场上没有供应的品种**"应当包括国内尚未

批准上市及虽批准上市但某些性质不稳定或有效期短的制剂，市场上不能满足的不同规格、容量的制剂，临床常用而疗效确切的协定处方制剂，其他临床需要的以及科研用的制剂等。

33. 根据《医疗机构制剂注册管理办法（试行）》，有下列情形之一的，**不得作为医疗机构制剂申报**：市场上已有供应的品种；含有未经国家药品监督管理部门批准的活性成分的品种；除变态反应原外的生物制品；中药注射剂；中药、化学药组成的复方制剂；医疗用毒性药品、放射性药品；其他不符合国家有关规定的制剂。

34. 制剂室和药检室的负责人应具有**大专以上药学或相关专业学历**，具有相应管理的实践经验，有对工作中出现的问题作出正确判断和处理的能力。

35. 制剂室和药检室的负责人**不得互相兼任**。

36. 制剂配发必须有完整的记录或凭据，内容包括**领用部门、制剂名称、批号、规格、数量等**。

37. **收回记录**应包括制剂名称、批号、规格、数量、收回部门、收回原因、处理意见及日期等。

38. 保留病历和有关检验、检查报告单等原始记录至少**一年**备查。

39. 医疗机构制剂一般只能是本医院自用，**不得调剂使用**。

40. 在特殊情况下，经国务院或者省级药品监督管理部门批准，医疗机构配制的制剂可以在规定的期限内、在指定的医疗机构之间调剂使用，其中的"**特殊情况**"是指发生灾情、疫情、突发事件或者临床急需而市场没有供应时。在省内进行调剂是由省级药品监督管理部门批准；在各省之间进行调剂或者国务院药品监督管理部门规定的特殊制剂的调剂必须经国务院药品监督管理部门批准。

41. 医疗机构制剂的调剂使用，**不得超出规定的期限、数量和范围**。

**历年考题**

【A 型题】1. 关于医疗机构制剂的说法，正确的是(　　)

A. 应为市场需要且市场供应不足的品种

B. 须经省级卫生健康主管部门审核批准后取得批准文号

C. 应经所在地药品检验机构检验合格，才能凭处方调剂使用

D. 经省级以上药品监督管理部门批准，可以在指定的医疗机构间调剂使用

【考点提示】D。医疗机构配制的制剂，应当是本

单位临床需要而市场上没有供应的品种，并应当经所在
地省级药品监督管理部门批准方可配制。质量检验一般
由医疗机构的药检室负责。特殊情况下，经国药监或者
省药监批准，可在指定的医疗机构之间调剂使用。

【A 型题】2. 关于医疗机构制剂管理的说法，正确
的是(　　)

    A. 医疗机构制剂批准文号和医疗机构制剂许可
证的有效期均为 5 年

    B. 医疗机构不得配制中药、化学药组成的复方
制剂

    C. 医疗机构制剂可以在本医院自建网站上向在
本院就诊的患者销售，但不得在其他网站上
销售

    D. 医疗机构制剂可以在本医院周边的药品零售
企业凭本医院医师处方销售

【考点提示】B。根据《医疗机构制剂注册管理办
法（试行)》，有下列情形之一的，不得作为医疗机构制
剂申报：市场上已有供应的品种；含有未经国家药品监
督管理部门批准的活性成分的品种；除变态反应原外的
生物制品；中药注射剂；中药、化学药组成的复方制
剂；医疗用毒性药品、放射性药品；其他不符合国家有
关规定的制剂。

【B型题】（3~6题共用备选答案）

　　A. 15日　　　　　　B. 30日

　　C. 60日　　　　　　D. 6个月

根据《中华人民共和国药品管理法实施条例》

3. "药品经营许可证"有效期届满，需要继续经营药品的，持证企业申请换发新证的时间应在届满前（　　）

4. "药品经营许可证"的许可事项发生变更的，提出变更登记申请期限为许可事项发生变更前（　　）

5. "医疗机构制剂许可证"有效期届满，需要继续配制制剂的，提出申请换发新证的时间应在届满前（　　）

6. "医疗机构制剂许可证"的许可事项发生变更的，提出变更登记申请期限为许可事项发生变更前（　　）

【考点提示】D、B、D、B。"药品经营许可证"有效期届满需要继续经营药品的，持证企业应当在许可证有效期届满前6个月，向原发证机关申请换发"药品经营许可证"。药品经营企业变更许可事项的，应当在许可事项发生变更30日前，向原发证机关申请"药品经营许可证"变更登记。"医疗机构制剂许可证"应当标明有效期，有效期为5年，到期重新审查发证。有效期届满，需要继续配制制剂的，医疗机构应当在许可证有效期届满前6个月，向所在地省级药品监督管理部门提出换证申请。医疗机构变更"医疗机构制剂许可证"许可事项的,在许可事项发生变更前30日,向原审核、批准机关申请变更登记。

【X型题】7. 经省级以上药品监督管理部门批准,在规定时限内,医疗机构配制的制剂可以在指定的医疗机构之间调剂使用的情形有(        )

A. 发生灾情时          B. 发生疫情时

C. 发生突发事件时      D. 市场短缺时

【考点提示】ABC。在特殊情况下,经国务院或者省级药品监督管理部门批准,医疗机构配制的制剂可以在规定的期限内、在指定的医疗机构之间调剂使用,其中的"特殊情况"是指发生灾情、疫情、突发事件或者临床急需而市场没有供应时。

# 第五节　药物临床应用管理

必背采分点

1. **合理用药**是指安全、有效、经济地使用药物。

2. **合理用药考核的重点内容**,应当至少包括:①麻醉药品和精神药品、放射性药品、医疗用毒性药品、药品类易制毒化学品、含兴奋剂药品等特殊管理药品的使用和管理情况；②抗菌药物、抗肿瘤药物、重点监控药物的使用和管理情况；③公立医疗机构国家基本药物配备使用情况；④公立医疗机构国家组织药品集中采购中选品种配备使用情况；⑤医保定点医疗机构国家医保谈判准入药品配备使用情况。

3. 考核采取医疗机构**自查自评**和卫生健康行政部门数据信息考核的方式进行。

4. **药物临床应用管理**是对医疗机构临床诊断、预防和治疗疾病用药全过程实施监督管理。

5. 医院应当**加强处方质量和药物临床应用管理**，规范医师处方行为，落实处方审核、发药、核对与用药交待等相关规定；定期对医务人员进行合理用药知识培训与教育；制定并落实持续质量改进措施。

6. 医疗机构应当依据**国家基本药物制度、抗菌药物临床应用指导原则和中成药临床应用指导原则**，制定本医疗机构基本药物临床应用管理办法，建立并落实抗菌药物临床应用分级管理制度。

7. **药物临床应用管理具体规定**：①加强医疗机构药品安全管理。②提高医师临床合理用药水平。③强化药师或其他药学技术人员对处方的审核。④加强合理用药管理和绩效考核。⑤开展药品使用监测和临床综合评价。⑥规范药品推广和公立医疗机构药房管理。⑦医疗机构应当建立药品不良反应、用药错误和药品损害事件监测报告制度。

8. 遵循**近效期先出**的原则，避免出现过期药品。

9. 医师要遵循合理用药原则，**能口服不肌注，能肌注不输液**，依据相关疾病诊疗规范、用药指南和临床路径合理开具处方，优先选用国家基本药物、国家组织集中采购和使用药品及国家医保目录药品。

10. 建立处方点评和医师约谈制度，重点跟踪监控**辅助用药、医院超常使用的药品**。

11. 建立健全以**基本药物**为重点的临床用药综合评价体系，推进药品剂型、规格、包装标准化。

12. 坚持公立医疗机构药房的**公益性**，公立医疗机构不得承包、出租药房，不得向营利性企业托管药房，不得以任何形式开设营利性药店。

13. 杜绝公立医院**外包、出租或托管**药房。

14. 打击医药行业**虚开发票**等涉税违法行为。

15. 加强督查考核，确保"**合理检查、合理治疗、合理用药**"规范落实。

16. 明确建立国家、省两级药品使用监测平台和国家、省、地市、县四级药品使用监测网络，实现药品使用**信息采集、统计分析、信息共享**等功能。

17. **抗菌药物**是指治疗细菌、支原体、衣原体、立克次体、螺旋体、真菌等病原微生物所致感染性疾病病原的药物，不包括治疗结核病、寄生虫病和各种病毒所致感染性疾病的药物以及具有抗菌作用的中药制剂。

18. 抗菌药物临床应用应当遵循**安全、有效、经济**的原则。

19. 抗菌药物临床应用实行**分级管理**。

20. 根据安全性、疗效、细菌耐药性、价格等因素，将抗菌药物分为三级：**非限制使用级、限制使用级与特殊使用级**。

21. **抗菌药物特殊使用级主要包括**：①具有明显或者严重不良反应，不宜随意使用的抗菌药物；②需要严格控制使用，避免细菌过快产生耐药的抗菌药物；③疗效、安全性方面的临床资料较少的抗菌药物；④价格昂贵的抗菌药物。

22. **医疗机构主要负责人**是本医疗机构抗菌药物临床应用管理的第一责任人。

23. **医疗机构抗菌药物管理工作机构或者专（兼）职人员的主要职责**是：贯彻执行抗菌药物管理相关的法律、法规、规章，制定本医疗机构抗菌药物管理制度并组织实施；审议本医疗机构抗菌药物供应目录，制定抗菌药物临床应用相关技术性文件，并组织实施；对本医疗机构抗菌药物临床应用与细菌耐药情况进行监测，定期分析、评估、上报监测数据并发布相关信息，提出干预和改进措施；对医务人员进行抗菌药物管理相关法律、法规、规章制度和技术规范培训，组织对患者合理使用抗菌药物的宣传教育。

24. **医疗机构抗菌药物供应目录**包括采购抗菌药物的品种、品规。

25. 同一通用名称抗菌药物品种，注射剂型和口服剂型各**不得超过2种**。

26. 按照规定调整抗菌药物供应目录，调整周期原则上为2年，**最短不少于1年**，并在目录调整后15日内报核发其医疗机构许可证的卫生计生行政部门备案。

27. 医疗机构应当严格控制临时采购抗菌药物的品种和数量，同一通用名抗菌药物品种启动临时采购程序原则上**每年不得超过5例次**。

28. 抗菌药物管理工作组**三分之二以上**成员审议同意，并经药事管理与药物治疗学委员会三分之二以上委员审核同意后方可列入采购供应目录。

29. 清退意见经抗菌药物管理工作组**二分之一以上**成员同意后执行，并报药事管理与药物治疗学委员会备案，更换意见经药事管理与药物治疗学委员会讨论通过后执行。

30. 清退或者更换的抗菌药物品种或者品规原则上

**12 个月**内不得重新进入本医疗机构抗菌药物供应目录。

31. 具有高级专业技术职务任职资格的医师，可授予**特殊使用级抗菌药物处方权**。

32. 具有中级以上专业技术职务任职资格的医师，可授予**限制使用级抗菌药物处方权**。

33. 具有初级专业技术职务任职资格的医师，在乡、民族乡、镇、村的医疗机构独立从事一般执业活动的执业助理医师以及乡村医生，可授予**非限制使用级抗菌药物处方权**。

34. **预防感染、治疗轻度或者局部感染**应当首选非限制使用级抗菌药物。

35. **严重感染、免疫功能低下合并感染**或者病原菌只对限制使用级抗菌药物敏感时，方可选用限制使用级抗菌药物。

36. 特殊使用级抗菌药物**不得在门诊使用**，临床应用特殊使用级抗菌药物应当严格掌握用药指征，经抗菌药物管理工作组指定的专业技术人员会诊同意后，由具有相应处方权医师开具处方。

37. **重点加强预防使用、联合使用和静脉输注抗菌药物管理**，要强化碳青霉烯类抗菌药物及替加环素等特殊使用级抗菌药物管理。

38. 特殊使用级抗菌药物紧急情况下未经会诊同意

或确需越处方权限使用的，**处方量不得超过 1 日用量**，并做好相关病历记录。

39. 接受特殊使用级抗菌药物治疗的住院患者抗菌药物使用前微生物送检率**不低于 80%**。

40. 越级使用抗菌药物应当详细记录用药指征，并应当于**24 小时内**补办越级使用抗菌药物的必要手续。

41. 医疗机构应当开展细菌耐药监测工作，建立**细菌耐药预警机制**，并采取下列相应措施：①主要目标细菌耐药率超过 30% 的抗菌药物，应当及时将预警信息通报本医疗机构医务人员；②主要目标细菌耐药率超过 40% 的抗菌药物，应当慎重经验用药；③主要目标细菌耐药率超过 50% 的抗菌药物，应当参照药敏试验结果选用；④主要目标细菌耐药率超过 75% 的抗菌药物，应当暂停针对此目标细菌的临床应用，根据追踪细菌耐药监测结果，再决定是否恢复临床应用。

42. 为实现**遏制细菌耐药国家行动计划**，采取的措施包括：①发挥联防联控优势，履行部门职责。②加强抗菌药物应用和耐药控制体系建设。③完善抗菌药物应用和细菌耐药监测体系。④提高专业人员细菌耐药防控能力。

43. 进一步完善抗菌药物临床应用监测网和细菌耐药监测网，开展**普遍监测、主动监测和目标监测**工作。

44. 医疗机构应当建立**本医疗机构抗菌药物临床应用情况排名、内部公示和报告制度**。

45. 医疗机构应当对临床科室和医务人员抗菌药物使用量、使用率和使用强度等情况进行排名并予以**内部公示**；对排名后位或者发现严重问题的医师进行批评教育，情况严重的予以通报。

46. 非限制使用级抗菌药物临床应用情况，**每年报告一次**；限制使用级和特殊使用级抗菌药物临床应用情况，每半年报告一次。

47. 医疗机构应当对以下**抗菌药物临床应用异常情况开展调查**，并根据不同情况作出处理：使用量异常增长的抗菌药物；半年内使用量始终居于前列的抗菌药物；经常超适应证、超剂量使用的抗菌药物；企业违规销售的抗菌药物；频繁发生严重不良事件的抗菌药物。

48. 卫生行政部门应当将医疗机构抗菌药物临床应用情况纳入医疗机构考核指标体系；将抗菌药物临床应用情况作为医疗机构定级、评审、评价重要指标，考核不合格的，视情况对医疗机构作出**降级、降等、评价不合格**处理。

49. 医师出现下列情形之一的，医疗机构应当**取消其处方权**：抗菌药物考核不合格的；限制处方权后，仍出现超常处方且无正当理由的；未按照规定开具抗菌药物处方，造成严重后果的；未按照规定使用抗菌药物，造成严重后果的；开具抗菌药物处方牟取不正当利益的。

50. 医师处方权和药师药物调剂资格取消后，在**6个月**内不得恢复其处方权和药物调剂资格。

51.《关于做好辅助用药临床应用管理有关工作的通知》要求明确制订并公布全国辅助用药目录，国家卫生健康委将定期对全国辅助用药目录进行调整，调整时间间隔原则上不少于**1 年**。

52. 通知要求各医疗机构要建立**重点监控合理用药药品管理制度**，加强目录内药品临床应用的全程管理。

**历年考题**

【A 型题】1. 下列关于抗菌药物临床应用管理的说法正确的是（　　）

    A. 具有高级专业技术职务资格医师方可具有限制使用级抗菌药物处方权

    B. 基层医疗机构的药师必须由所在单位组织考核，合格者授予抗菌药物调剂资格

    C. 严格控制特殊使用级抗菌药物使用，特殊使用级抗菌药物不得在门诊使用

    D. 医疗机构应当根据临床微生物标本检测结果合理选用，不得经验用药

【考点提示】C。医疗机构和医务人员应当严格掌握使用抗菌药物预防感染的指征。预防感染、治疗轻度或者局部感染应当首选非限制使用级抗菌药物；严重感染、免疫功能低下合并感染或者病原菌只对限制使用级抗菌药物敏感时，方可选用限制使用级抗菌药物；特殊使用级抗菌药物不得在门诊使用，临床应用特殊使用级抗菌药物应当严格掌握用药指征，经抗菌药物管理工作组指定的专业技术人员会诊同意后，由具有相应处方权医师开具处方。

【A型题】2. 下列药品中，没有纳入《抗菌药物临床应用管理办法》适用范围的是（    ）

　　A. 治疗真菌所致感染性疾病的药品

　　B. 治疗衣原体所致感染性疾病的药品

　　C. 治疗螺旋体所致感染性疾病的药品

　　D. 治疗结核杆菌所致感染性疾病的药品

【考点提示】D。《抗菌药物临床应用管理办法》中所称的抗菌药物是指治疗细菌、支原体、衣原体、立克次体、螺旋体、真菌等病原微生物所致感染性疾病病原的药物，不包括治疗结核病、寄生虫病和各种病毒所致感染性疾病的药物以及具有抗菌作用的中药制剂。

【A型题】3. 根据《抗菌药物临床应用管理办法》，基层医疗卫生机构抗菌药物供应目录应（    ）

A. 在省级药品监督管理部门备案

B. 由省级药品监督管理部门审批

C. 由医疗机构药学部门制定

D. 选用基本药物目录中的抗菌药物品种

【考点提示】D。医疗机构应当按照国家药品监督管理部门批准并公布的药品通用名称购进抗菌药物，优先选用《国家基本药物目录》《国家处方集》和《国家基本医疗保险、工伤保险和生育保险药品目录》收录的抗菌药物品种。基层医疗卫生机构只能选用基本药物（包括各省区市增补品种）中的抗菌药物品种。

【B型题】（4~6题共用备选答案）

A. 非限制级抗菌药物

B. 重点监测级抗菌药物

C. 特殊使用级抗菌药物

D. 限制级抗菌药物

根据《抗菌药物临床应用管理办法》对抗菌药物的分级管理

4. 临床应用证明安全有效，对细菌耐药性影响较大的头孢哌酮舒巴坦属于（　　　）

5. 临床证明安全有效，对细菌耐药性影响较小，价格较低的克林霉素属于（　　　）

6. 具有高级专业技术职务任职资格的医师方可授予

处方权的司帕沙星属于( )

【考点提示】D、A、C。限制使用级抗菌药物是指经长期临床应用证明安全、有效，对细菌耐药性影响较大，或者价格相对较高的抗菌药物。非限制使用级抗菌药物是指经长期临床应用证明安全、有效，对细菌耐药性影响较小，价格相对较低的抗菌药物。特殊使用级抗菌药物指具有以下情形之一的抗菌药物：①具有明显或者严重不良反应，不宜随便使用的抗菌药物；②需要严格控制使用，避免细菌过快产生耐药的抗菌药物；③疗效、安全性方面的临床资料较少的抗菌药物；④价格昂贵的抗菌药物。

【X型题】7. 根据《抗菌药物临床应用管理办法》，医疗机构对临床应用药物出现的异常情况，应开展调查并做出处理的情形包括( )

    A. 用量异常增长      B. 偶发不良反应

    C. 经常超适应证使用   D. 经常超剂量使用

【考点提示】ACD。医疗机构应当对以下抗菌药物临床应用异常情况开展调查，并根据不同情况做出处理：使用量异常增长的抗菌药物；半年内使用量始终居于前列的抗菌药物；经常超适应证、超剂量使用的抗菌药物；企业违规销售的抗菌药物；频繁发生严重不良事件的抗菌药物。

# 第六章 中药管理

## 第一节 中药与中药传承创新

必背采分点

1. **中药**是指在我国传统医药理论指导下，用于预防、治疗、诊断疾病，并具有康复与保健作用的药用物质及其制剂。

2. **天然药物**是指在现代医药理论指导下使用的天然药用物质及其制剂。

3. 中药包括**中药材、中药饮片和中成药**。

4. **中药材**是指对原药材（生药）经过产地初加工后制成的中药。

5. 中药材根据产地，还可分为**道地中药材和一般药材**。

6. 生产经营的食品中不得添加药品，但是**可以添加按照传统既是食品又是中药材的物质**。按照传统既是食

品又是中药材的物质目录由国务院卫生行政部门会同国务院食品药品监督管理部门制定、公布。

7. 丁香、八角茴香、山药、山楂、乌梅、木瓜、龙眼肉（桂圆）、决明子、百合、阿胶、枣（大枣、酸枣、黑枣）、罗汉果、郁李仁、金银花、姜（生姜、干姜）、藿香、党参、铁皮石斛、西洋参、黄芪、灵芝、山茱萸、天麻、杜仲叶、当归等常见的中药材都被纳入按照传统**既是食品又是中药材**的物质目录管理。

8. 按照传统既是食品又是中药材的物质作为食品生产经营时，其标签、说明书、广告、宣传信息等**不得含有虚假宣传内容**，不得涉及疾病预防、治疗功能，保证其使用的安全性，保护消费者健康。

9. 中药饮片的炮制是**药品生产行为**，生产者必须取得药品生产许可证，且必须按照法定的 GMP 标准组织生产。

10. 只有中药饮片才可直接用于临床配方或制剂生产，中医处方调配和中成药生产投料均应为中药饮片，**中药材不可直接入药**。

11. **中成药剂型**包括丸、散、膏、丹、露、酒、锭、片剂、冲剂、糖浆等。

12. 中成药的原料是**中药饮片**，并非中药材。

13. 《中医药发展战略规划纲要（2016～2030年)》

提出了发展战略规划纲要，明确了未来十五年我国中医药发展方向和工作重点，确定了**七大重点任务、五大保障措施**。

14. 中药创新和发展**重点任务**包括切实提高中医医疗服务能力、大力发展中医养生保健服务、扎实推进中医药继承、着力推进中医药创新、全面提升中药产业发展水平、大力弘扬中医药文化和积极推动中医药海外发展。

15. 中药创新和发展**保障措施**包括健全中医药法律体系、完善中医药标准体系、加大中医药政策扶持力度、加强中医药人才队伍建设和推进中医药信息化建设。

16. 在大力推动中药质量提升和产业高质量发展方面，要求：①加强中药材质量控制。②促进中药饮片和中成药质量提升。③改革完善中药注册管理。④加强中药质量安全监管。

# 第二节　中药材管理

**必背采分点**

1. **道地药材**源自特定产区、具有独特药效，需要在特定地域内生产。

2.《全国道地药材生产基地建设规划》的**发展目标**是，健全道地药材资源保护与监测体系，构建完善的道地药材生产和流通体系，建设涵盖主要道地药材品种的标准化生产基地，全面加强道地药材质量管理，良种覆盖率达到50%以上，绿色防控实现全覆盖，全国建成道地药材生产基地总面积达到2500万亩以上。

3. 国家**鼓励发展中药材规范化种植养殖**，严格管理农药、肥料等农业投入品的使用，禁止在中药材种植过程中使用剧毒、高毒农药，支持中药材良种繁育，提高中药材质量，根据药用植物的营养特点及土壤的供肥能力确定施肥种类、时间和数量，施用肥料的种类以有机肥为主，根据不同药用植物物种生长发育的需要有限度地使用化学肥料。

4. 药用植物病虫害的防治应采取**综合防治**策略。

5. 必须施用农药时，应按照《农药管理条例》的规定，采用**最小有效剂量并选用高效、低毒、低残留农药**，以降低农药残留和重金属污染。

6. 对养殖、栽培或野生采集的药用动植物，应准确鉴定其物种，包括**亚种、变种或品种**，记录其中文名及学名。

7. 根据药用动物生存环境、食性、行为特点及对环境的适应能力等,**确定相应的养殖方式和方法**。

8. 禁止将**中毒、感染疫病**的药用动物加工成中药材。

9. **中药材产地初加工**是指在产地对地产中药材进行洁净、除去非药用部位、干燥等处理,是防止霉变虫蛀、便于储存运输、保障中药材质量的重要手段。

10. 各地要结合地产中药材的特点,加强对中药材产地初加工的管理,逐步实现初加工**集中化、规范化、产业化**。

11. 采集应坚持"**最大持续产量**"原则,野生或半野生药用动植物的采集应坚持"最大持续产量"原则,"最大持续产量"即不危害生态环境,可持续生产(采收)的最大产量。

12. 根据产品质量及植物单位面积产量或动物养殖数量,并参考传统采收经验等因素确定适宜的采收时间,包括**采收期、采收年限、采收方法**。

13. 加工场地应清洁、通风,具有**遮阳、防雨和防鼠、虫及禽畜**的设施。

14. 鲜用药材可采用冷藏、砂藏、罐贮、生物保鲜等适宜的保鲜方法,尽可能**不使用保鲜剂和防腐剂**。

15. 药品生产企业销售中药材**必须标明产地**。发运中药材必须有包装。在每件包装上,必须注明品名、产地、日期、调出单位，并附有质量合格的标志。

16.《中共中央国务院关于进一步加强农村卫生工作的决定》提出了在规范农村中医药管理和服务的基础上，**允许乡村中医药技术人员自种、自采、自用中草药**的要求。

17.《关于加强乡村中医药技术人员自种自采自用中草药管理的通知》要求自种自采自用中草药的人员应同时具备以下条件：①**熟悉中草药知识和栽培技术、具有中草药辨识能力**；②熟练掌握中医基本理论、技能和自种自采中草药的性味功用、临床疗效、用法用量、配伍禁忌、毒副反应、注意事项等。

18. 乡村中医药技术人员不得自种自采自用下列中草药：①**国家规定需特殊管理的医疗用毒性中草药**；②国家规定需特殊管理的麻醉药品原植物；③国家规定需特殊管理的濒稀野生植物药材。

19. 根据当地实际工作需要，乡村中医药技术人员自种自采自用的中草药仅限于其所在的村医疗机构内使用，**不得上市流通，不得加工成中药制剂**。

20. 自种自采自用的中草药应当**保证药材质量**，不得使用变质、被污染等影响人体安全、药效的药材。

21.**《中药材生产质量管理规范》（GAP）**是中药材生产和质量管理的基本准则，适用于中药材生产企业生产中药材（含植物、动物药）的全过程。

22. GAP 是**从保证中药材质量出发**，控制影响中药材生产质量的各种因素，规范药材生产的各环节及全过程。

23. GAP 核心是药材质量要求的八字方针，**真实、优质、可控、稳定**。

24. GAP **实质**是用科学的、合理的、规范化的条件和方法来保证生产优质的中药材。

25. 中药材专业市场所在地人民政府要按照"**谁开办，谁管理**"的原则，承担起管理责任，明确市场开办主体及其责任。

26. 要构建中药材电子交易平台和市场信息平台，建设**中药材流通追溯系统**，配备使用具有药品现代物流水平的仓储设施设备，提高中药材仓储、养护技术水平，切实保障中药材质量。

27. **严禁销售假劣中药材**，严禁未经批准以任何名义或方式经营中药饮片、中成药和其他药品，严禁销售国家规定的 27 种毒性药材，严禁非法销售国家规定的 42 种濒危药材。

28. 我国中药材专业市场存在的**制假售假、掺杂掺假、增重染色、以劣充好**等违法违规行为，是假劣中药材的重要来源。

29. **17 个中药材专业市场**所在地是：河北省保定市，黑龙江省哈尔滨市，安徽省亳州市，江西省宜春市，山东省菏泽市，河南省许昌市，湖北省黄冈市，湖南省长沙市、邵阳市，广东省广州市、揭阳市，广西壮族自治区玉林市，重庆市渝中区，四川省成都市，云南省昆明市，陕西省西安市，甘肃省兰州市。

30. 《**进口药材管理办法**》适用于进口药材申请、审批、备案、口岸检验以及监督管理。

31. 省级药品监督管理部门依法对进口药材进行监督管理，并在委托范围内以国家药品监督管理局的名义实施**首次进口药材审批**。

32. **首次进口药材**，是指非同一国家（地区）、非同一申请人、非同一药材基原的进口药材。

33. **尚未列入目录，但申请人、药材基原以及国家（地区）均未发生变更的**，按照非首次进口药材管理。

34. 首次进口药材，申请人应当通过国家药品监督管理局的信息系统填写进口药材申请表，并向所在地省级药品监督管理部门报送规定的资料，省级药品监督管理部门收到首次进口药材申报资料后，应当出具受理通知书；申请人收到**首次进口药材受理通知书**后，应当及时将检验样品报送所在地省级药品检验机构。

35. **进口药材批件编号格式**为：（省、自治区、直辖市简称）药材进字＋4位年号＋4位顺序号。

36. 补充申请的申请人应当是**原进口药材批件的持有者**，并报送规定的资料，省级药品监督管理部门决定予以批准的，向申请人送达进口药材批件或者进口药材补充申请批件。

37. 首次进口药材申请人应当在取得进口药材批件后**1年**内，从进口药材批件注明的到货口岸组织药材进口。

38. 办理非首次进口药材备案的，还应当报送进口单位的**药品生产许可证或药品经营许可证复印件、出口商主体登记证明文件复印件、购货合同及其公证文书**复印件。

39. 口岸药品检验机构收到进口药材口岸检验通知书后，按时到规定的存货地点进行**现场抽样**。

40. 经口岸检验合格的进口药材方可**销售使用**。

41. 已列入《**非首次进口药材品种目录**》的中药材**进口品种**主要有西洋参、乳香、没药及血竭、西红花、高丽红参、甘草、石斛、豆蔻、沉香、砂仁、胖大海等。

42. 国家对野生药材资源实行**保护、采猎相结合**的原则，加强中药材野生资源的采集和抚育管理，并创造条件开展人工种养。

43. 国家重点保护的野生药材物种分为**三级管理**。

44. **一级保护野生药材物种**是指濒临灭绝状态的稀有珍贵野生药材物种。

45. **二级保护野生药材物种**是指分布区域缩小，资源处于衰竭状态的重要野生药材物种。

46. **三级保护野生药材物种**是指资源严重减少的主要常用野生药材物种。

47. 国家重点保护的野生药材物种名录共收载了**野生药材物种 76 种，中药材 42 种**。

48.《野生药材资源保护管理条例》规定，禁止采猎**一级保护野生药材物种**。

49. 采猎者必须持有**采药证**，需要进行采伐或狩猎的，必须申请采伐证或狩猎证。

50. 不得在禁止采猎期、禁止采猎区采猎**二、三级保护野生药材物种**，并不得使用禁用工具进行采猎。

51. 一级保护野生药材物种属于自然淘汰的，其药用部分由各级药材公司负责经营管理，但**不得出口**。

52. 二、三级保护野生药材物种的药用部分，除国家另有规定外，实行**限量出口**。

53. **一级保护药材名称**：虎骨、豹骨、羚羊角、鹿茸（梅花鹿）。

54. **二级保护药材名称**：鹿茸（马鹿）、麝香（3 个品种)、熊胆（2个品种）、穿山甲、蟾酥（2个品种）、哈蟆油、金钱白花蛇、乌梢蛇、蕲蛇、蛤蚧、甘草（3个品种）、黄连（3个品种）、人参、杜仲、厚朴（2个品种）、黄柏（2个品种）、血竭。

## 历年考题

【A型题】1. 属于濒临灭绝状态的稀有珍贵野生药材物种实行（　　）

　　A. 二级保护　　　　　B. 三级保护

　　C. 限量出口　　　　　D. 一级保护

【考点提示】D。一级保护野生药材物种系指濒临灭绝状态的稀有珍贵野生药材物种。

【A型题】2. 乡村医生李某熟悉中草药的栽培技术，并自种、自采、自用中草药。李某的下列做法，正确的是（　　）

　　A. 将自种的中草药在其所在的村卫生室使用

　　B. 自种、自采、自用需特殊加工炮制的中草药

　　C. 将自种的中草药加工成中药制剂

　　D. 种植中药材洋金花

【考点提示】A。根据当地实际工作需要，乡村中医药技术人员自种自采自用的中草药，只限于其所在的村医疗机构内使用，不得上市流通，不得加工成中药制

剂。乡村中医药技术人员不得自种自采自用下列中草药：①国家规定需特殊管理的医疗用毒性中草药；②国家规定需特殊管理的麻醉药品原植物；③国家规定需特殊管理的濒稀野生植物药材。

【A型题】3. 中药材生产关系到中药材的质量和临床疗效，下列关于中药材种植和产地初加工管理的说法，错误的是（　　）

　　A. 禁止在非适宜区种植养殖中药材

　　B. 中药材产地初加工严禁滥用硫黄熏蒸

　　C. 对地道药材采收加工应选用现代化、产业化方法

　　D. 对野生或是半野生药用动植物的采集应坚持"最大持续产量"的原则

【考点提示】C。中药材禁止在非适宜区种植养殖，严禁使用高毒、剧毒农药，严禁滥用农药、抗生素、化肥，特别是动物激素类物质、植物生长调节剂和除草剂。中药材产地初加工管理中，严禁滥用硫黄熏蒸等方法，二氧化硫等物质残留必须符合国家规定。中药材采集应坚持"最大持续产量"原则，野生或半野生药用动植物的采集应坚持"最大持续产量"原则。地道药材加工时，应按传统方法进行加工。

【B型题】（4~6题共用备选答案）

　　A. 道地药材

    B. 鲜用药材

    C. 野生或半野生药用动植物

    D. 自采自种自用中草药

  4. 产自特定区域，比其他地区的同种中药材品质和疗效更好的是（　　）

  5. 不得加工成中药制剂的是（　　）

  6. 采集应坚持"最大持续产量"原则的是（　　）

  【考点提示】A、D、C。产自特定区域，比其他地区的同种中药材品质和疗效更好的是道地药材。乡村中医药技术人员自种自采自用的中草药，只限于其所在的村医疗机构内使用，不得上市流通，不得加工成中药制剂。采集应坚持"最大持续产量"原则的是野生或半野生药用动植物。

  【B 型题】（7~8 题共用备选答案）

    A. 石斛　　　　　　　B. 茯苓

    C. 鹿茸（梅花鹿）　　D. 穿山甲

  7. 作为一级保护野生药材的是（　　）

  8. 作为二级保护野生药材的是（　　）

  【考点提示】C、D。鹿茸（梅花鹿）属于国家重点保护野生药材名录中的一级保护药材。穿山甲属于国家重点保护野生药材名录中的二级保护药材。石斛属于国家重点保护野生药材名录中的三级保护药材。

【X 型题】9. 关于 GAP 的说法，正确的有(　　　)

　　A. 从事中药材生产的企业必须通过 GAP 认证并
　　　　取得 GAP 证书

　　B. GAP 适用于中药材（包括植物药和动物药）
　　　　生产全过程

　　C. 实施 GAP 有利于促进中药标准化、现代化

　　D. GAP 是中药材生产质量管理规范

【考点提示】BCD。《中药材生产质量管理规范》
（GAP）是中药材生产和质量管理的基本准则，适用于
中药材生产企业生产中药材（含植物、动物药）的全过
程。制定中药材生产质量管理规范的目的是规范中药材
生产，保证中药材质量，促进中药标准化、现代化。

# 第三节　中药饮片管理

## 必背采分点

　　1. 中药饮片生产经营必须**依法取得许可证照**，按照
法律法规及有关规定组织开展生产经营活动。

　　2. 严禁未取得合法资质的企业和个人从事**中药饮片
生产、中药提取**。

　　3. 中药饮片既可**根据中药处方直接调配煎汤（剂）**

**服用**，又可作为中成药生产的原料供制药厂使用，其质量好坏直接影响中医临床疗效，直接关系到公众用药安全和中药现代化的进程。

4. **中药饮片的炮制**必须按照国家药品标准炮制，国家药品标准没有规定的，必须按照省、自治区、直辖市药品监督管理部门制定的炮制规范炮制。

5. 生产新药或者已有国家标准的药品，须经**国家药品监督管理部门**批准，并发给批准文号；但是，生产没有实施批准文号管理的中药材和中药饮片除外。

6. 实行批准文号管理的中药材、中药饮片品种目录由**国务院药品监督管理部门会同国务院中医药管理部门**制定。

7. 中药饮片包装必须印有或贴有**标签**。

8. **中药饮片的标签必须注明**品名、规格、产地、生产企业、产品批号、生产日期，实施批准文号管理的中药饮片还必须注明批准文号。

9. 严禁选用与药品性质不相适应和对药品质量可能产生影响的**包装材料**。

10. 中药饮片在发运过程中必须要有**包装**。

11. 生产中药饮片必须持有**药品生产许可证**，应当遵守药品生产质量管理规范；必须以中药材为起始原料，使用符合药用标准的中药材（购进未实施审批管

理的中药材除外），并应尽量固定药材产地；必须严格
执行国家药品标准和地方中药饮片炮制规范、工艺规
程；必须在符合药品 GMP 条件下组织生产，出厂的中
药饮片应检验合格，并随货附纸质或电子版的检验报
告书。

12. 批发企业销售给医疗机构、药品零售企业和使
用单位的中药饮片，应随货附**加盖单位公章的生产、经
营企业资质证书及检验报告书（复印件）**。

13. **质量负责人**应当具有大学本科以上学历、执业
药师资格和 3 年以上药品经营质量管理工作经历，在质
量管理工作中具备正确判断和保障实施的能力。

14. **企业质量管理部门负责人**应当具有执业药师资
格和 3 年以上药品经营质量管理工作经历，能独立解决
经营过程中的质量问题。

15. 药品批发企业从事中药材、中药饮片验收工作
的，应当具有**中药学专业中专以上学历或具有中药学中
级以上专业技术职称**。

16. 药品批发企业从事中药材、中药饮片养护工作
的，应当具有**中药学专业中专以上学历或具有中药学初
级以上专业技术职称**；直接收购地产中药材的，验收人
员应当具有中药学中级以上专业技术职称。

17. 药品批发企业**中药材的验收记录**应当包括品名、

产地、供货单位、到货数量、验收合格数量等内容。

18. 药品批发企业**中药饮片验收记录**应当包括品名、规格、批号、产地、生产日期、生产厂商、供货单位、到货数量、验收合格数量等内容，实施批准文号管理的中药饮片还应当记录批准文号。

19. 中药饮片柜斗谱的书写应当正名正字；装斗前应当复核，**防止错斗、串斗**；应当定期清斗，防止饮片生虫、发霉、变质；不同批号的饮片装斗前应当清斗并记录；企业应当定期对陈列、存放的药品进行检查，重点检查拆零药品和易变质、近效期、摆放时间较长的药品以及中药饮片。

20. **毒性中药品种和罂粟壳**不得陈列。

21. **毒性中药材的饮片定点生产原则**：①对于市场需求量大、毒性药材生产较多的地区定点要合理布局、相对集中，按省区确定 2~3 个定点企业。②对于一些产地集中的毒性中药材品种，如朱砂、雄黄、附子等，要全国集中统一定点生产，供全国使用。逐步实现以毒性中药材主产区为中心择优定点。③毒性中药材的饮片定点生产企业，要符合《医疗用毒性药品管理办法》等规范要求。

22. 建立健全毒性中药材的饮片的各项生产管理制度，包括**生产管理、质量管理、仓储管理、营销管**

理等。

23. 加强毒性中药材的饮片包装管理，毒性中药材的饮片严格执行《中药饮片包装管理办法》，**包装要有突出、鲜明的毒药标志**。

24. 毒性中药饮片必须按照国家有关规定，实行**专人、专库（柜）、专账、专用衡器，双人双锁保管**。

25. **中药配方颗粒**是由单味中药饮片经提取浓缩制成的、供中医临床配方用的颗粒。

26. 中药配方颗粒国内以前称**单味中药浓缩颗粒剂**，商品名及民间称呼还有免煎中药饮片、新饮片、精制饮片、饮料型饮片、科学中药等。

27. 中药配方颗粒实行**单味定量包装**，供药剂人员遵临床医嘱随证处方，按规定剂量调配给患者直接服用。

28. **不得将尚处于科学研究阶段，未获得公认的安全性、有效性方面数据的科研产品，以及片剂、颗粒剂等常规按制剂管理的产品作为中药饮片管理**，并不得为其制定中药饮片炮制规范。

29. 各省级药品监督管理部门**不得以任何名义自行批准**中药配方颗粒生产。

30. **依法行政、严格标准、严格审批**，对已发生的不当审批行为须立即纠正、妥善处理。

31. 直接从事中药饮片技术工作的，应当是<u>中药学专业技术人员</u>。

32. 负责中药饮片临方炮制工作的，应当是具有<u>三年以上炮制经验</u>的中药学专业技术人员。

33. 购进国家实行批准文号管理的中药饮片，还应当<u>验证注册证书并将复印件存档</u>备查。

34. <u>严禁擅自提高饮片等级、以次充好</u>，为个人或单位谋取不正当利益。

35. 对购入的中药饮片质量有疑义需要鉴定的，应当委托<u>国家认定的药检部门</u>进行鉴定。

36. 中药饮片调剂室应当有与调剂量相适应的面积，<u>配备通风、调温、调湿、防潮、防虫、防鼠、除尘设施</u>，工作场地、操作台面应当保持清洁卫生。

37. 中药饮片装斗时要<u>清斗</u>，认真核对，装量适当，不得错斗、串斗。

38. 对存在"<u>十八反</u>"、"<u>十九畏</u>"、<u>妊娠禁忌、超过常用剂量</u>等可能引起用药安全问题的处方，应当由处方医生确认（"双签字"）或重新开具处方后方可调配。

39. 二级以上医院应当由主管中药师以上专业技术人员负责调剂复核工作，复核率应当达到100%。

40. 中药饮片调配每剂重量误差应当在<u>±5%</u>以内。

41. 罂粟壳不得单方发药，必须凭有麻醉药处方权的执业医师签名的淡红色处方方可调配，每张处方**不得超过三日用量**，连续使用不得超过七天，成人一次的常用量为每天3~6克。处方保存三年备查。

42. 中药饮片煎煮液的包装材料和容器应当**无毒、卫生、不易破损**，并符合有关规定。

**历年考题**

【A型题】1. 药品调剂人员在调配存在"十八反""十九畏"的中药饮片处方时，应采取的措施是（　　）

A. 作为不合法处方，拒绝调配，并按照有关规定报告

B. 告知处方医师，并请其确认和签字后，方可调剂

C. 经主管中药师以上专业技术人员复核签字后，方可调剂

D. 对患者进行用药指导，在患者充分知情，并请其签字确认后，方可调剂

【考点提示】B。医院中药饮片调剂时，对存在"十八反"、"十九畏"、妊娠禁忌、超过常用剂量等可能引起用药安全问题的处方，应当由处方医生确认（"双签字"）或重新开具处方后方可调配。

【A型题】2. 根据《麻醉药品和精神药品管理条例》，关于麻醉药品和精神药品购销管理的说法，正确

的是(　　)

  A. 医疗机构在急需使用麻醉药品的情况下，可自行到供货单位提取药品

  B. 药品零售企业应当凭执业医师处方销售第一类精神药品

  C. 罂粟壳只能根据医师处方调配使用，严禁单味零售

  D. 麻醉药品和精神药品一律不得在药品零售企业销售

【考点提示】C。罂粟壳不得单方发药，必须凭有麻醉药处方权的执业医师签名的淡红色处方方可调配。医疗机构在急需使用麻醉药品的情况下，不可自行到供货单位提取药品，需要审批。第一类精神药品不得在药品零售企业销售，二类精神药品可以零售。

【C 型题】(3~4 题共用题干)

  某中医医院通过查找中医古籍文献，发现有中药验方对治疗脑卒中有效。经专家反复讨论和论证，决定在临床上使用，但发现有一味中药饮片市场上没有供应，导致医师无法开方使用，决定自行炮制。同时，该医院决定应用传统工艺将其配制成中药制剂。

  3. 关于该院自行炮制市场没有供应的中药饮片的说法，正确的是(　　)

A. 该院不得自行炮制中药饮片，但可以采购功能相近的中药饮片代替

B. 炮制中药饮片应当向省级药品监督管理部门申请，经批准后方可按照本省的中药饮片炮制规范炮制

C. 在保证质量的情况下，向设区的市级药品监督管理部门备案后，可以在该院内炮制和使用该中药饮片

D. 向所在地卫生健康主管部门备案后，可以委托有经验的老药工按照中药材炮制规范代为加工后使用该中药饮片

4. 关于该院应用传统工艺配制成中药制剂的说法，正确的是（　　）

A. 向省级药品监督管理部门备案后方可配制

B. 经卫生健康主管部门批准方可配制

C. 经省级药品监督管理部门批准方可配制

D. 向国家中医药管理局备案后方可配制

【考点提示】C、A。对市场上没有供应的中药饮片，医疗机构可以根据本医疗机构医师处方的需要，在本医疗机构内炮制、使用。医疗机构应当遵守中药饮片炮制的有关规定，对其炮制的中药饮片的质量负责，保证药品安全。医疗机构炮制中药饮片，应当向所在地设

区的市级人民政府药品监督管理部门备案。应用传统工艺配制的中药制剂品种，向医疗机构所在地省、自治区、直辖市人民政府药品监督管理部门备案后即可配制，不需要取得制剂批准文号。

【X型题】5. 根据《药品经营质量管理规范》，关于药品零售企业各类人员配备和资格要求的说法，正确的有(　　)

  A. 中药饮片调剂人员应是中药学中专以上学历或者具备中药调剂员资格

  B. 质量管理部门负责人应具有大学本科以上学历和 3 年以上药品经营质量管理工作经历

  C. 中药采购人员应是中药学中专以上学历或者具有中药学专业初级以上专业技术职称

  D. 企业法定代表人或企业负责人应具备执业药师资格

【考点提示】ACD。药品零售企业的中药饮片调剂人员应当具有中药学中专以上学历或者具备中药调剂员资格。法定代表人或者企业负责人应当具备执业药师资格。药品批发企业的质量负责人应当具有大学本科以上学历、执业药师资格和 3 年以上药品经营质量管理工作经历，在质量管理工作中具备正确判断和保障实施的能力。药品零售企业的法定代表人或者企业负责人应当具备执业药师资格。药品零售企业从事中药饮片质量管理、验收、采购人员应当具有中药学中专以上学历或者具有中药学专业初级以上专业技术职称。

# 第四节 中成药与医疗机构中药制剂管理

**必背采分点**

1. 为规范中成药命名，体现中医药特色，2017 年 11 月 20 日原国家食品药品监督管理总局组织制定了《中成药通用名称命名技术指导原则》，中药新药应根据**技术指导原则**的要求进行命名。

2. 中成药通用名称命名的基本原则有：① "科学简明，避免重名" 原则；②**"规范命名，避免夸大疗效"原则**；③ "体现传统文化特色" 原则。

3. 中成药通用名称中应**明确剂型，且剂型应放在名称最后**。

4. 《中成药通用名称命名技术指导原则》规定，对于已上市中成药，如存在：①明显夸大疗效，误导医生和患者的；②名称不正确、不科学，有低俗用语和迷信色彩的；③**处方相同而药品名称不同，药品名称相同或相似而处方不同的**，必须更名。

5. 中成药通用名称更名工作由**国家药典委员会**负责。

6. 《中药品种保护条例》规定，国家鼓励研制开发临床有效的中药品种，对质量稳定、疗效确切的中药品种实行**分级保护制度**。

7. 中药品种保护制度的实施，促进了中药质量和信誉的提升，起到了**保护先进、促进老药再提高**的作用。

8. 中药品种保护制度的实施，维护了正常的生产秩序，促进了中药产业的**集约化、规模化、规范化**生产，促进了中药名牌产品的形成和科技进步。

9. 《中药品种保护条例》适用于中国境内生产制造的中药品种，包括**中成药、天然药物的提取物及其制剂、中药人工制品**。

10. **申请专利的中药品种**依照专利法的规定办理，不适用《中药品种保护条例》。

11. **国家食品药品监督管理部门**负责全国中药品保护的监督管理工作。

12. 依照《中药品种保护条例》，受保护的中药品种必须是**列入国家药品标准**的品种。

13. 对受保护的中药品种分为**一级、二级**进行管理。

14. 中药一级保护品种的保护期限分别为**30 年、20年、10 年**，中药二级保护品种的保护期限为 7 年。

15. 符合下列条件之一的中药品种，可以**申请一级保护**。①对特定疾病有特殊疗效的；②相当于国家一级保护野生药材物种的人工制成品；③用于预防和治疗特殊疾病的。

16. "**特殊疾病**"，是指严重危害百姓身体健康和正常社会生活、经济秩序的重大疑难疾病、危急重症、烈性传染病和罕见病。用于预防和治疗特殊疾病的中药品种，其疗效应明显优于现有治疗方法。

17. 符合下列条件之一的中药品种，可以**申请二级保护**。①符合上述一级保护的品种或者已经解除一级保护的品种；②对特定疾病有显著疗效的；③从天然药物中提取的有效物质及特殊制剂。

18. 中药一级保护品种的处方组成、工艺制法在保护期内由获得《中药保护品种证书》的生产企业和有关药品监督管理部门、单位和个人**负责保密，不得公开**。

19. 因特殊情况需要延长保护期的，由生产企业在该品种保护期满前**6个月**，依照中药品种保护的申请办理程序申报。

20. 中药二级保护品种在保护期满后可以延长保护期限，**时间为7年**，由生产企业在该品种保护期满前6个月，依据条例规定的程序申报。

21. 申请中药品种保护的程序：中药生产企业向所

在地省级药品监督管理部门提出申请，经初审签署意见后，报国家药品监督管理部门。国家药品监督管理部门委托**国家中药品种保护审评委员会**进行审评。国家药品监督管理部门根据审评结论，决定对申请的中药品种是否给予保护。

22. 违反《中药品种保护条例》的规定，将一级保护品种的处方组成、工艺制法泄密者，对其责任人员，由**所在单位或者上级机关**给予行政处分，构成犯罪的，依法追究刑事责任。

23. 对违反《中药品种保护条例》，擅自仿制和生产中药保护品种的，由县级以上药品监督管理部门以**生产假药**依法论处。

24. 伪造"中药保护品种证书"及有关证明文件进行生产、销售的，由县级以上药品监督管理部门没收其全部有关药品及违法所得，并可以处以有关药品**正品价格3倍以下罚款**，对构成犯罪的，由司法机关依法追究刑事责任。

25. 《关于印发中药品种保护指导原则的通知》规定，对已受理的中药品种保护申请，将在**国家局政府网站**予以公示。自公示之日起至做出行政决定期间，各地一律暂停受理该品种的仿制申请。

26. 《关于印发中药品种保护指导原则的通知》规

定，对批准保护的中药品种，国家局将在**政府网站、《中国医药报》**上予以公告。

27. 生产批准保护的中药品种的其他生产企业应自公告发布之日起**6 个月内**向局受理中心提出同品种保护申请并提交完整资料；对逾期提出申请的，局受理中心将不予受理。

28. 国家局终止中药品种保护审评审批，予以退审的情形有：①在审评过程中发现申报资料不真实的，或在资料真实性核查中不能证明其申报资料真实性的。**②未在规定时限内按要求提交资料的**。③申报企业主动提出撤回申请的。④其他不符合国家法律、法规及有关规定的。

29. 已受理同品种保护申请和延长保护期申请的企业，在该品种审批期间**可继续生产、销售**。

30. 在保护期内的品种，国家局将提前终止保护，收回其保护审批件及证书的情形有：①保护品种生产企业的"药品生产许可证"被撤销、吊销或注销的。②保护品种的药品批准文号被撤销或注销的。③申请企业提供虚假的证明文件、资料、样品或者采取其他欺骗手段取得保护审批件及证书的。④保护品种生产企业主动提出终止保护的。**⑤累计 2 年不缴纳保护品种年费的**。⑥未按照规定完成改进提高工作的。⑦其他不符合法

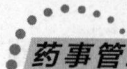

律、法规规定的。

31. **已被终止保护的品种的生产企业**不得再次申请该品种的中药品种保护。

32. 申请企业对终止保护审批结论有异议的，可以在收到审批意见之日起**60日内**向国家局提出复审申请并说明复审理由。

33. 对终止保护有异议的复审仅限于原申报资料，国家局应当在 50 日内做出结论，如需进行技术审查的，由**国家中药品种保护审评委员会**按照原申请时限组织审评。

34. 中药注射剂的质量要求很高，组成药味最好不超过 **3 味**。

35. 中药注射剂的处方组成除植物药材以外，还包括**珍珠母（珍珠粉）、水牛角、山羊角、麝香**、鹿茸、水蛭、没药（一种树脂）、地龙、明矾、斑蝥（一种昆虫）等动物及矿物材料。

36. 中药注射剂大多由成方加工或提取中药有效成分而成，因**使用方便、起效快捷**而逐渐得到广泛运用。

37. 药品生产企业应制定药品退货和召回程序。因质量原因退货和召回的中药注射剂，应按照有关规定**销毁，并记录**。

38. 中药注射剂应当在医疗机构内**凭医师处方**使用。

39. 医疗机构要加强对中药注射剂**采购、验收、储存、调剂**的管理。

40. 医疗机构药学部门在发放药品时严格按照**《药品管理法》《处方管理办法》**进行审核。

41. 医疗机构医护人员应加强用药监测，在使用中药注射剂前，应严格执行**用药查对制度**，发现异常，立即停止使用，并按规定报告。

42. 中药注射剂临床使用时应谨慎联合用药，如确需联合使用其他药品时，应谨慎考虑**与中药注射剂的间隔时间及药物相互作用**等问题。

43. 中药注射剂用药过程中，应密切观察用药反应，特别是**开始 30 分钟**。发现异常，立即停药，采用积极救治措施，救治患者。

44. 第一批古代经典名方目录中包含了桃核承气汤等 100 个名方，涉及**汤剂、散剂、煮散和膏剂**四种剂型。

45. 《关于对医疗机构应用传统工艺配制中药制剂实施备案管理的公告》（2018 年第 19 号）规定，医疗机构所备案的传统中药制剂应与其"医疗机构执业许可证"所载明的诊疗范围一致。属于下列情形之一的，不得备案：①《医疗机构制剂注册管理办法（试行）》中规定的不得作为医疗机构制剂申报的情形；②**与市场上已有供应品种相同处方的不同剂型品种**；③中药配方颗粒；④其他不符合国家有关规定的制剂。

46. **下列情况不纳入医疗机构中药制剂管理范围**：①中药加工成细粉，临用时加水、酒、醋、蜜、麻油等中药传统基质调配、外用，在医疗机构内由医务人员调配使用；②鲜药榨汁；③受患者委托，按医师处方（一人一方）应用中药传统工艺加工而成的制品。

47. 传统中药制剂备案号格式为：**×药制备字Z＋4位年号＋4位顺序号＋3位变更顺序号**。其中，首次备案3位变更顺序号为000，×为省份简称。

48. 传统中药制剂限于**取得该制剂品种备案号的医疗机构**使用，一般不得调剂使用。

## 历年考题

【A型题】1. 根据《中药品种保护条例》，不可以申请中药品种保护的是（　　　）

　　A. 天然药物提取物

　　B. 天然药物提取制剂

　　C. 中药人工制品

　　D. 已申请专利的中药制剂

【考点提示】D。申请专利的中药品种依照专利法的规定办理，不适用《中药品种保护条例》。

【A型题】2. 根据《中成药通用名称命名技术指导

原则》，下列关于中成药命名的说法，错误的是(　　　)

  A. 中成药通用名称应科学、明确、简短，不易产生歧义和误导，避免使用生涩用语

  B. 需要更名的中成药在其新的通用名称批准后，给予2年过渡期，过渡期内采用老名称后括注新名称的方式

  C. 中成药通用名称一般不应采用人名、地名、企业名称或濒危受保护动植物名称命名

  D. 中成药命名可借鉴古方命名充分结合美学观念的优点，使中成药的名称既科学规范，又体现一定的中华传统文化底蕴

  【考点提示】B。需要更名的中成药在其新的通用名称批准后，给予2年过渡期，过渡期内采取新名称后括注老名称的方式，让患者和医生逐步适应。

  【A型题】3. 根据《中成药通用名称命名技术指导原则》，不属于中成药通用名称命名基本原则的是(　　　)

  A. 科学简明，避免重名

  B. 规范命名，避免夸大疗效

  C. 体现传统文化特色

  D. 古今互通，拒绝迷信

  【考点提示】D。中成药通用名称命名基本原则包括：①"科学简明，避免重名"原则；②"规范命名，

避免夸大疗效"原则；③"体现传统文化特色"原则。

【B型题】(4~5题共用备选答案)

A. 30 年 　　　　B. 7 年

C. 20 年 　　　　D. 10 年

4. 中药一级保护品种的最低保护年限是(　　)

5. 中药二级保护品种的最低保护年限是(　　)

【考点提示】D、B。中药一级保护品种的保护期限分别为30年、20年、10年。中药二级保护品种的保护期限为7年。

【X型题】6. 根据《中药品种保护条例》，2013年有6家企业生产的"复方大青叶合剂"获批为国家中药保护品种，保护期限为7年。关于复方大青叶合剂的中药品种保护的说法，正确的有(　　)

A. 复方大青叶合剂为中药一级保护品种

B. 中药保护品种在保护期满后可以延长保护期限

C. 擅自仿制和生产复方大青叶合剂的，以生产假药论处

D. 这6家企业必须是中国境内的生产企业

【考点提示】BCD。复方大青叶合剂为中药二级保护品种。中药二级保护品种在保护期满后可以延长保护期限，时间为7年，由生产企业在该品种保护期满前6个月依据条例规定的程序申报。擅自仿制和生产中药保

护品种的，由县级以上药品监督管理部门以生产假药依法论处。《中药品种保护条例》适用于中国境内生产制造的中药品种，包括中成药、天然药物的提取物及其制剂和中药人工制品。

# 第七章　特殊管理规定的药品管理

## 第一节　疫苗管理

**必背采分点**

1. 疫苗、血液制品、麻醉药品、精神药品、医疗用毒性药品、放射性药品、药品类易制毒化学品等国家实行特殊管理的药品**不得在网络上销售**。

2. 《**疫苗流通和预防接种管理条例**》适用于疫苗的流通、预防接种及其监督管理。

3. 《**疫苗储存和运输管理规范**（2017 年版）》主要内容包括：①提出疫苗冷链储存运输实施分类管理。②要求逐步提高冷链设备装备水平。③要求提高冷链温度监测管理水平。④规范疫苗储存、运输中的管理工作。⑤加强疫苗储存运输中温度异常的管理。

4. 《疫苗管理法》在总结以往实践经验的基础上，针对疫苗监管的特殊性，**系统制定了疫苗研制、生产、**

流通、预防接种等方面的管理制度，旨在进一步加强疫苗管理，保证疫苗质量和供应，规范预防接种，促进疫苗行业发展，保障公众健康，维护公共卫生安全。

5. 国家对疫苗实行最严格的管理制度，坚持**安全第一、风险管理、全程管控、科学监管、社会共治**。

6. 国家坚持疫苗产品的**战略性和公益性**。

7. 疫苗是指为预防、控制疾病的发生、流行，**用于人体免疫接种的预防性生物制品**。

8. 疫苗可分为两类：**免疫规划疫苗和非免疫规划疫苗**。

9. **免疫规划疫苗**，是指居民应当按照政府的规定接种的疫苗，包括国家免疫规划确定的疫苗，省、自治区、直辖市人民政府在执行国家免疫规划时增加的疫苗，以及县级以上人民政府或者其卫生健康主管部门组织的应急接种或者群体性预防接种所使用的疫苗。

10. 政府免费向居民提供免疫规划疫苗，接种单位接种免疫规划疫苗**不得收取任何费用**。

11. 疫苗生产企业应当在其供应的纳入国家免疫规划疫苗的最小外包装的显著位置，标明"免费"字样以及国务院卫生主管部门规定的**"免疫规划"专用标识**。

12. 目前**国家免疫规划的疫苗**包括麻疹疫苗、脊髓灰质炎疫苗、百白破联合疫苗、卡介苗、乙型肝炎疫苗

（不包括成人预防用乙型肝炎疫苗），以及各省、自治区、直辖市人民政府增加的免费向公民提供的疫苗。

13. "免费"字样应当标注在疫苗最小外包装的显著位置，**字样颜色为红色，宋体字**，大小可与疫苗通用名称相同。

14. "免疫规划"专用标识应当印刷在疫苗最小外包装的顶面的正中处，**标识颜色为宝石蓝色**。

15. **疫苗管理部门及职责**：①县级以上人民政府及其有关部门应当保障适龄儿童接种免疫规划疫苗。②县级以上人民政府应当将疫苗安全工作和预防接种工作纳入本级国民经济和社会发展规划，加强疫苗监督管理能力建设，建立健全疫苗监督管理工作机制。③国务院药品监督管理部门负责全国疫苗监督管理工作。

16. 开展疫苗临床试验，应当经**国务院药品监督管理部门**依法批准。

17. 疫苗临床试验申办者应当制定临床试验方案，建立临床试验安全监测与评价制度，审慎选择受试者，**合理设置受试者群体和年龄组**，并根据风险程度采取有效措施，保护受试者合法权益。

18. 开展疫苗临床试验，应当**取得受试者的书面知情同意**；受试者为无民事行为能力人的，应当取得其监护人的书面知情同意；受试者为限制民事行为能力人的，应当取得本人及其监护人的书面知情同意。

19. 在中国境内上市的疫苗应当经国务院药品监督管理部门批准，**取得药品注册证书**；申请疫苗注册，应当提供真实、充分、可靠的数据、资料和样品。

20. 出现**特别重大突发公共卫生事件或者其他严重威胁公众健康的紧急事件**，国务院卫生健康主管部门根据传染病预防、控制需要提出紧急使用疫苗的建议，经国务院药品监督管理部门组织论证同意后可以在一定范围和期限内紧急使用。

21. 从事疫苗生产活动，除符合《药品管理法》规定的从事药品生产活动的条件外，还应当具备下列条件：①**具备适度规模和足够的产能储备**；②具有保证生物安全的制度和设施、设备；③符合疾病预防、控制需要。

22. 疫苗上市许可持有人的法定代表人、主要负责人应当具有**良好的信用记录**，生产管理负责人、质量管理负责人、质量受权人等关键岗位人员应当具有相关专业背景和从业经历。

23. 疫苗应当按照经核准的生产工艺和质量控制标准进行生产和检验，**生产全过程应当符合药品生产质量管理规范的要求**。

24. 每批疫苗销售前或者进口时，应当经国务院药品监督管理部门指定的批签发机构按照相关技术要求进行审核、检验。**符合要求的，发给批签发证明**；不符合要求的，发给不予批签发通知书。

25. **申请疫苗批签发**应当按照规定向批签发机构提供批生产及检验记录摘要等资料和同批号产品等样品。

26. 进口疫苗应提供**原产地证明、批签发证明**；在原产地免予批签发的，应当提供免予批签发证明。

27. 预防、控制传染病疫情或应对突发事件急需的疫苗，经**国务院药品监督管理部门**批准，免予批签发。

28. 疫苗批签发应当逐批进行**资料审核和抽样检验**。

29. 国家免疫规划疫苗由**国务院卫生健康主管部门会同国务院财政部门**等组织集中招标或统一谈判，形成并公布中标价格或者成交价格，各省、自治区、直辖市实行统一采购。

30. 疫苗上市许可持有人应当按照采购合同约定，向**疾病预防控制机构**供应疫苗。

31. 疫苗上市许可持有人应当按照采购合同约定，向**疾病预防控制机构或疾病预防控制机构指定的接种单位**配送疫苗。

32. 疫苗上市许可持有人在销售疫苗时，应当**提供加盖其印章的批签发证明复印件或电子文件**；销售进口疫苗的，还应当提供加盖其印章的进口药品通关单复印件或者电子文件。

33. 疾病预防控制机构、接种单位在接收或者购进疫苗时，应当索取前款规定的证明文件，并保存至疫苗有效期满后**不少于五年**备查。

34. 疫苗上市许可持有人应当按照规定，建立真实、准确、完整的销售记录，并保存至疫苗有效期满后**不少于五年**备查。

35. 疾病预防控制机构、接种单位、疫苗配送单位应当按照规定，建立真实、准确、完整的接收、购进、储存、配送、供应记录，并保存至疫苗有效期满后**不少于五年**备查。

36. 疾病预防控制机构、接种单位接收或者购进疫苗时，应当索取本次运输、储存全过程温度监测记录，并保存至疫苗有效期满后**不少于五年**备查。

37. 疾病预防控制机构、接种单位应当如实记录处置情况，处置记录应当保存至疫苗有效期满后**不少于五年**备查。

38. 疫苗上市许可持有人应当**建立健全疫苗全生命周期质量管理体系**，制定并实施疫苗上市后风险管理计划，开展疫苗上市后研究，对疫苗的安全性、有效性和质量可控性进行进一步确证。

39. 疫苗上市许可持有人应当**对疫苗进行质量跟踪**

分析，持续提升质量控制标准，改进生产工艺，提高生产工艺稳定性。

40. 疫苗上市许可持有人应当根据疫苗上市后研究、预防接种异常反应等情况**持续更新说明书、标签**，并按照规定申请核准或者备案。

41. 疫苗上市许可持有人应当**加强疫苗全生命周期质量管理**，对疫苗的安全性、有效性和质量可控性负责。

42. 国家实行**疫苗全程电子追溯**制度。

43. **冷链**是指为保证疫苗从疫苗生产企业到接种单位运转过程中的质量而装备的储存、运输冷藏设施、设备。

44. 《疫苗管理法》规定，疫苗上市许可持有人、疾病预防控制机构自行配送疫苗应当具备疫苗**冷链储存、运输条件**。

45. 疫苗储存、运输的全过程应当始终处于规定的温度环境，**不得脱离冷链**，并定时监测、记录温度。

46. 自动温度监测系统的测量范围、精度、误差等技术参数能够满足疫苗储存、运输管理需要，**具有不间断监测、连续记录、数据存储、显示及报警功能**。

47. **省级疾病预防控制机构**、疫苗生产企业、疫苗配送企业、疫苗仓储企业应当根据疫苗储存、运输的需要，配备普通冷库、低温冷库、冷藏车和自动温度监测器材或设备等。

48. **设区的市级、县级疾病预防控制机构**应当配备普通冷库、冷藏车或疫苗运输车、低温冰箱、普通冰箱、冷藏箱（包）、冰排和温度监测器材或设备等。

49. **接种单位**应当配备普通冰箱、冷藏箱（包）、冰排和温度监测器材或设备等。

50. 疾病预防控制机构、接种单位用于疫苗储存的冷库容积应当与储存需求相适应，应当**配有自动监测、调控、显示、记录温度状况以及报警的设备**，备用制冷机组、备用发电机组或安装双路电路。

51. 自动温度监测设备，温度测量精度要求在 **±0.5℃** 范围内；冰箱监测用温度计，温度测量精度要求在 ±1℃ 范围内。

52. 运输时间超过**6 小时**，须记录途中温度。途中温度记录时间间隔不超过 6 小时。

53. 对于**资料齐全、符合冷链运输温度要求**的疫苗，方可接收。

54. 对于冷链运输时间长、需要配送至偏远地区的疫苗，**省级疾病预防控制机构**应当对疫苗生产企业提出加贴温度控制标签的要求并在招标文件中提出。

55. 疫苗生产企业应当**评估疫苗储存、运输过程中**

出入库、装卸等常规操作产生的温度偏差对疫苗质量的影响及可接收的条件。

56. 在特殊情况下，如停电、储存运输设备发生故障，造成温度异常的，须填写"**疫苗储存和运输温度异常情况记录表**"。

## 历年考题

【A型题】1. 下图的专有标识（印刷在最小外包装顶面的正中处，颜色为宝石蓝色）是(　　)

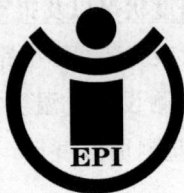

  A. 易制毒化学品专有 B. 兴奋剂专用标识
  C. 疫苗专用标识   D. 免疫规划专用标识

【考点提示】D。"免疫规划"专用标识应当印刷在疫苗最小外包装顶面的正中处，标识颜色为宝石蓝色。

【A型题】2. 根据《疫苗管理法》及相关规定，下列关于疫苗管理要求的说法，错误的是(　　)

  A. 实行疫苗批签发制度，每批疫苗销售前或进口时，应经指定的批签发机构审核、检验

B. 实行疫苗全国统一采购和供应制度，疫苗上市许可持有人按照采购合同约定向疾病预防控制机构供应疫苗

C. 实行疫苗全程冷链储运管理制度，疫苗储存、运输全过程应当处于规定的温度环境，有条件的应当建立自动温度监测系统

D. 实行疫苗全程电子追溯制度，实现生产、流通和预防接种全过程最小包装单位疫苗可追溯、可核查

【考点提示】B。国家免疫规划疫苗由国家卫生部门会同国家财政部门等组织集中招标或者统一谈判，各省、自治区、直辖市实行统一采购。国家免疫规划疫苗以外的其他免疫规划疫苗、非免疫规划疫苗由各省、自治区、直辖市通过省级公共资源交易平台组织采购。疫苗上市许可持有人应当按照采购合同约定，向疾控机构供应疫苗。

【A型题】3. 根据《疫苗流通和预防接种管理条例》及相关规定，关于非免疫规划疫苗（第二类疫苗）管理的说法，错误的是(　　)

A. 药品批发企业经批准后可以经营非免疫规划疫苗（第二类疫苗），批发企业必须建立真实、完整的购进、储存、分发、供应记录，

做到账、物、货、款一致

B. 非免疫规划疫苗（第二类疫苗）由省级疾病预防控制机构组织在省级公共资源交易平台集中采购

C. 县级疾病预防控制机构向接种单位供应非免疫规划疫苗（第二类疫苗）可以收取疫苗费用及储存、运输费用

D. 疫苗生产企业与疾病预防控制机构在交接疫苗过程中，双方均应登记疫苗的名称、规格、生产批号、数量、有效期等信息

【考点提示】A。2016 年 4 月 23 日国务院公布的《国务院关于修改＜疫苗流通和预防接种管理条例＞的决定》规定不再允许药品批发企业经营疫苗。同时明确规定，疫苗的采购全部纳入省级公共资源交易平台，因此 A 选项错误。

【X 型题】4. 根据《疫苗流通和预防接种管理条例》，疾病预防控制机构、疫苗生产企业应对运输过程中的疫苗进行温度监测并记录。其记录内容除疫苗名称、生产企业、供货（发送）单位、数量、批号及有效期外，还应包括(　　　)

A. 疫苗运输过程中的温度变化

B. 启运和到达时的疫苗储存温度和环境温度

C. 疫苗运输工具和接送人签字

D. 疫苗启运和到达时间

【考点提示】ABCD。疾病预防控制机构、疫苗生产企业、疫苗批发企业应对运输过程中的疫苗进行温度监测并记录。记录内容包括疫苗名称、生产企业、供货（发送）单位、数量、批号及有效期、启运和到达时间、启运和到达时的疫苗储存温度和环境温度、运输过程中的温度变化、运输工具名称和接送疫苗人员签名。

# 第二节　血液制品管理

必背采分点

1. 血液制品，是特指**各种人血浆蛋白制品**，包括人血白蛋白、人胎盘血白蛋白、静脉注射用人免疫球蛋白、肌注人免疫球蛋白、组织胺人免疫球蛋白、特异性免疫球蛋白、免疫球蛋白（乙型肝炎、狂犬病、破伤风免疫球蛋白）、人凝血因子Ⅷ、人凝血酶原复合物、人纤维蛋白原、抗人淋巴细胞免疫球蛋白等。

2. 血液制品的原料是**血浆**，原料血浆是指由单采血浆站采集的专用于血液制品生产原料的血浆。

3. 新建、改建或者扩建血液制品生产单位，**经国务**

院药品监督管理部门根据总体规划进行立项审查同意后，由省、自治区、直辖市人民政府药品监督管理部门依照《药品管理法》规定审核批准。

4. 血液制品生产单位必须达到《药品生产质量管理规范》规定的标准，经**国务院药品监督管理部门**审查合格，并依法向工商行政管理部门申领营业执照后，方可从事血液制品的生产活动。

5. 血液制品生产单位应当积极开发新品种，**提高血浆综合利用率**。

6. 严禁血液制品生产单位**出让、出租、出借以及与他人共用药品生产许可证和产品批准文号**。

7. 血液制品生产单位在原料血浆投料生产前，必须使用有产品批准文号并经国家药品生物制品检定机构逐批检定合格的体外诊断试剂，**对每一人份血浆进行全面复检**，并作检测记录。

8. **血液制品经营管理**：①开办血液制品经营单位，由省、自治区、直辖市人民政府药品监督管理部门审核批准。②血液制品经营单位应当具备与所经营的产品相适应的冷藏条件和熟悉所经营品种的业务人员。③血液制品生产经营单位生产、包装、储存、运输、经营血液制品，应当符合国家规定的卫生标准和要求。

9. **国务院药品监督管理部门**负责全国进出口血液制

品的审批及监督管理。

10. 违反相关规定，擅自进出口血液制品或者出口原料血浆的，由省级以上人民政府药品监督管理部门没收所进出口的血液制品或所出口的原料血浆和违法所得，并处所进出口的血液制品或者所出口的原料血浆总值**3 倍以上 5 倍以下**的罚款。

# 第三节 麻醉药品和精神药品的管理

**必背采分点**

1. 《麻醉药品和精神药品管理条例》（简称《条例》）规定，国家对**麻醉药品药用原植物**及麻醉药品和精神药品实行管制。

2. 除条例另有规定的外，任何单位、个人不得进行**麻醉药品药用原植物的种植**以及麻醉药品和精神药品的实验研究、生产、经营、使用、储存、运输等活动。

3. 麻醉药品是指连续使用后易产生**生理依赖性、能成瘾癖**的药品。

4. 精神药品是指直接作用于**中枢神经系统**，使之兴奋或抑制，连续使用可产生依赖性的药品。

5. 依据精神药品使人体产生的依赖性和危害人体健

康的程度，精神药品分为**第一类精神药品、第二类精神
药品**。

6.《非药用类麻醉药品和精神药品列管办法》中指
出，麻醉药品和精神药品按照**药用类、非药用类**分类
列管。

7. 具体管制品种目录的调整由**国务院公安部门会同
国务院食品药品监督管理部门和国务院卫生计生行政部
门**负责。

8. 根据《药品管理法》及相关规定，麻醉药品和
精神药品的标签必须印有**国务院药品监督管理部门规定
的标志**。

9. 国务院药品监督管理部门规定的麻醉药品专用标
志样式颜色为**天蓝色与白色相间**，精神药品的专用标志
样式颜色为**绿色与白色相间**。

10. 国务院药品监督管理部门负责全国麻醉药品和
精神药品的监督管理工作，并会同**国务院农业主管部门**
对麻醉药品药用原植物实施监督管理。

11. **省级药品监督管理部门**负责本行政区域内麻醉
药品和精神药品的监督管理工作。

12. **国务院公安部门**负责对造成麻醉药品药用原植
物、麻醉药品和精神药品流入非法渠道的行为进行查
处。**县级以上地方公安机关**负责对本行政区域内造成麻

醉药品和精神药品流入非法渠道的行为进行查处。

13. 麻醉药品和精神药品目录由**国务院药品监督管理部门会同国务院公安部门、国务院卫生主管部门**制定、调整并公布。

14.《麻醉药品品种目录（2013 版）》共 121 个品种，其中我国生产及使用的品种及包括的制剂、提取物、提取物粉共有**27 个**品种。

15.《条例》规定，麻醉药品目录中的罂粟壳只能用于**中药饮片和中成药的生产、医疗配方**使用。

16.《精神药品品种目录（2013 版）》共有 149 个品种，其中第一类精神药品有**68 个**品种，第二类精神药品有**81 个**品种。

17. 目前，《精神药品品种目录（2013 版）》确定的我国生产及使用的第一类精神药品有 7 个品种，具体包括**哌醋甲酯、司可巴比妥、丁丙诺啡**、γ - 羟丁酸、氯胺酮、马吲哚、三唑仑。

18. 目前，异戊巴比妥、格鲁米特、喷他佐辛、戊巴比妥、阿普唑仑属于《精神药品品种目录（2013 版)》确定的**我国生产及使用的第二类精神药品**。

19. 丁丙诺啡透皮贴剂、佐匹克隆（包括其盐、异构体和单方制剂）是新调整进入第二类精神药品目录的品种，自 2014 年 1 月 1 日起，按**第二类精神药品**管理。

20. 根据《条例》的有关规定，**国家食品药品监管总局、公安部、国家卫生健康委员会**决定将含可待因复方口服液体制剂（包括口服溶液剂、糖浆剂）列入第二类精神药品管理。

21. 国家根据**麻醉药品和精神药品的医疗、国家储备和企业生产所需原料的需要**确定需求总量，对麻醉药品药用原植物的种植、麻醉药品和精神药品的生产实行总量控制。

22. 麻醉药品和精神药品的年度生产计划，是由国务院药品监督管理部门根据麻醉药品和精神药品的**需求总量**制定。

23. 麻醉药品药用原植物年度种植计划，是由国务院药品监督管理部门和国务院农业主管部门根据**麻醉药品年度生产计划**，共同制定。

24. 麻醉药品药用原植物种植企业应当根据**年度种植计划**，种植麻醉药品药用原植物。

25. 麻醉药品药用原植物种植企业应当向**国务院药品监督管理部门、国务院农业主管部门**定期报告种植情况。

26. 麻醉药品药用原植物种植企业由**国务院药品监督管理部门和国务院农业主管部门共同**确定，其他单位和个人不得种植麻醉药品药用原植物。

27. 为严格麻醉药品和精神药品生产管理，国家对麻醉药品和精神药品实行**定点生产制度**。

28. 国务院药品监督管理部门按照**合理布局、总量控制**的原则，根据麻醉药品和精神药品的需求总量，确定麻醉药品和精神药品定点生产企业的数量和布局，并根据年度需求总量对定点生产企业的数量和布局进行调整、公布。

29. 根据 2016 年 2 月《国务院关于修改部分行政法规的决定》（国务院令第 666 号），麻醉药品、精神药品生产由**省级食品药品监督管理部门**审批。

30. 定点生产企业应当严格按照麻醉药品和精神药品年度生产计划安排生产，并依照规定向**所在地省级药品监督管理部门**报告生产情况。

31. 定点生产企业生产的麻醉药品和第一类精神药品原料药只能按照计划销售给**制剂生产企业和经批准购用的其他单位**，小包装原料药可以销售给**全国性批发企业、区域性批发企业**。

32. 定点生产企业只能将麻醉药品和第一类精神药品制剂销售给**全国性批发企业、区域性批发企业**以及经批准购用的其他单位。

33. 定点生产企业只能将第二类精神药品原料药销售给**全国性批发企业、区域性批发企业**、专门从事第二类精神药品批发业务的企业、第二类精神药品制剂生产企业以及经备案的其他需用第二类精神药品原料药的企业。

34. 生产企业将第二类精神药品原料药销售给制剂生产企业及经备案的其他需用第二类精神药品原料药的企业时，应当按照**备案的需用计划**销售。

35. 麻醉药品和精神药品定点生产企业销售麻醉药品和精神药品不得使用**现金交易**。

36. 国家对麻醉药品和精神药品实行**定点经营制度**，未经批准的任何单位和个人不得从事麻醉药品和精神药品经营活动。

37. 国务院药品监督管理部门应当根据**麻醉药品和第一类精神药品的需求总量**，确定麻醉药品和第一类精神药品的定点批发企业布局，并应当根据年度需求总量对布局进行调整、公布。

38. 药品经营企业不得经营**麻醉药品原料药、第一类精神药品原料药**。

39. 供医疗、科学研究、教学使用的小包装麻醉药品原料药和第一类精神药品原料药可以由**国务院药品监督管理部门规定的药品批发企业**经营。

40. 专门从事第二类精神药品批发业务的药品经营企业，应当经**所在地省级药品监督管理部门**批准，并予以公布。

41. 仅取得第二类精神药品经营资格的药品批发企业，只能从事**第二类精神药品批发业务**。

42. 从事麻醉药品和第一类精神药品批发业务的全国性批发企业、区域性批发企业，可以从事**第二类精神药品批发业务**。

43. 经所在地设区的市级药品监督管理部门批准，实行统一进货、统一配送、统一管理的药品零售连锁企业可以从事**第二类精神药品零售业务**。

44. 全国性批发企业应当从**定点生产企业**购进麻醉药品和第一类精神药品。

45. 区域性批发企业可以从**全国性批发企业**购进麻醉药品和第一类精神药品。

46. 区域性批发企业从定点生产企业购进麻醉药品和第一类精神药品制剂，须经**所在地省级药品监督管理部门**批准。

47. 从事第二类精神药品批发业务的企业，可以从**第二类精神药品定点生产企业、具有第二类精神药品经营资格的定点批发企业**购进第二类精神药品。

48. 全国性批发企业在确保**责任区内区域性批发企业供药**的基础上，可以在全国范围内向其他区域性批发企业销售麻醉药品和第一类精神药品。

49. 全国性批发企业向取得麻醉药品和第一类精神药品使用资格的医疗机构销售麻醉药品和第一类精神药品，须经**医疗机构所在地省级药品监督管理部门批准**。

50. 区域性批发企业在确保**责任区内医疗机构供药**的基础上，可以在本省行政区域内向其他医疗机构销售麻醉药品和第一类精神药品。

51. 企业销售出库的第二类精神药品不允许购货单位自提，须由供货企业将药品送达**医疗机构库房或购买方注册的仓库地址**。

52. 药品零售连锁企业对其所属的经营第二类精神药品的门店，应当严格执行**统一进货、统一配送、统一管理**。

53. 药品零售连锁企业门店所零售的第二类精神药品，应当**由本企业直接配送，不得委托配送**。

54. 全国性批发企业、区域性批发企业在销售麻醉药品和第一类精神药品时，应当建立**购买方销售档案**。

55. 全国性批发企业、区域性批发企业向其他企业、单位销售麻醉药品和第一类精神药品时，应当核实**企业或单位资质文件、采购人员身份证明**，核实无误后方可销售。

56. **麻醉药品、第一类精神药品**不得零售。除经批准的药品零售连锁企业外，其他药品零售企业不得从事第二类精神药品零售活动。

57. 第二类精神药品零售企业应当凭**执业医师开具的处方**，按规定剂量销售第二类精神药品，并将处方保存 2 年备查。

58. 零售第二类精神药品时，处方应经**执业药师或其他依法经过资格认定的药学技术人员**复核。

59. 全国性批发企业、区域性批发企业、专门从事第二类精神药品批发业务的企业和经批准从事第二类精神药品零售业务的零售连锁企业配备的麻醉药品、精神药品管理人员和直接业务人员，应当相对稳定，并每年接受不少于**10 学时**的麻醉药品和精神药品管理业务培训。

60. 药品生产企业需要以麻醉药品和第一类精神药品为原料生产普通药品的，应当向所在地省级药品监督管理部门报送年度需求计划，由省级药品监督管理部门汇总报**国务院药品监督管理部门**批准后，向定点生产企业购买。

61. 药品生产企业需要以第二类精神药品为原料生产普通药品的，应当将年度需求计划报**所在地省级药品监督管理部门**，并向定点批发企业或者定点生产企业购买。

62. 医疗机构需要使用麻醉药品和第一类精神药品的，应当经所在地设区的市级卫生主管部门批准，取得麻醉药品、第一类精神药品购用印鉴卡。

63. 设区的市级卫生主管部门发给医疗机构麻醉药品、第一类精神药品购用印鉴卡（简称印鉴卡）时，应当将取得印鉴卡的医疗机构情况抄送**所在地设区的市级药品监督管理部门**，并报省级卫生主管部门备案。

64. 医疗机构向设区的市级卫生行政部门提出办理《印鉴卡》，应当具备的条件有：①**有与使用麻醉药品和第一类精神药品相关的诊疗科目**。②具有经过麻醉药品和第一类精神药品培训的、专职从事麻醉药品和第一类精神药品管理的药学专业技术人员。③有获得麻醉药品和第一类精神药品处方资格的执业医师。④有保证麻醉药品和第一类精神药品安全储存的设施和管理制度。

65. 《印鉴卡》有效期为**3 年**。

66. 《印鉴卡》有效期满前 3 个月，医疗机构应当向**市级卫生行政部门**重新提出申请。

67. 《印鉴卡》有效期满需换领新卡的医疗机构，还应当提交原《印鉴卡》有效期期间内**麻醉药品、第一类精神药品使用情况**。

68. 市级卫生行政部门自收到医疗机构变更申请之日起 5 日内完成《印鉴卡》变更手续，并将变更情况抄送**所在地同级药品监督管理部门、公安机关**，报省级卫生行政部门备案。

69. 医疗机构应当按照国务院卫生主管部门的规定，对本单位执业医师进行有关麻醉药品和精神药品使用知识的培训、考核，经考核合格的，授予**麻醉药品和第一类精神药品处方资格**。

70. 执业医师取得**麻醉药品和第一类精神药品**的处方资格后，方可在本医疗机构开具麻醉药品和第一类精神药品处方，但不得为自己开具该种处方。

71. 医疗机构应当将具有麻醉药品和第一类精神药品处方资格的执业医师名单及其变更情况，定期报送**所在地设区的市级卫生行政部门**，并抄送同级药品监督管理部门。

72. 医疗机构应当对麻醉药品和精神药品处方进行**专册登记**，加强管理。

73. 麻醉药品处方至少保存**3 年**，精神药品处方至少保存**2 年**。

74. 医疗机构抢救患者急需麻醉药品和第一类精神药品而本医疗机构无法提供时，可以从其他医疗机构或者定点批发企业紧急借用；抢救工作结束后，应当及时将借用情况报**所在地设区的市级药品监督管理部门、卫生主管部门**备案。

75. 对临床需要而市场无供应的麻醉药品和精神药品，

持有医疗机构制剂许可证和印鉴卡的医疗机构需要配制制剂的，应当经**所在地省级药品监督管理部门**批准。

76. 医疗机构配制的麻醉药品和精神药品制剂**只能在本医疗机构使用，不得对外销售**。

77. 乡镇卫生院以上医疗机构应加强对购进罂粟壳的管理，严格凭**执业医师处方**调配使用。

78. 定点生产企业、全国性批发企业和区域性批发企业、麻醉药品和第一类精神药品的使用单位，应当配备**专人负责管理**工作，并建立储存麻醉药品和第一类精神药品的专用账册。

79. 麻醉药品和第一类精神药品入出库实行**双人核查**制度，药品入库须双人验收，出库须双人复核，做到账物相符。

80. 对因破损、变质、过期而不能销售的麻醉药品和精神药品品种，应清点登记造册，单独妥善保管，并及时向**所在地县级以上药品监督管理部门**申请销毁。

81. 托运或自行运输麻醉药品和第一类精神药品的单位，应当向**所在地设区的市级药品监督管理部门**申请领取《麻醉药品、第一类精神药品运输证明》（简称运输证明）

82. 货物到达后，承运单位应将运输证明副本递交收货单位。收货单位应在收到货物后**1 个月内**将运输证明副本交还发货单位。

83. 铁路运输应当采用**集装箱或行李车**运输麻醉药品和第一类精神药品。

84. 道路运输麻醉药品和第一类精神药品必须采用**封闭式车辆**，有专人押运，中途不应停车过夜。

85. 邮寄麻醉药品和精神药品，寄件人应当提交**所在地设区的市级药品监督管理部门**出具的准予邮寄证明。

86. 麻醉药品和精神药品的寄件单位应事先向所在地设区的市级药品监督管理部门申请办理《麻醉药品、精神药品邮寄证明》（简称邮寄证明）邮寄证明**一证一次**有效。

87. 省级邮政主管部门指定符合安全保障条件的邮政营业机构负责收寄麻醉药品和精神药品，并将指定的邮政营业机构名单报**所在地省级药品监督管理部门、国家邮政局**备案。

88. 邮政营业机构收寄麻醉药品和精神药品时，应当查验、收存邮寄证明并与详情单相关联一并存档，依据**邮寄证明**办理收寄手续。

89. 邮寄证明保存**1 年**备查。

90. 定点生产企业、全国性批发企业和区域性批发企业之间运输麻醉药品、第一类精神药品时，发货单位在发货前应当向**所在地省级药品监督管理部门**报送本次运输货物的相关信息。

**历年考题**

【A 型题】1. 区域性批发企业需要就近向相邻的其他省内取得麻醉药品使用资格的医疗机构销售麻醉药品，应当经（　　）

    A. 国家药品监督管理部门批准

    B. 批发企业所在地省级药品监督管理部门批准

    C. 医疗机构所在地省级药品监督管理部门批准

    D. 批发企业所在地设区的市级药品监督管理部门批准

【考点提示】B。由于特殊地理位置的原因，区域性批发企业需要就近向其他省、自治区、直辖市行政区域内取得麻醉药品和第一类精神药品使用资格的医疗机构销售麻醉药品和第一类精神药品的，应当经企业所在地省级药品监督管理部门批准。

【A 型题】2. 药品零售连锁企业经批准可以销售（　　）

    A. 麻醉药品　　　　B. 第一类精神药品

    C. 疫苗　　　　　　D. 第二类精神药品

【考点提示】D。经所在地设区的市级药品监督管理部门批准，实行统一进货、统一配送、统一管理的药品零售连锁企业可以从事第二类精神药品零售业务。

【A 型题】3. 根据《麻醉药品和精神药品管理条例》，下列关于精神药品经营和使用的说法，正确的是(　　)

    A. 医疗机构办理《麻醉药品、第一类精神药品购用印鉴卡》，应向设区的市级卫生行政部门提出申请

    B. 药品零售企业不得从事第一类精神药品和第二类精神药品零售业务

    C. 《麻醉药品、第一类精神药品购用印鉴卡》的有效期为 5 年，应在有效期满前 3 个月重新提出申请

    D. 由于特殊地理位置的原因，区域性批发企业需要就近向其他省份医疗机构销售第一类精神药品的，应当经国家药品监督管理部门批准

【考点提示】A。药品连锁零售企业可进行第二类精神药品零售业务。《印鉴卡》有效期为 3 年。《印鉴卡》有效期满前 3 个月，医疗机构应当向市级卫生行政部门重新提出申请。由于特殊地理位置的原因，区域性批发企业需要就近向其他省份医疗机构销售第一类精神药品的，应

当经企业所在地省级药品监督管理部门批准。

【B型题】(4~6题共用备选答案)

    A. 阿托品           B. 咖啡因

    C. 布桂嗪           D. 氯胺酮

4. 根据《麻醉药品和精神药品管理条例》，邮寄时需要预先办理准予邮寄证明，托运时需要预先办理运输证明的麻醉药品是(     )

5. 邮寄时需要预先办理准予邮寄证明，托运时需要预先办理运输证明的精神药品是(     )

6. 邮寄时需要预先办理准予邮寄证明，托运时无须预先办理运输证明的精神药品是(     )

【考点提示】C、D、B。布桂嗪为麻醉类药品，邮寄时需要预先办理准予邮寄证明，托运时需要预先办理运输证明，故6题选C。氯胺酮为第一类精神药品，邮寄时需要预先办理准予邮寄证明，托运时需要预先办理运输证明，故7题选D。咖啡因为第二类精神药品，邮寄时需要预先办理准予邮寄证明，托运时无须预先办理运输证明，故8题选B。阿托品为医疗用毒性药品，与麻醉药品管理一致。

【B型题】(7~9题共用备选答案)

    A. 从事麻醉药品和第一类精神药品批发业务的全国性批发企业

B. 医疗机构需要取得麻醉药品和第一类精神药品购用印鉴卡

C. 从事麻醉药品和第一类精神药品批发业务的区域性批发企业

D. 药品零售连锁企业从事第二类精神药品零售业务

7. 由国家药品监督管理部门审批的是（　　　）

8. 由省级药品监督管理部门审批的是（　　　）

9. 由所在地设区的市级卫生主管部门批准的是（　　　）

【考点提示】A、C、B。从事麻醉药品和第一类精神药品批发业务的全国性批发企业需要由国家药品监督管理部门审批。从事麻醉药品和第一类精神药品批发业务的区域性批发企业需要由省级药品监督管理部门审批。医疗机构取得麻醉药品和第一类精神药品购用印鉴卡需要由所在地设区的市级卫生主管部门批准。

【B 型题】（10～11 题共用备选答案）

A. 3 年

B. 1 年

C. 不少于 5 年

D. 药品有效期满之日起不少于 5 年

根据《麻醉药品和精神药品管理条例》

10. 药品经营企业对第二类精神药品专用账册的保

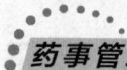

存期限为(　　)

11. 运输麻醉药品和第一类精神药品运输证明的有效期为(　　)

【考点提示】D、B。麻醉药品和第一类精神药品、第二类精神药品专用账册的保存期限应当自药品有效期满之日起不少于5年。运输麻醉药品和第一类精神药品的运输证明有效期1年。

【B型题】(12~14题共用备选答案)

　　A. 曲马多　　　　　　B. 氯胺酮
　　C. 麦角胺　　　　　　D. 罂粟壳

12. 按麻醉药品管理的是(　　)

13. 按第一类精神药品管理的是(　　)

14. 按第二类精神药品管理的是(　　)

【考点提示】D、B、A。曲马多按第二类精神药品管理，氯胺酮按第一类精神药品管理，麦角胺按易制毒化学品管理，罂粟壳按麻醉药品管理。

# 第四节　医疗用毒性药品的管理

📖 必背采分点

1. 医疗用毒性药品（简称毒性药品），是指毒性剧烈，**治疗剂量与中毒剂量相近**，使用不当会致人中毒或死亡的药品。

2. 毒性药品的管理品种，由**国务院卫生主管部门会同国务院药品监督管理部门**规定。

3. 现已公布的毒性药品的管理品种分为**中药品种、西药品种**两大类。

4. 毒性药品中药品种共 27 种，分别为砒石（红砒、白砒）、**砒霜、水银、生马钱子**、生川乌、生草乌、生白附子、生附子、生半夏、生天南星、生巴豆、斑蝥、青娘虫、红娘子、生甘遂、生狼毒、生藤黄、生千金子、生天仙子、闹羊花、雪上一枝蒿、白降丹、蟾酥、洋金花、红粉、轻粉、雄黄。

5. 毒性药品西药品种共 13 种，分别为**去乙酰毛花苷丙、阿托品、洋地黄毒苷**、氢溴酸后马托品、三氧化二砷、毛果芸香碱、升汞、水杨酸毒扁豆碱、氢溴酸东莨菪碱、亚砷酸钾、士的宁、亚砷酸注射液、A 型肉毒毒素及其制剂。

6. 国务院药品监督管理部门规定的医疗用毒性药品的标志样式的颜色为**黑白相间，黑底白字**。

7. 毒性药品的生产是由**药品监督管理部门指定的药品生产企业**承担，未取得毒性药品生产许可的企业，不得生产毒性药品。

8. 毒性药品的收购和经营，由**药品监督管理部门指定的药品经营企业**承担，其他任何单位或者个人均不得从事毒性药品的收购、经营业务。

9. 毒性药品年度生产、收购、供应和配制计划，由**省级药品监督管理部门**根据医疗需要制定并下达。

10. 生产毒性药品及其制剂，必须严格执行生产工艺操作规程，投料应在**本企业药品检验人员的监督**下准确投料，并建立完整的生产记录，保存五年备查。

11. 收购、经营、加工、使用毒性药品的单位必须建立健全**保管、验收、领发、核对**等制度，严防收假、发错，严禁与其他药品混杂。

12. 具有毒性药品经营资质并具有**生物制品经营资质**的药品批发企业方可作为 A 型肉毒毒素制剂的经销商。

13. 具有相应经营资质的药品批发企业，只能将 A 型肉毒毒素制剂销售给**医疗机构**，未经指定的药品经营企业不得购销 A 型肉毒毒素制剂。

14. 医疗机构供应和调配毒性药品，须凭**执业医师签名的正式处方**。

15. 具有毒性药品经营资格的零售药店供应和调配毒性药品时，须凭**盖有执业医师所在的医疗机构公章的正式处方**。

16. 调配处方时，必须认真负责，计量准确，按医嘱注明要求，并由**配方人员及具有药师以上技术职称的复核人员**签名盖章后方可发出。

17. 医疗用毒性药品的调配处方一次有效，取药后处方保存**两年**备查。

18. 科研和教学单位所需的毒性药品，必须持本单位的证明信，**经单位所在地县级以上药品监督管理部门**批准后，供应单位方能发售。

19. 医疗机构应当向**经药品生产企业指定的 A 型肉毒毒素经销商**采购 A 型肉毒毒素制剂。

### 历年考题

【A 型题】1. 下列品种不属于医疗用毒性药品的是(　　)

A. 美沙酮　　　　　　B. 阿托品

C. 生甘遂　　　　　　D. A 型肉毒霉素

【考点提示】A。美沙酮属于麻醉药品，不属于医疗用毒性药品。

【A 型题】2. 根据《医疗用毒性药品管理办法》，下列关于医疗用毒性药品的说法，错误的是(　　)

A. 毒性药品的收购和经营，由药品监督管理部门指定的药品经营企业承担

B. 药品零售企业调配毒性药品时，每次处方剂

量不得超过二日极量

C. 麦角胺和洋地黄毒苷为医疗用毒性药品

D. 调配处方时，对处方未注明"生用"的毒性中药，应当付炮制品

**【考点提示】** C。毒性药品的收购和经营，由药品监督管理部门指定的药品经营企业承担，其他任何单位或者个人均不得从事毒性药品的收购、经营业务。故 A 正确。零售药店供应和调配毒性药品，凭盖有医生所在的医疗单位公章的正式处方。每次处方剂量不得超过二日极量。故 B 正确。麦角胺为易制毒化学品，洋地黄毒苷为毒性药品西药品种。故 C 错误。处方未注明"生用"的毒性中药，应当付炮制品。故 D 正确。

**【A 型题】** 3. 关于注射用 A 型肉毒毒素管理的说法，正确的是(　　)

A. 只有药品零售连锁企业才能经营注射用 A 型肉毒毒素，非连锁药品零售企业不得经营

B. 注射用 A 型肉毒毒素只能销售至已取得医疗机构执业许可证的医疗美容机构

C. 经营注射用 A 型肉毒毒素的药品批发企业应具有医疗用毒性药品经营资质和生物制品经营资质

D. 调配注射用 A 型肉毒毒素的处方应保存 3 年

备查

【考点提示】C。根据《关于加强注射用 A 型肉毒毒素管理的通知》，注射用 A 型肉毒毒素生产（进口）企业应当指定具有医疗用毒性药品收购经营资质和具有生物制品经营资质的药品批发企业作为本企业注射用 A 型肉毒毒素的经营企业，并且经指定的经营企业直接将注射用 A 型肉毒毒素销售至已取得医疗机构执业许可证的医疗机构或医疗美容机构。药品零售企业不得经营注射用 A 型肉毒毒素。因此 A、B 错误，C 正确；调配注射用 A 型肉毒毒素的处方应保存二年备查，D 选项错误。综上答案为 C。

【B 型题】（4~5 题共用备选答案）

　　A. 医疗用毒性药品　　B. 含麻黄碱类复方制剂
　　C. 国家免疫规划疫苗　　D. 含兴奋剂药品

4. 国家加强 A 型肉毒毒素的监督管理，将其列入的管理类别是（　　）

5. 在药品包装和标签上，无须印制特定字样或专有标识的是（　　）

【考点提示】A、D。A 型肉毒毒素为医疗用毒性药品，需要按医疗用毒性药品管理，故 5 题选 A。含麻黄碱类复方制剂按处方药管理，在药品包装和标签上，无须印制特定字样或专有标识，故 6 题选 B。国家免疫规划疫苗，有"免疫规划"专用标识，颜色为宝石蓝色。含兴奋剂药品，包含有麻醉、精神、医疗用毒性药品和易制毒类药品，严格按照《药品管理法》和有关行政法规实施特殊管理。

# 第五节　药品类易制毒化学品的管理

## 必背采分点

1. 为加强药品类易制毒化学品的管理，防止其流入非法渠道，根据《易制毒化学品管理条例》，原卫生部制定了《药品类易制毒化学品管理办法》（卫生部令第 72 号），并于 2010 年 3 月 18 日发布，自 2010 年 5 月 1 日起施行。

2. 易制毒化学品，是指国家规定管制的可用于制造麻醉药品和精神药品的**前体、原料、化学配剂**等物质，流入非法渠道又可用于制造毒品。

3. 小包装麻黄素，是指国家药品监督管理局指定生产的供**教学、科研、医疗机构配制制剂**使用的特定包装的麻黄素原料药。

4. 易制毒化学品分为三类。第一类是可以用于制毒的主要原料，第二类、第三类是可以用于制毒的化学配剂。药品类易制毒化学品属于**第一类易制毒化学品**。

5. 易制毒化学品分类和品种是由**国务院**批准调整，涉及药品类易制毒化学品的，是由**国家药品监督管理部门**负责及时调整并予公布。

6. **国家药品监督管理部门**主管全国药品类易制毒化学品生产、经营、购买等方面的监督管理工作。**县级以上地方药品监督管理部门**负责本行政区域内的药品类易制毒化学品生产、经营、购买等方面的监督管理工作。

7. 国家对药品类易制毒化学品实行**定点生产、定点经营、购买许可制度**。

8. 药品类易制毒化学品的生产许可，由**企业所在地省级药品监督管理部门**审批。

9. 药品类易制毒化学品及含有药品类易制毒化学品的制剂**不得委托生产**。

10. 药品类易制毒化学品单方制剂和小包装麻黄素纳入麻醉药品销售渠道经营，仅能由**麻醉药品全国性批发企业和区域性批发企业**经销，不得零售。

11. 未实行药品批准文号管理的品种，纳入**药品类易制毒化学品原料药**渠道经营。

12. 申请经营药品类易制毒化学品原料药的药品经营企业，应具有**麻醉药品和第一类精神药品定点经营资格或者第二类精神药品定点经营资格**，否则，药品监督管理部门将不予受理。

13. 国家对药品类易制毒化学品实行**购买许可制度**。购买药品类易制毒化学品的，应当办理《药品类易制毒化学品购用证明》（以下简称《购用证明》）。

14.《购用证明》由国家药品监督管理部门统一印制，有效期为**3 个月**。

15. 具有**药品类易制毒化学品的生产、经营、使用**相应资质的单位，方有申请《购用证明》的资格。

16. 申请《购用证明》的单位，向所在地省级药品监督管理部门或者省、自治区药品监督管理部门确定并公布的设区的市级药品监督管理部门提出申请，经审查符合规定的，由**省级药品监督管理部门**发给《购用证明》。

17. 购买药品类易制毒化学品时必须使用《购用证明》**原件**，不得使用复印件、传真件。

18.《购用证明》只能**在有效期内一次使用**。

19. 购买药品类易制毒化学品原料药的，必须取得**《购用证明》**。

20. **药品类易制毒化学品经营企业之间**不得购销药品类易制毒化学品原料药。

21. 教学科研单位只能凭《购用证明》从**麻醉药品全国性批发企业、区域性批发企业和药品类易制毒化学品经营企业**购买药品类易制毒化学品。

22. 药品类易制毒化学品生产企业应当将药品类易制毒化学品单方制剂（如盐酸麻黄碱片、盐酸麻黄碱注射液、盐酸麻黄碱滴鼻液等）和小包装麻黄素销售给**麻醉药品全国性批发企业**。

23. 麻醉药品区域性批发企业之间因医疗急需等特殊情况需要调剂药品类易制毒化学品单方制剂的，应当在调剂后 2 日内将调剂情况分别报**所在地省级药品监督管理部门**备案。

24. 药品类易制毒化学品生产企业、经营企业销售药品类易制毒化学品，应当逐一建立购买方档案。购买方为医疗机构的，档案应当包括**医疗机构麻醉药品、第一类精神药品购用印鉴卡复印件和销售记录**。

25. 药品类易制毒化学品生产企业、经营企业销售药品类易制毒化学品时，应当核查采购人员**身份证明、相关购买许可证明**，经核查无误后方可销售，并保存核查记录。

26. 发货应当严格执行出库复核制度，认真核对实物与药品销售出库单是否相符，并确保将药品类易制毒化学品送达购买方**"药品生产许可证"或者"药品经营许可证"所载明的地址**，或者医疗机构的药库。

27. 药品类易制毒化学品在核查、发货、送货过程中发现可疑情况的，应当立即停止销售，并向**所在地药**

<u>品监督管理部门、公安机关报告。</u>

28. 药品类易制毒化学品生产企业、经营企业和使用药品类易制毒化学品的药品生产企业，应建立药品类易制毒化学品专用账册。专用账册保存期限应当自药品类易制毒化学品有效期期满之日起不少于**2 年**。

**历年考题**

【A 型题】1. 下列关于药品类易制毒化学品购销行为的说法，错误的是（　　　）

A. 购买药品类易制毒化学品原料药必须取得《购用证明》

B. 麻醉药品区域性批发企业之间不得购销小包装麻黄素

C. 药品类易制毒化学品只能使用现金或实物进行交易

D. 销售药品类易制毒化学品应当逐一建立购买方档案

【考点提示】C。购买药品类易制毒化学品原料药的，必须取得《购用证明》。麻醉药品区域性批发企业之间不得购销药品类易制毒化学品单方制剂和小包装麻黄素。药品类易制毒化学品禁止使用现金或者实物进行交易。药品类易制毒化学品生产企业、经营企业销售药品类易制毒化学品,应当逐一建立购买方档案。

【B 型题】(2~3 题共用备选答案)

A. 麻醉药品　　　　　B. 医疗用毒性药品

C. 精神药品　　　　　D. 药品类易制毒化学品

2. 伪麻黄素属于(　　)

3. A 型肉毒毒素及其制剂属于(　　)

【考点提示】D、B。伪麻黄素属于药品类易制毒化学品。药品类易制毒化学品品种目录(2010 版)所列物质有麦角酸、麦角胺、麦角新碱及麻黄素、伪麻黄素、消旋麻黄素、去甲麻黄素、甲基麻黄素、麻黄浸膏、麻黄浸膏粉等麻黄素类物质。A 型肉毒毒素及其制剂属于医疗用毒性药品西药品种。毒性药品西药品种共13 种,分别为去乙酰毛花苷丙、阿托品、洋地黄毒苷、氢溴酸后马托品、三氧化二砷、毛果芸香碱、升汞、水杨酸毒扁豆碱、氢溴酸东莨菪碱、亚砷酸钾、士的宁、亚砷酸注射液、A 型肉毒毒素及其制剂。

【X 型题】4. 下列药品属于药品类易制毒化学品的有(　　)

A. 麦角新碱　　　　　B. 盈利浓缩物

C. 麻黄浸膏　　　　　D. 麦角酸

【考点提示】ACD。药品类易制毒化学品,是指《易制毒化学品管理条例》中所确定的麦角酸、麻黄素等物质。药品类易制毒化学品品种目录（2010 版）所列物质有麦角酸、麦角胺、麦角新碱及麻黄素、伪麻黄素、消旋麻黄素、去甲麻黄素、甲基麻黄素、麻黄浸膏、麻黄浸膏粉等麻黄素类物质。

# 第六节　含特殊药品复方制剂的管理

## 必背采分点

1. 《关于进一步加强含麻黄碱类复方制剂管理的通知》提出了五项管理要求，包括**规范含麻黄碱类复方制剂的经营行为**；严格审核含麻黄碱类复方制剂购买方资质；严把含麻黄碱类复方制剂准入关；继续严控生产含麻黄碱类复方制剂所需原料药审批量；完善信息报送，加强监督检查等内容。

2. 原国家食品药品监督管理局于 2009 年 8 月 18 日发布了《关于切实加强部分含特殊药品复方制剂销售管理的通知》（国食药监安〔2009〕503 号），其目的是要**进一步加强对含特殊药品复方制剂的监管，有效遏制此类药品从药用渠道流失、滥用而危害公众健康安全**。

3. 原国家食品药品监督管理局于 2010 年 12 月 22 日发布了《关于对部分含特殊药品复方制剂实施电子监管

工作的通知》（国食药监办〔2010〕484 号），并决定自
2012 年 1 月 1 日起，对**含麻黄碱类复方制剂、含可待因复
方口服溶液、含地芬诺酯复方制剂**实施电子监管，未入网
及未使用药品电子监管码统一标识的，一律不得销售。

4.《关于进一步加强含麻醉药品和曲马多口服复方
制剂购销管理的通知》附件所列含麻醉药品和曲马多口
服复方制剂一律列入**必须凭处方销售的药品**范围，无医
师处方严禁销售。

5. 口服固体制剂每剂量单位：含可待因**≤15mg** 的
复方制剂；含双氢可待因**≤10mg** 的复方制剂；含羟考
酮**≤5mg** 的复方制剂。

6. 口服固体制剂的具体品种有**阿司待因片、阿司可
咖胶囊、阿司匹林可待因片**、氨酚待因片、氨酚待因片
（Ⅱ）、氨酚双氢可待因片、复方磷酸可待因片、可待因
桔梗片、氯酚待因片、洛芬待因缓释片、洛芬待因片、
萘普待因片、愈创罂粟待因片。

7. 含可待因复方口服液体制剂的具体品种有**复方磷
酸可待因溶液、复方磷酸可待因溶液（Ⅱ）、复方磷酸
可待因口服溶液**、复方磷酸可待因口服溶液（Ⅲ）、复
方磷酸可待因糖浆、可愈糖浆、愈酚待因口服溶液、愈
酚伪麻待因口服溶液。

8. 含麻醉药品口服复方制剂有**复方福尔可定口服溶**

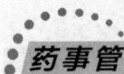

液、复方福尔可定糖浆、复方枇杷喷托维林颗粒、尿通卡克乃其片。

9. 含曲马多口服复方制剂有**复方曲马多片、氨酚曲马多片、氨酚曲马多胶囊**。

10. **具有"药品经营许可证"的企业**均可经营含特殊药品复方制剂。

11. 药品批发企业购销含特殊药品复方制剂时，应留存购销方**合法资质证明复印件、采购人员（销售人员）法人委托书和身份证明复印件、核实记录**等，并按GSP的要求建立客户档案。

12. 根据《关于加强含可待因复方口服液体制剂管理的通知》，自2015年5月1日起，不具备第二类精神药品经营资质的企业不得再购进含可待因复方口服液体制剂，原有库存产品登记造册报**所在地设区的市级药品监督管理部门**备案后，按规定售完为止。

13. 药品批发企业销售含特殊药品复方制剂时，应当严格执行出库复核制度，认真核对实物与销售出库单是否相符，并确保将药品送达购买方**"药品经营许可证"所载明的仓库地址、药品零售企业注册地址，或者医疗机构的药库**。

14. 药品批发企业销售出库的含特殊药品复方制剂送达购买方后，购买方应查验货物，查验无误后收货人员应在**销售方随货同行单的回执联**上签字。

15. 药品零售企业销售含特殊药品复方制剂时，处方药应当严格执行处方药与非处方药分类管理有关规定，**复方甘草片、复方地芬诺酯片**列入必须凭处方销售的处方药管理，严格凭医师开具的处方销售。

16. 药品零售企业销售含特殊药品复方制剂时，除处方药外，非处方药一次销售不得超过**5 个最小包装**（含麻黄碱复方制剂另有规定除外）

17. 自 2015 年 5 月 1 日起，含可待因复方口服液体制剂（包括口服溶液剂和糖浆剂）列入**第二类精神药品**管理。

18. 具有经营资质的药品零售企业，销售含可待因复方口服液体制剂时，必须凭**医疗机构使用精神药品专用处方开具的处方**销售，单方处方量不得超过 7 日常用量。

19. 复方甘草片、复方地芬诺酯片应同含麻黄碱类复方制剂一并设置专柜由专人管理、专册登记，上述药品登记内容包括**药品名称、规格、销售数量、生产企业、生产批号**。

20. 药品零售企业销售含特殊药品复方制剂时，如发现超过正常医疗需求，大量、多次购买上述药品的，应当立即向**当地药品监督管理部门**报告。

21. 境内企业不得接受**境外厂商委托**生产含麻黄碱类复方制剂。

22. 具有**蛋白同化制剂、肽类激素定点批发资质**的药品经营企业，方可从事含麻黄碱类复方制剂的批发业务。

23. 药品批发企业销售含麻黄碱类复方制剂时，应当核实购买方资质证明材料、采购人员身份证明等情况，核实无误后方可销售，并跟踪核实药品到货情况，核实记录保存至**药品有效期后一年**备查。

24. 《关于加强含麻黄碱类复方制剂管理有关事宜的通知》将单位剂量麻黄碱类药物含量大于 30mg（不含 30mg）的含麻黄碱类复方制剂，列入**必须凭处方销售的处方药**管理。

25. 含麻黄碱类复方制剂每个最小包装规格麻黄碱类药物含量口服固体制剂不得超过**720mg**，口服液体制剂不得超过**800mg**。

26. 药品零售企业销售含麻黄碱类复方制剂，除处方药按处方剂量销售外，一次销售不得超过**2 个最小包装**。

27. 药品零售企业不得**开架销售**含麻黄碱类复方制剂，应当设置专柜由专人管理、专册登记。

28. 药品零售企业发现超过正常医疗需求，大量、多次购买含麻黄碱类复方制剂的，应当立即向**当地药品监督管理部门、公安机关**报告。

29. 对按处方药管理的含麻黄碱类复方制剂，其广告只能在**医学、药学专业刊物**上发布；不得在大众传播媒介发布广告或者以其他方式进行以公众为对象的广告宣传。

**历年考题**

【A型题】1. 关于地芬诺酯单方剂和含地芬诺酯复方制剂经营管理的说法，正确的是(　　)

A. 地芬诺酚单方剂和含地芬诺酚复方制剂都按麻醉药品管理

B. 地芬诺酯单方剂和含地芬诺酯复方制剂都不属于麻醉药品

C. 地芬诺酯单方剂和含地芬诺酯复方制剂都可以在药品零售企业销售

D. 含地芬诺酯复方剂不能在药品零售企业销售，含地芬诺酯复方剂在药品零售企业应严格凭医师开具的处方销售

【考点提示】D。药品零售企业销售含特殊药品复方制剂时，处方药应当严格执行处方药与非处方药分类管理有关规定，复方甘草片、复方地芬诺酯片列入必须凭处方销售的处方药管理，严格凭医师开具的处方销售。

【B型题】(2~4题共用备选答案)

A. 复方甘草片

B. 含可待因复方口服液体制剂

    C. 含麻黄碱复方制剂

    D. 药品类易制毒化学品单方制剂

  2. 列入第二类精神药品管理的是（    ）

  3. 零售药店销售时，应当查验、登记购买人身份证明，一次销售不得超过两个最小包装的是（    ）

  4. 纳入麻醉药品销售渠道经营，零食药店不得销售的是（    ）

【考点提示】B、C、D。含可待因复方口服液体制剂（包括口服溶液剂、糖浆剂）列入第二类精神药品管理。药品零售企业销售含麻黄碱复方制剂时，应当查验、登记购买人身份证明，一次销售不得超过两个最小包装。药品类易制毒化学品单方制剂和小包装麻黄素，纳入麻醉药品销售渠道经营，仅能由麻醉药品全国性批发企业和区域性批发企业经销，不得零售。

【X 型题】5. 关于麻黄碱复方制剂管理的说法，正确的是（    ）

    A. 药品零售企业销售含麻黄碱复方制剂，除处方药按处方制剂销售外，一次销售不得超过 5 个最小包装

    B. 药品零售企业不得开架销售含麻黄碱复方制剂，应设专柜由专人管理

C. 从事含麻黄碱复方制剂批发业务的药品经营企业，应具有蛋白同化制剂、肽类激素的经营资质

D. 药品零售企业销售含麻黄碱复方制剂，应查验购买者的身份证件并进行登记

【考点提示】BCD。药品零售企业销售含麻黄碱类复方制剂，应当查验购买者的身份证，并对其姓名和身份证号码予以登记。除处方药按处方剂量销售外，一次销售不得超过2个最小包装。药品零售企业不得开架销售含麻黄碱类复方制剂，应当设置专柜由专人管理、专册登记，登记内容包括药品名称、规格、销售数量、生产企业、生产批号、购买人姓名、身份证号码。具有蛋白同化制剂、肽类激素定点批发资质的药品经营企业，方可从事含麻黄碱类复方制剂的批发业务。

# 第七节 兴奋剂的管理

## 必背采分点

1. 对于普通患者，只要按药品说明书和医嘱服用含兴奋剂药品是安全无危害的。之所以要加强含兴奋剂药品的管理，主要是针对**运动员的职业特点及滥用兴奋剂**

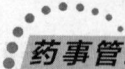

对人体健康造成的危害。

2.《反兴奋剂条例》所称兴奋剂，是指**兴奋剂目录所列的禁用物质**等。

3. 兴奋剂目录由**国务院体育主管部门**会同国务院药品监督管理部门、国务院卫生主管部门、国务院商务主管部门和海关总署制定，每年调整并公布。

4.《2020 年兴奋剂目录》分为两个部分。第一部分：**兴奋剂品种**；第二部分：对运动员进行兴奋剂检查的有关规定。

5. 我国公布的《2020 年兴奋剂目录》将兴奋剂品种分为七大类，共计**349 个品种**（比 2019 年兴奋剂目录新增 5 个品种）。

6.《2020 年兴奋剂目录》中品种类别分布：①蛋白同化制剂品种**87** 个。②肽类激素品种**65** 个。③麻醉药品品种 14 个。④刺激剂（含精神药品）品种**75** 个。⑤药品类易制毒化学品品种 3 个。⑥医疗用毒性药品品种 1 个。⑦其他品种（β 受体阻滞剂、利尿剂等）104 个。

7. 兴奋剂目录所列品种从药物作用方面来讲，主要涉及**心血管、呼吸、神经、内分泌、泌尿**等系统用药；从药品管理方面来讲，主要是**麻醉药品、精神药品、医疗用毒性药品**等特殊管理药品和易制毒药品、激素等处方药药品。

8. 咖啡因类刺激剂因带有**黄嘌呤基团**，又称为黄嘌呤类刺激剂。

9. **刺激剂**是最早使用，最早禁用的一批兴奋剂，也是最原始意义上的兴奋剂。因为只有这一类兴奋剂对神经肌肉的药理作用才是真正的"兴奋作用"。

10. 刺激剂按**药理学特点、化学结构**可分为精神刺激药、拟交感神经胺类药物、咖啡因类、杂类中枢神经刺激物质。

11. 苯丙胺和它的相关衍生物及其盐类属于**精神刺激药**。

12. 拟交感神经胺类药物是一类仿内源性儿茶酚胺的肾上腺素和去甲肾上腺素作用的物质，以**麻黄碱和它们的衍生物及其盐类**为代表。

13. 尼可刹米、胺苯唑和士的宁等属于**杂类中枢神经刺激物质**。

14. 麻醉止痛剂按药理学特点和化学结构可分为**哌替啶类**、**阿片生物碱类**两大类。

15. 哌替啶类麻醉止痛剂包括杜冷丁、二苯哌己酮和美沙酮，以及它们的盐类和衍生物，其主要功能性化学基团是**哌替啶**。

16. 阿片生物碱类麻醉止痛剂包括吗啡、可待因、乙基吗啡（狄奥宁）、海洛因、喷他佐辛（镇痛新），以及它们的盐类和衍生物，化学核心基团是**从阿片中提取出来的吗啡生物碱**。

17. 蛋白同化制剂又称同化激素，俗称合成类固醇，是合成代谢类药物，具有**促进蛋白质合成、减少氨基酸分解**的特征，可促进肌肉增生，提高动作力度和增强男性的性特征。

18. 作为兴奋剂使用的蛋白同化制剂（合成类固醇），其衍生物和商品剂型品种特别繁多，多数为**雄性激素**的衍生物。

19. **蛋白同化制剂**是目前使用范围最广，使用频度最高的一类兴奋剂，也是药检中的重要对象。

20. 肽类激素大多以**激素**的形式存在于人体。

21. 肽类激素的作用是通过**刺激肾上腺皮质生长、红细胞生成**等实现促进人体的生长、发育，大量摄入会降低自身内分泌水平，损害身体健康，还可能引起心血管疾病、糖尿病等。

22. 肽类激素包括人生长激素（HGH）及其类似物，红细胞生成素（EPO）及其类似物，胰岛素、胰岛素样生长因子及其类似物，**促性腺激素，促皮质素类**。

23. 利尿剂的临床效应是通过影响**肾脏的尿液生成过程**，来增加尿量排出，从而缓解或消除水肿等症状。

24. 滥用利尿剂的目的有：①**通过快速排除体内水**

**分，减轻体重**。②增加尿量以尽快减少体液和排泄物中其他兴奋剂代谢产物，以此来造成药检的假阴性结果。③加速其他兴奋剂及其他代谢产物的排泄过程，从而缓解某些副作用。

25. β受体阻滞剂以抑制性为主，在体育运动中运用比较少，是临床常用的治疗**高血压与心律失常**的药物。

26. β受体阻滞剂可**降低心律、使肌肉放松**，减轻比赛前的紧张和焦虑，有时还用于帮助休息和睡眠。

27. 依照《反兴奋剂条例》的规定，我国对含兴奋剂药品的管理可体现为**实施特殊管理、实施严格管理、实施处方药管理**三个层次。

28. 兴奋剂目录所列禁用物质属于麻醉药品、精神药品、医疗用毒性药品和药品类易制毒化学品的，其生产、销售、进口、运输和使用，依照药品管理法和有关行政法规的规定实施**特殊管理**。

29. 除实施特殊管理和严格管理的品种外，兴奋剂目录所列的其他禁用物质，实施**处方药管理**。

30. 《反兴奋剂条例》第17条规定，药品中含有兴奋剂目录所列禁用物质的，生产企业应当在包装标识或者产品说明书上注明**"运动员慎用"**字样。

31. 根据《国家食品药品监督管理总局关于兴奋剂目

录调整后有关药品管理的通告》（2015 年第 54 号）的要求，兴奋剂目录发布执行后的**第 9 个月首日**起，药品生产企业所生产的含兴奋剂目录新列入物质的药品，必须在包装标识或产品说明书上标注"运动员慎用"字样。

32. 依法取得"药品经营许可证"的药品批发企业，具备一定条件并经**所在地省级药品监督管理部门**批准后，方可经营蛋白同化制剂、肽类激素。

33. 对进口的蛋白同化制剂、肽类激素品种的审核，除查验"进口药品注册证"（或者"医药产品注册证"）复印件外，还应当查验**药品"进口准许证"复印件、《进口药品检验报告书》复印件**。

34. 蛋白同化制剂、肽类激素的验收、检查、保管、销售和出入库登记记录应当保存至**超过蛋白同化制剂、肽类激素有效期 2 年**。

35. 蛋白同化制剂、肽类激素的生产企业只能向**医疗机构，具有同类资质的生产企业，具有蛋白同化制剂、肽类激素经营资质的药品批发企业**销售蛋白同化制剂、肽类激素。

36. 国家对蛋白同化制剂、肽类激素实行**进出口准许证管理**。

37. 进口蛋白同化制剂、肽类激素，进口单位应当向**所在地省、自治区、直辖市药品监督管理部门**提出申请。

38. 进口单位持**省级药品监督管理部门核发的药品**
**"进口准许证"**向海关办理报关手续。

39. 药品"进口准许证"有效期**1 年**。药品"出口
准许证"有效期**不超过 3 个月（有效期时限不跨年度）**。

40. 医疗机构只能凭依法享有处方权的执业医师开
具的处方向患者提供蛋白同化制剂、肽类激素。处方应
当保存**2 年**。

## 历年考题

【A 型题】1. 属于兴奋剂目录所列的品种，并且药
品零售企业可以经营的是（　　）

　　A. 阿片生物碱类止痛剂

　　B. 利尿剂

　　C. 抗肿瘤药物

　　D. 蛋白同化制剂

【考点提示】B。利尿剂的临床效应是通过影响肾脏
的尿液生成过程，来增加尿量排出，从而缓解或消除水
肿等症状。利尿剂属于兴奋剂目录所列的品种，并且药
品零售企业可以经营。

【A 型题】2. 关于含兴奋剂药品管理的说法，正确
的是（　　）

A. 药品经营企业在验收含有兴奋剂药品时，应检查药品标签或药品说明书上是否标注"运动员慎用"字样

B. 具有第二类精神药品经营资质的药品经营企业方可购进蛋白同化制剂

C. 非连锁药品零售企业不得经营列入兴奋剂目录的药品

D. 某药品新列入兴奋剂目录后，药品零售企业应该即刻停止销售已购进的该药品

【考点提示】A。除胰岛素外，药品零售企业不得经营蛋白同化制剂或者其他肽类激素。不具备蛋白同化制剂和肽类激素经营资格的药品经营企业不得购进目录所列蛋白同化制剂和肽类激素。药品零售企业已购进的新列入兴奋剂目录的蛋白同化制剂和肽类激素可以继续销售，但应当严格按照处方药管理，处方保存2年。

【A型题】3. 关于含兴奋剂药品管理的说法，正确的是( )

A. 药品经营企业不得经营含兴奋剂药品

B. 医疗机构调配蛋白同化制剂和肽类激素处方，应当保存3年备查

C. 严禁药品零售企业销售胰岛素以外的蛋白同化制剂或其他肽类激素

D. 药品中含有兴奋剂目录所列禁用物质的，生产企业应当在包装标识或者产品说明书上注明"运动员禁用"字样

【考点提示】C。A 选项错误，药品经营企业可以经营含兴奋剂药品，有许多含兴奋剂药品品种在零售药店中就可以购买到；B 选项错误，医疗机构调配蛋白同化制剂和肽类激素处方，应当保存 2 年备查；C 选项正确；D 选项错误，应该是"运动员慎用"。因此本题答案为 C。

【X 型题】4. 关于蛋白同化制剂、肽类激素的销售与使用的说法，正确的有（　　　）

A. 医疗机构蛋白同化制剂、肽类激素处方应当保存两年备查

B. 蛋白同化制剂应储存在专库或专柜中，应有专人负责管理

C. 经营蛋白同化制剂、肽类激素时，应严格审核供货单位和购货单位的合法资质证明材料，建立客户档案

D. 药品零售企业已购进的新列入兴奋剂目录的蛋白同化制剂和肽类激素可以继续销售，但应当严格按照处方药管理

【考点提示】ABCD。

# 第八章 药品信息、广告、价格管理与消费者权益保护

## 第一节 药品安全信息与品种档案管理

### 必背采分点

1. 公开政府信息应当坚持以公开为常态、不公开为例外，遵循**公正、公平、合法、便民**的原则。

2. 国家药品监督管理局推出药品信息查询平台，在确保准确性、权威性、公正性的前提下，保障公众的**知情权、参与权、表达权和监督权**，推进药品安全社会共治，打造阳光政府部门。

3. 药品安全信息公开应当遵循**全面、及时、准确、客观、公正**的原则。

4. 药品安全监管信息公开清单包括**公开事项、具体内容、公开时限、公开部门**等。

5. 公开的内容包括药品的**产品注册、生产经营许**

<u>可、广告审查、监督检查、监督抽检、行政处罚</u>以及其他监管活动中形成的以一定形式制作保存的信息的主动公开。

6. **行政审批信息**：①药品审评审批服务指南、产品（配方）注册证书（批件）、标签和说明书样稿等信息；②药品生产经营许可服务指南、生产经营许可证等信息；③药品广告审查服务指南、审查结果等信息；④其他行政审批事项服务指南、批准文件等相关信息，以及《中国上市药品目录集》。

7. 药品安全信息公开包括药品监督抽检结果中的有<u>关被抽检单位、抽检产品名称、标示的生产单位、标示的产品生产日期或批号及规格、检验依据、检验结果、检验单位</u>等监督抽检信息（以质量公告的形式发布）。

8. **药品行政处罚决定的信息**包括：①行政处罚案件名称、处罚决定书文号；②被处罚的自然人姓名、被处罚的企业或其他组织的名称、统一社会信用代码（组织机构代码、事业单位法人证书编号）、法定代表人（负责人）姓名；③违反法律、法规和规章的主要事实；④行政处罚的种类和依据；⑤行政处罚的履行方式和期限；⑥作出行政处罚决定的行政执法机关名称和日期。

9. 药品监督管理部门责令药品生产经营者召回相关药品的，应当在决定作出后 24 小时内，在<u>省级以上药</u>

**品监督管理部门政府网站**公开下列产品召回信息：①生产经营者的名称、住所、法定代表人（主要负责人）、联系电话、电子邮箱等；②产品名称、注册证书（批件）号、规格、生产日期或者批号等；③责令召回的原因、起始时间等；④法律、法规和规章规定的其他信息。

10. 涉及公民依法受到保护的**隐私信息**，不予公开。

11. 以保障公众用药安全为目标，以落实企业主体责任为基础，以实现"一物一码，物码同追"为方向，**加快推进药品信息化追溯体系建设**，强化追溯信息互通共享，实现全品种、全过程追溯，促进药品质量安全综合治理，国家药品监督管理局建立全国药品信息化追溯协同服务平台，不断完善药品追溯数据交换、共享机制。

12. 公众可以登录**国家药品监督管理局网站**查询相关数据。

13. **国家药品监督管理局网站查询内容**包括国产药品的批准文号、产品名称、上市许可持有人、生产单位、生产地址、药品本位码等上市药品信息，进口药品的注册证号、分包装批准文号、中英文公司名称、中英文产品名称、中英文商品名、中英文生产厂商、分包装企业名称、分包装企业地址、分包装文号批准日期、分包装文号有效期截止日、药品本位码等上市药品信息。

14. 国家药品监督管理局**通过网站公布**了药品广告、虚假广告企业名录、可发布处方药广告的医学药学专业刊物名单、开展互联网药品信息服务和互联网药品交易服务企业的信息、开展向个人消费者提供药品业务的网上药店以及执业药师注册等信息。

15. **药品审评审批信息公开的主要内容**包括药品注册申请受理信息、审评审批过程信息、审评审批结果信息及其他审评审批信息。

16. **国家药品监督管理部门**对各级药品监督管理部门开展信用分类管理工作进行指导和监督。

17. **县级以上药品监督管理部门**依据法定职责和工作权限，负责本辖区内的药品安全信用分类管理工作。

18. 药品安全信用分类管理工作包括**建立药品、医疗器械生产经营企业和研制单位的信用信息档案**，根据信用等级标准划分信用等级，并按照信用等级给予相应的奖惩。

19. 各级药品监督管理部门记录的药品安全信用信息，以**行政处罚决定书、文件通知、专项通知书**等形式或者电子文档形式，按照药品安全信用等级评定工作的工作分工，及时告知药品、医疗器械生产、经营企业和研制单位所在地省级药品监督管理部门。

20. 药品安全信用等级分为**守信、警示、失信、严重失信**四级。

21. **确定药品安全信用等级的原则**为：①以是否有因违反药品、医疗器械监督管理法律、法规和规章等而被处以刑事或者行政处罚作为信用等级划分的主要标准；②以违法行为情节的轻重和主观过错的大小作为信用等级划分的辅助标准。

22. **守信等级**：正常运营的药品、医疗器械生产、经营企业和研制单位在一年内无违法违规行为。

23. **警示等级**：①因违法违规行为受到警告，被责令改正的；②药品经营企业、医疗机构有充分证据证明其不知道所销售或者使用的药品是假药、劣药，受到没收其销售或者使用的假药、劣药和违法所得处罚的。

24. **失信等级**：①因实施同一违法行为被连续警告、公告两次以上的；②被处以罚款、没收违法所得、没收非法财物或者被撤销药品、医疗器械广告批准文号的。

25. **严重失信等级**：①连续被撤销两个以上药品、医疗器械广告批准文号的；②被撤销批准证明文件、责令停产停业、暂扣生产（经营）许可证、暂扣营业执照的；③药品企事业单位拒绝、阻挠执法人员依法进行监督检查、抽验和索取有关资料或者拒不配合执法人员依法进行案件调查的；④因违反药品、医疗器械监督管理法律、法规构成犯罪的。

26. 药品安全信用等级采用**动态认定**的方法。

27. 被认定为警示等级的，在随后**一年内**无违法违规行为的，调升到守信等级。

28. 被认定为**失信等级**的，在随后一年内无违法违规行为的，调升到警示等级。

29. 被认定为**严重失信等级**的，在随后一年内无违法违规行为的，调升到失信等级。

30. 对被认定为守信等级的，给予**政策支持**；对被认定为警示、失信或者严重失信等级的，采取防范、提示、加强日常和专项监管等措施予以惩戒。

31. 被认定为**守信等级**的药品、医疗器械生产、经营企业和研制单位，药品监督管理部门可以：①除专项检查和举报检查之外，适当减少或者免除日常监督检查的项目；②定期公告其无违法违规行为的记录；③在法律、法规允许的范围内，适当优先办理行政审批、审核手续。

32. 被认定为警示等级的药品、医疗器械生产、经营企业和研制单位，药品监督管理部门可以：**①结案后进行回查；②公示违法记录**。

33. 被认定为失信等级的药品、医疗器械生产、经营企业和研制单位，药品监督管理部门可以：①结案后进行回查；②**增加日常监督检查的频次**；③公示违法记录。

34. 被认定为严重失信等级的药品、医疗器械生产、经营企业和研制单位，药品监督管理部门可以：①结案后进行回查；②**列为重点监督检查对象，进行重点专项监督检查**；③增加日常监督检查的频次；④公示违法记录。

35. 国家药品安全总体情况、药品安全风险警示信息、重大药品安全事件及其调查处理信息和国务院确定需要统一公布的其他信息由**国务院药品监督管理部门**统一公布。

36. 药品安全风险警示信息和重大药品安全事件及其调查处理信息的影响限于特定区域的，也可以由有关**省、自治区、直辖市人民政府药品监督管理部门**公布。

37. 任何单位和个人不得**编造、散布虚假药品安全信息**。

38. 《市场监督管理投诉举报处理暂行办法》所称的**投诉**，是指消费者为生活消费需要购买、使用商品或者接受服务，与经营者发生消费者权益争议，请求市场监督管理部门解决该争议的行为。

39. 《市场监督管理投诉举报处理暂行办法》所称的**举报**，是指自然人、法人或者其他组织向市场监督管理部门反映经营者涉嫌违反市场监督管理法律、法规、规章线索的行为。

40. **国家市场监督管理总局**主管全国投诉举报处理工作，指导地方市场监督管理部门投诉举报处理工作。

41. 市场监督管理部门处理投诉举报，应当遵循**公正、高效**的原则，做到适用依据正确、程序合法。

42. 鼓励社会公众和新闻媒体对涉嫌违反市场监督管理法律、法规、规章的行为依法进行**社会监督和舆论监督**。

43. 鼓励消费者通过**在线消费纠纷解决机制、消费维权服务站、消费维权绿色通道、第三方争议解决机制**等方式与经营者协商解决消费者权益争议。

44. 举报人实名举报的，有处理权限的市场监督管理部门还应当自作出是否立案决定之日起**五个工作日**内告知举报人。

45. 投诉举报者可以通过四种途径进行药品投诉举报，一是电话，电话号码：**12315**（消费者投诉举报专线电话）；二是上网，互联网平台网址：http：//www. 12315. cn/，平台支持电脑、微信及手机 App 多种途径进行登录（微信公众号名称是"全国 12315 互联网平台"，微信小程序名称是"12315"，手机 App 名称是"全国 12315 互联网平台"）；三是信件：地址为各级药品监督管理部门投诉举报机构；四是走访：各级药品监督管理部门投诉举报机构。

46. 对电子商务平台经营者以及通过自建网站、其他网络服务销售商品或提供服务的电子商务经营者的投诉，由其住所地**县级市场监督管理部门**处理。

47. 投诉有下列情形之一的，**市场监督管理部门不予受理**：①投诉事项不属于市场监督管理部门职责，或者本行政机关不具有处理权限的；②法院、仲裁机构、市场监督管理部门或者其他行政机关、消费者协会或者依法成立的其他调解组织已经受理或者处理过同一消费者权益争议的；③不是为生活消费需要购买、使用商品或者接受服务，或者不能证明与被投诉人之间存在消费者权益争议的；④除法律另有规定外，投诉人知道或者应当知道自己的权益受到被投诉人侵害之日起超过三年的；⑤未提供投诉人的姓名、电话号码、通信地址；被投诉人的名称（姓名）、地址；以及具体的投诉请求与消费者权益争议事实；或者委托他人代为投诉的，还应当提供授权委托书原件以及受托人身份证明；⑥法律、法规、规章规定不予受理的其他情形。

48. 市场监督管理部门应**对举报人的信息加以保密**，不得将举报人个人信息、举报办理情况等泄露给被举报人或与办理举报工作无关的人员，但提供的材料同时包含投诉和举报内容，并且需要向被举报人提供组织调解所必需信息的除外。

49. 对投诉举报处理工作中获悉的国家秘密以及公开后可能危及**国家安全、公共安全、经济安全、社会稳定**的信息，市场监督管理部门应当严格保密。

50. 《关于加快推进药品智慧监管的行动计划》要求建立药品品种档案信息管理系统，将分散在不同单位和部门的产品品种信息汇集、关联、展示，实现对产品品种**"一品一档"**管理，进而实现对产品的全生命周期管理，方便业务协同与数据共享，为监管决策提供数据支持，为社会共治提供数据资源。

51. 基于药品数据全生命周期管理需求，建设一个面向全国、**"采管用"**一体的安全可靠可信的药品信息采集平台，并确保平台、数据和用户的安全防护符合要求，确保采集的药品信息合规使用。

52. **药品品种档案**是指每一个上市药品所建立的，内容包括药品处方、原辅料包材、质量标准、说明书、上市后安全性信息、生产工艺变化等信息的原始数据库。

53. **药品品种档案主要包括**受理、审评记录、药品处方、生产工艺、质量标准、标签和说明书、药品不良反应、监督检查、变更申请和审批、召回记录，以及其他重要内容。

54. 药品上市许可持有人和药品生产企业应建立全面、完整的药品品种档案，包括**药品品种的所有历史信息**。

55. **药品品种档案管理**主要包括文件类别的设定、格式和装订要求、申报流程、审批授权流程、文件的保管和变更，以及终止。

56. 药品品种档案可以是**纸质的，也可以是电子文本**。

57. 药品监督管理部门、药品上市许可持有人和药品生产企业应当及时将新增和变更的内容添加进药品品种档案，新增的文件应当编入**附件目录**。

## 历年考题

【A型题】国家对药品生产、经营单位实行药品安全信用分类管理。首次被处以撤销药品广告批准文号的企业，属于（　　　）

A. 失信等级　　　　　B. 严重失信等级

C. 警示等级　　　　　D. 守信等级

【考点提示】A。失信等级：①因实施同一违法行为被连续警告、公告两次以上的；②被处以罚款、没收违法所得、没收非法财物或者被撤销药品、医疗器械广告批准文号的。

# 第二节　药品包装、标签和说明书管理

**必背采分点**

1. **药品包装**有两层含义，一是为在流通过程中保护药品，方便储运和促进销售，按一定的技术标准制作的容器、材料和辅助物等物品，用于盛放药品，起到防护作用；二是指运用适当的材料或容器，利用包装技术对药品的半成品或成品进行分（灌）、封、装、贴签等操作。

2. 药品的包装分**内包装、外包装和最小销售单元包装**。

3. 内包装是指**直接与药品接触的包装**（如安瓿、注射剂瓶、铝箔等，也叫作"药包材"）。

4. 外包装是指内包装以外的包装，按由里向外分为**中包装和大包装**。

5. 外包装应根据药品的特性选用**不易破损**的包装，以保证药品在运输、贮藏、使用过程中的质量。

6. **最小销售单元包装**实际上也属于外包装，药品的每个最小销售单元的包装必须按照规定印有或贴有标签并附有说明书。

7. 《药品管理法》规定，药品包装应当按照规定印有或贴有**标签并附有说明书**。

8. 在每件包装上，应当注明**品名、产地、日期、供货单位**，并附有质量合格的标志。

9. 遇光易变质，暴露空气中易氧化的药品，应采用**遮光密闭**的容器；瓶装的液体药品应采取防震、防压措施。

10. 药品包装（包括内外包装）必须加**封口、封签、封条**或使用防盗盖、瓶盖套等；标签必须帖牢、帖正，不得与药品一起放入容器内；凡封签、标签、包装容器等有破损的，不得出厂和销售。

11. **符合标准化要求的包装**有利于保证药品质量；便于药品运输、装卸及储存；便于识别与计量，有利于现代化和机械化装卸；有利于包装、运输、储存费用的减少。

12. 需冷冻、冷藏的药品包装上应当**附有传感器和记录仪**，全过程记录药品储存温度。

13. 怕冷冻药品发往寒冷地区时，要**加防寒包装**；药品包装措施应按相对湿度最大的地区考虑等。

14. 药品说明书是指药品生产企业印制并提供的与药品使用有关的信息文字，包含**药理学、毒理学、药效学、医学**等药品安全性、有效性重要科学数据和结论，用以指导临床正确使用药品的技术资料。

15.《药品管理法》第四十九条规定，**标签或者说明书应当注明**药品的通用名称、成分、规格、上市许可持有人及其地址、生产企业及其地址、批准文号、产品批号、生产日期、有效期、适应证或者功能主治、用法、用量、禁忌、不良反应和注意事项。

16. 标签、说明书中的**文字应当清晰**，生产日期、有效期等事项应当显著标注，容易辨识。

17. 药品说明书应当列出全部活性成分或组方中的**全部中药药味**。

18. 注射剂和非处方药还应当列出所用的**全部辅料名称**。

19. 药品处方中含有可能引起严重不良反应的成分或者辅料的，**应当予以说明**。

20. 药品说明书获准修改后，药品生产企业应当将修改的内容立即通知**相关药品经营企业、使用单位及其他部门**，并按要求及时使用修改后的说明书和标签。

21. 药品说明书应当充分包含药品不良反应信息，**详细注明药品不良反应**。

22. 药品说明书可以帮助患者了解药品的**主要成分、适应证、用法用量、副作用、贮藏条件及注意事项**。

23. **药品名称**：有时一种药品可以有**通用名、商**

品名。

24. 批准文号、生产批号、有效期或失效期：批准文号是鉴别假药、劣药的重要依据。目前药品批准文号为**"国药准字"＋"字母"＋"八位数字"**（如国药准字 H20050903）。生产批号表示具体生产日期。有效期或失效期为药品质量可以保证的期限。

25. 药品成分：若是复方制剂则标明**主要成分**。

26. 适应证或功能主治：化学药品标**"适应证"**，中药标**"功能主治"**。

27. 用法用量：如果没有特别说明，一般标明的剂**量为成年人的常用剂量**，并以药品的含量为单位。若小儿或老人使用须按规定折算使用。

28. **药品不良反应及副作用**：药品的各种不良反应包含在这一栏中。

29. 注意事项或禁忌：安全剂量范围小的药品必须标明此栏，注意事项还包括**孕妇、哺乳期、慢性病**等特殊患者应注意的内容，以及其他药品合用的禁忌等。

30. 贮存：若需特殊贮藏条件的药品，则在此栏标明，如**避光、冷藏**等。

31. 规格：包括药品**最小计算单位的含量**及每个包装所含药品的数量。

32. **核准日期**为国家药品监督管理部门批准该药品

注册的时间。

33. **修改日期**为此后历次修改的时间。

34. 核准和修改日期应当印制在说明书**首页左上角**。

35. 修改日期**位于核准日期下方**，按时间顺序逐行书写。

36. "特殊药品、非处方药、外用药品标识"等专用标识（如有的话）在**说明书首页右上方标注**。

37. 对于既可内服又可外用的中药、天然药物，可**不标注外用药品标识**。

38. "×××说明书"，其中的"×××"是指该药品的**通用名称**。

39. 如果是处方药，则必须标注："**请仔细阅读说明书并在医师指导下使用**"，并印制在说明书标题下方。

40. 如果是非处方药，则必须标注："**请仔细阅读说明书并按说明使用或在药师指导下购买和使用**"，并印制在说明书标题下方，该忠告语采用加粗字体印刷。

41. "**警示语**"是指对药品严重不良反应及其潜在的安全性问题的警告，还可以包括药品禁忌、注意事项及剂量过量等需提示用药人群特别注意的事项。

42. 【药品名称】按下列顺序列出：**①通用名称；②商品名称；③英文名称；④汉语拼音**。

43. **化学药品和治疗用生物制品说明书**：①列出活

性成分的化学名称、化学结构式、分子式、分子量。②复方制剂可以不列出每个活性成分化学名称、化学结构式、分子式、分子量内容。③多组分或者化学结构尚不明确的化学药品或者治疗用生物制品，应当列出主要成分名称，简述活性成分来源。④处方中含有可能引起严重不良反应的辅料的，该项下应当列出该辅料名称。⑤注射剂应当列出全部辅料名称。

44. 预防用生物制品说明书：包括该制品的**主要成分和辅料、生产用细胞、简述制备工艺、成品剂型和外观**等。冻干制品还应增加冻干保护剂的主要成分。

45. 中药、天然药物处方药说明书：应列出处方中**所有的药味或有效部位、有效成分**等。注射剂还应列出所用的全部辅料名称；处方中含有可能引起严重不良反应的辅料的，在该项下也应列出该辅料名称。

46. 化学药品非处方药说明书：处方组成及各成分含量应与该药品注册批准证明文件一致。**成分含量按每一个制剂单位（如每片、粒、包、支、瓶等）**计。

47. **性状**包括药品的外观、臭、味、溶解度以及物理常数等，依次规范描述；性状应符合国家药品标准。

48. （仅**化学药品非处方药**说明书有【作用类别】项）按照国家药品监督管理部门公布的该药品非处方药类别书写，如"解热镇痛类"。

49. 非处方药应按照国家药品监督管理部门公布的非处方药功能主治内容书写，并**不得超出国家药品监督管理部门公布的该药品非处方药适应证（功能主治）范围**。

50. 预防用生物制品说明书则标注为【**接种对象**】：注明适宜接种的易感人群、接种人群的年龄、接种的适宜季节等，以及【作用与用途】明确该制品的主要作用，如"用于×××疾病的预防"。

51. 化学药品和治疗用生物制品规格指**每支、每片或其他每一单位制剂中含有主药（或效价）的重量或含量或装量**。

52. 化学药品非处方药规格是指每支、每片或其他每一单位制剂中含有主药的重量、含量或装量。生物制品应标明每支（瓶）有效成分效价（或含量）及装量（或冻干制剂的复溶体积）。计量单位必须以中文表示。**每一说明书只能写一种规格**。

53. 化学药品和治疗用生物制品应当包括用法和用量两部分。需按疗程用药或者规定用药期限的，**必须注明疗程、期限**；详细列出该药品的用药方法，准确列出用药的剂量、计量方法、用药次数以及疗程期限，并应当特别注意与规格的关系。用法上有特殊要求的，应当按实际情况详细说明。

54. 化学药品非处方药用量按照国家药品监督管理部门公布的该药品非处方药用量书写。**数字以阿拉伯数字表示**，所有重量或容量单位必须以汉字表示。

55. 处方药应当实事求是地详细列出该药品不良反应，并按不良反应的严重程度、发生的频率或症状的系统性列出；尚不清楚有无不良反应的，可在该项下以"**尚不明确**"来表述。

56. 非处方药应列出该药品不能应用的各种情况，如禁止应用该药品的人群或疾病等情况。国家药品监督管理部门公布的该药品禁忌内容不得删减。**【禁忌】内容应采用加重字体印刷**。

57. **处方药应当列出使用时必须注意的问题**，包括需要慎用的情况（如肝、肾功能的问题），影响药物疗效的因素（如食物、烟、酒），用药过程中需观察的情况（如过敏反应，定期检查血象、肝功能、肾功能）及用药对于临床检验的影响等。

58. 注射剂如需进行**皮内敏感试验**的，应在【注意事项】项下列出。

59. 非处方药【注意事项】应列出使用该药必须注意的问题，包括需要慎用的情况（如肝、肾功能的问题），影响药物疗效的因素（如食物、烟、酒等），**孕妇、哺乳期妇女、儿童、老人等**特殊人群用药，用药对于临床检验的影响，滥用或药物依赖情况，以及其他保障用药人自我药疗安全用药的有关内容。

60.【注意事项】必须注明"**对本品过敏者禁用，过敏体质者慎用**" "本品性状发生改变时禁止使用" "如正在使用其他药品，使用本品前请咨询医师或药师" "请将本品放在儿童不能接触的地方"。

61.【注意事项】内容应采用**加重字体**印刷。

62. 减毒活疫苗还需在【注意事项】项下注明：**本品为减毒活疫苗，不推荐在该疾病流行季节使用**。

63.【孕妇及哺乳期妇女用药】（仅处方药有此项）着重说明该药品**对妊娠、分娩及哺乳期母婴的影响**，并写明可否应用本品及用药注意事项。

64.【儿童用药】（仅处方药有此项）主要包括**儿童由于生长发育的关系而对于该药品在药理、毒理或药代动力学方面与成人的差异**，并写明可否应用本品及用药注意事项。

65.【老年用药】（仅处方药有此项）包括**使用限制、特定监护需要、与老年患者用药相关的危险性**，以及其他与用药有关的安全性和有效性的信息。

66. 化学药品处方药【药物相互作用】应列出**与该药产生相互作用的药品或药品类别**，并说明相互作用的结果及合并用药的注意事项。

67. 【药物相互作用】必须注明"**如与其他药物同时使用可能会发生药物相互作用，详情请咨询医师或药师。**"

68. 【**药物过量**】（仅化学药品和治疗用生物制品有此项）应详细列出过量应用该药品可能发生的毒性反应、剂量及处理方法。

69. 化学药【临床试验】包括临床试验的**给药方法、研究对象、主要观察指标、临床试验的结果包括不良反应**等。

70. 化学药【药理毒理】包括**药理作用和毒理研究**两部分内容。

71. 化学药【药代动力学】应当包括在体内**吸收、分布、代谢和排泄**的全过程及其主要的药代动力学参数，以及特殊人群的药代动力学参数或特征。

72. 【包装】包括**直接接触药品的包装材料和容器及包装规格**，并按该顺序表述。

73. 包装规格一般是指**上市销售的最小包装**的规格。

74. 有效期应以月为单位描述，可以表述为：**××个月**（×用阿拉伯数字表示）。

75. 【执行标准】应列出目前执行的**国家药品标准的名称、版本及编号**，或名称及版本，或名称及编号。

76. 【**批准文号**】是指国家批准该药品的药品批准

文号、进口药品注册证号或者医药产品注册证号。

77. 药品标签指药品包装上印有或者贴有的内容，分为**内标签和外标签**。

78. **药品内标签**是指直接接触药品包装的标签。

79. 用于运输、储藏包装的**标签应当注明**药品通用名称、规格、贮藏、生产日期、产品批号、有效期、批准文号、生产企业，也可以根据需要注明包装数量、运输注意事项或者其他标记等必要内容。

80. 同一药品生产企业生产的同一药品，分别按处方药与非处方药管理的，**两者的包装颜色应当显著区别**。

81. 药品标签中的有效期应当按照年、月、日的顺序标注，年份用**四位数字**表示，月、日各用两位数表示。

82. 有效期**具体标注格式**为"有效期至××××年××月"或者"有效期至××××年××月××日"；也可以用数字和其他符号表示为"有效期至××××.××."或者"有效期至××××/××/××"等。

83. 药品包装必须按照规定印有或贴有标签，也**不得夹带其他任何介绍或宣传产品**、企业的文字、音像及其他资料。

84. 药品标签不得印制"××省专销""原装正品"

"进口原料""驰名商标""专利药品""××监制""××总经销""××总代理"等字样。但是，**"企业防伪标识""企业识别码""企业形象标志"等文字图案可以印制**。

85. 药品说明书和标签应当使用国家语言文字工作委员会公布的**规范化汉字**，增加其他文字对照的，应当以汉字表述为准，不能使用繁体字、异体字，如加汉语拼音或外文，必须以中文为主体；在国内销售的进口药品，必须附加中文使用说明。

86. 药品说明书和标签的文字表述应当**科学、规范、准确**，并跟踪药品上市后的安全性和有效性情况，及时提出修改药品说明书的申请。

87. 药品说明书和标签中的文字应当清晰易辨，标识应当清楚醒目，不得有印字脱落或者粘贴不牢等现象，不得以**粘贴、剪切、涂改**等方式进行修改或者补充。

88. 根据《反兴奋剂条例》，药品中含有兴奋剂目录所列禁用物质的，其说明书或者标签应当注明**"运动员慎用"**字样。

89. 药品通用名称**应当显著、突出**。

90. 药品商品名称**不得与通用名称同行书写**，其字体和颜色不得比通用名称更突出和显著，其字体以单字面积计不得大于通用名称所用字体的二分之一。

91. 自 2006 年 6 月 1 日起，①**新化学结构、新活性成分且在保护期、过渡期或者监测期内的药品**；②**在我国具有化合物专利，且该专利在有效期内的药品**，可以申请使用商品名称。

92. 药品标签使用注册商标的，应当印刷在药品标签的边角，含文字的注册商标，其字体以单字面积计不得大于通用名称所用字体的**四分之一**。

93. 外用药品标识为**红色方框底色内标注白色"外"字**。药品标签中的外用药标识应当彩色印制，说明书中的外用药品标识可以单色印制。

**历年考题**

【A 型题】1. 下列药品说明书和标签中，药品名称和标识符合规定的是（　　）

A. 某外用乳膏标签上采用蓝底白色字体的"外"字标识

B. 某药品的通用名字体采用深绿色，与背景形成强烈反差

C. 某药品的商品名字体以单字面积计等于通用名所用字体的二分之一

D. 某药品的注册商标字体以单字面积计等于通

用名所用字体的三分之一

**【考点提示】**C。药品商品名称不得与通用名称同行书写，其字体和颜色不得比通用名称更突出和显著，其字体以单字面积计不得大于通用名称所用字体的二分之一。药品的通用名字体颜色应当使用黑色或者白色，不得使用其他颜色。浅黑、灰黑、亮白、乳白等黑、白色号均可使用，但要与其背景形成强烈反差。药品标签使用注册商标的，应当印刷在药品标签的边角，含文字的注册商标，其字体以单字面积计不得大于通用名称所用字体的四分之一。外用药品标识为红色方框底色内标注白色"外"字。药品标签中的外用药标识应当彩色印制，说明书中的外用药品标识可以单色印制。

**【A 型题】**2. 下列药品中，在药品标签和说明书中不需要印有特殊标识的是(　　)

　　A. 麻醉药品和精神药品

　　B. 外用药品和非处方药

　　C. 含特殊药品复方制剂和兴奋剂

　　D. 医疗用毒性药品和放射性药品

**【考点提示】**C。《药品说明书和标签管理规定》第28 条规定，麻醉药品、精神药品、医疗用毒性药品、放射性药品、外用药品和非处方药品等国家规定有专用标识的，其说明书和标签必须印有规定的标识。

【A型题】3. 根据《药品说明书和标签管理规定》，关于药品说明书规定的说法，错误的是（    ）

A. 非处方药应列出主要辅料名称

B. 注射剂应列出全部辅料名称

C. 化学药列出全部活性成分

D. 中成药组方中应列出全部中药药味

【考点提示】A。注射剂和非处方药还应当列出所用的全部辅料名称。

【B型题】(4~6题共用备选答案)

A. 【注意事项】        B. 【成分】

C. 【禁忌】            D. 【不良反应】

4. 欲查询是否有药物滥用或者药物依赖性内容，可查询的说明书项目是（    ）

5. 欲查询注射剂的辅料组成，可查询的说明书项目是（    ）

6. 列出药品不能应用的人群的说明书项目是（    ）

【考点提示】A、B、C。药物滥用或者药物依赖性内容，应在【注意事项】项下列出。处方中含有可能引起严重不良反应的辅料的，应在【成分】项下列出该辅料名称。处方药应当在【禁忌】项下列出该药品不能应用的各种情况，例如禁止应用该药品的人群、疾病等情况。

【B 型题】（7～8 题共用备选答案）

A. 有效期至 2016/31/08

B. 有效期至 2016 年 08 月

C. 有效期至 2016 年 09 月

D. 有效期至 2016.09.01

7. 某药品的生产批号为 140031，生产日期为 2014 年 9 月 1 日，有效期为 2 年，其有效期可以标注为（　　）

8. 某药品的生产批号为 140051，生产日期为 2014 年 9 月 20 日，有效期为 2 年，其有效期可以标注为（　　）

【考点提示】B、B。药品标签中的有效期应当按照年、月、日的顺序标注，年份用四位数字表示，月、日各用两位数表示。其具体标注格式为"有效期至××××年××月"或者"有效期至××××年××月××日"；也可以用数字和其他符号表示为"有效期至××××.××."或者"有效期至××××/××/××"等。有效期若标注到日，应当为起算日期对应年月日的前一天；若标注到月，应当为起算月份对应年月的前一个月。

【B 型题】（9～10 题共用备选答案）

A. 药品通用名称、规格、批号、有效期

B. 药品商品名称、规格、批号、批准文号、有效期

    C. 药品商品名称、贮藏、规格、批号、有效期、
生产日期

    D. 药品名称、贮藏、生产日期、生产批号、有
效期、执行标准、批准文号、生产企业

根据《药品说明书和标签管理规定》

9. 尺寸过小的药品内包装，其标签至少应当注
明(　　　)

10. 原料药的标签应当注明(　　　)

【考点提示】A、D。药品的内标签应当包含药品通
用名称、适应证或者功能主治、规格、用法用量、生产
日期、产品批号、有效期、生产企业等内容。包装尺寸
过小无法全部标明上述内容的，至少应当标注药品通用
名称、规格、产品批号、有效期等内容。原料药的标签
应当注明药品名称、贮藏、生产日期、产品批号、有效
期、执行标准、批准文号、生产企业，同时还需注明包
装数量及运输注意事项等必要内容。

# 第三节　药品广告管理

必背采分点

1. **药品广告**，是指药品生产经营者通过一定媒介和

形式直接或者间接推销药品的信息。

2. 药品、医疗器械、保健食品和特殊医学用途配方食品广告应当**真实、合法**，不得含有虚假或引人误解的内容。

3. **广告主**应当对药品、医疗器械、保健食品和特殊医学用途配方食品广告内容的真实性和合法性负责。

4. **管理范围**包括药品、医疗器械、保健食品和特殊医学用途配方食品广告的审查。

5. **未经审查不得发布**药品、医疗器械、保健食品和特殊医学用途配方食品广告。

6. **国家市场监督管理总局**负责组织指导药品、医疗器械、保健食品和特殊医学用途配方食品广告审查工作。

7. **各省级市场监督管理部门和药品监督管理部门**（以下称广告审查机关）负责药品、医疗器械、保健食品和特殊医学用途配方食品广告审查，依法可以委托其他行政机关具体实施广告审查。

8. 药品广告涉及**药品名称、药品适应证或功能主治、药理作用**等内容的，不得超出说明书范围。

9. 药品广告应当显著标明禁忌、不良反应，处方药广告还应当显著标明"本广告仅供医学药学专业人士阅读"，非处方药广告还应当显著标明非处方药标识

（OTC）和"**请按药品说明书或者在药师指导下购买和使用**"。

10. 医疗器械广告涉及**医疗器械名称、适用范围、作用机理或结构及组成**等内容的，不得超出注册证书或者备案凭证、注册或者备案的产品说明书范围。

11. 保健食品广告应标明"**保健食品不是药物，不能代替药物治疗疾病**"，声明本品不能代替药物，并显著标明保健食品标志、适宜人群和不适宜人群。

12. 广告中不得使用或变相使用**国家机关、国家机关工作人员、军队单位或军队人员**的名义或者形象，或者利用军队装备、设施等从事广告宣传。

13. 广告中不得使用**科研单位、学术机构、行业协会或专家、学者、医师、药师、临床营养师、患者**等的名义或者形象作推荐、证明。

14. 广告中不得违反科学规律，明示或暗示可以**治疗所有疾病、适应所有症状、适应所有人群**，或正常生活和治疗病症所必需等内容。

15. 广告中不得**引起公众对所处健康状况和所患疾病产生不必要的担忧和恐惧**，或使公众误解不使用该产品会患某种疾病或者加重病情的内容。

16. 广告中不得含有"**安全**" "**安全无毒副作用**" "**毒副作用小**"；明示或者暗示成分为"天然"，因而安全性有保证等内容。

17. 广告中不得含有"热销、抢购、试用""家庭必备、免费治疗、免费赠送"等**诱导性内容**，"评比、排序、推荐、指定、选用、获奖"等综合性评价内容，"无效退款、保险公司保险"等保证性内容，怂恿消费者任意、过量使用药品的内容。

18. 按照规定，**不得做广告的产品**包括：①麻醉药品、精神药品、医疗用毒性药品、放射性药品、药品类易制毒化学品，以及戒毒治疗的药品、医疗器械。②军队特需药品、军队医疗机构配制的制剂。③医疗机构配制的制剂。④依法停止或者禁止生产、销售或者使用的药品、医疗器械、保健食品和特殊医学用途配方食品。⑤法律、行政法规禁止发布广告的情形。

19. **广告发布媒体的限制**：①不得利用处方药或者特定全营养配方食品的名称为各种活动冠名进行广告宣传。②不得使用与处方药名称或者特定全营养配方食品名称相同的商标、企业字号在医学、药学专业刊物以外的媒介变相发布广告，也不得利用该商标、企业字号为各种活动冠名进行广告宣传。

20. 特殊医学用途婴儿配方食品广告不得在**大众传播媒介**或公共场所发布。

21. 药品、特殊医学用途配方食品广告审查申请应当依法向生产企业或进口代理人等**广告主所在地广告审查机关**提出。

22. 申请药品、医疗器械、保健食品、特殊医学用途配方食品广告审查，应当依法提交《**广告审查表**》、与发布内容一致的广告样件，以及合法有效的材料。

23. 申请人可以到**广告审查机关受理窗口**提出申请，也可以通过信函、传真、电子邮件或电子政务平台提交药品、医疗器械、保健食品和特殊医学用途配方食品广告申请。

24. 广告审查机关收到申请人提交的申请后，应当**在五个工作日**内作出受理或者不予受理决定。

25. 广告审查机关应当对申请人提交的材料进行审查，自受理之日起**十个工作日**内完成审查工作。

26. 经审查批准的药品、医疗器械、保健食品和特殊医学用途配方食品广告，广告审查机关应当通过本部门网站以及其他方便公众查询的方式，在**十个工作日**内向社会公开。

27. 广告审查机关**公开的信息**包括广告批准文号、申请人名称、广告发布内容、广告批准文号有效期、广告类别、产品名称、产品注册证明文件或者备案凭证编号等内容。

28. 按照原《药品广告审查办法》（局令第 27 号），

药品广告批准文号有效期为 1 年，药品广告批准文号为"×药广审（视）第 0000000000 号""×药广审（声）第 0000000000 号""×药广审（文）第 0000000000 号"。其中"×"为各省、自治区、直辖市的简称。"0"为由 10 位数字组成，**前 6 位代表审查年月，后 4 位代表广告批准序号**。"视""声""文"代表用于广告媒介形式的分类代号。

29. 产品注册证明文件、备案凭证或者生产许可文件未规定有效期的，广告批准文号有效期为**两年**。

30. 自 2020 年 3 月 1 日起，**广告批准文号的文书格式**：_ _ 药/械/食健/食特广审（视/声/文）第 000000–00000 号。空格内为省份简称，数字前 6 位是有效期截止日（年份的后两位＋月份＋日期），后 5 位是省级广告审查机关当年的广告文号流水号。

31. **药品广告的注销**：①主体资格证照被吊销、撤销、注销的；②产品注册证明文件、备案凭证或者生产许可文件被撤销、注销的；③法律、行政法规规定应当注销的其他情形的，不得继续发布审查批准的广告，并应当主动申请注销药品、医疗器械、保健食品和特殊医学用途配方食品广告批准文号。

32. **未显著、清晰表示广告中应当显著标明内容的**，按照《广告法》第五十九条处罚，由市场监督管理部门责令停止发布广告，对广告主处十万元以下的罚款。

33. **进行虚假宣传的**，依照《广告法》第五十八条的规定处罚，由市场监督管理部门责令停止发布广告，责令广告主在相应范围内消除影响，处广告费用一倍以上三倍以下的罚款，广告费用无法计算或者明显偏低的，处十万元以上二十万元以下的罚款；情节严重的，处广告费用三倍以上五倍以下的罚款，广告费用无法计算或者明显偏低的，处二十万元以上一百万元以下的罚款，可以吊销营业执照，并由广告审查机关撤销广告审查批准文件、一年内不受理其广告审查申请。

34. **不得宣传发布的药品广告**，依照《广告法》第五十七条处罚，由市场监督管理部门责令停止发布广告，对广告主处二十万元以上一百万元以下的罚款，情节严重的，并可以吊销营业执照，由广告审查机关撤销广告审查批准文件、一年内不受理其广告审查申请；对广告经营者、广告发布者，由市场监督管理部门没收广告费用，处二十万元以上一百万元以下的罚款，情节严重的，并可以吊销营业执照、吊销广告发布登记证件。

35. 以不当方式获得批准文件，按照《广告法》第六十五条处罚，广告审查机关不予受理或者不予批准，予以警告，**一年内不受理**该申请人的广告审查申请；以欺骗、贿赂等不正当手段取得广告审查批准的，广告审查机关予以撤销，处十万元以上二十万元以下的罚款，三年内不受理该申请人的广告审查申请。

## 历年考题

【A 型题】1. 药品广告必须符合合法性和科学性要求，不得在药品广告中出现的是（　　）

　　A. 忠告语

　　B. 药品生产批准文号

　　C. 医疗机构名称、地址

　　D. 药品经营企业名称

【考点提示】C。药品广告中必须标明药品的通用名称、忠告语、药品广告批准文号、药品生产批准文号。药品广告必须标明药品生产企业或者药品经营企业名称，不得单独出现"咨询热线""咨询电话"等内容。

【A 型题】2. 下列关于药品广告内容要求的说法错误的是（　　）

　　A. 药品广告中不得含有"家庭必备"内容

　　B. 在广播电台发布药品广告，必须同时播出药品广告批准文号

　　C. 药品不得在未成年人出版物和广播电视上发布

　　D. 药品广告中不得含有"毒副作用小"的说明性文字

【考点提示】B。已经审查批准的药品广告在广播电台发布时，可不播出药品广告批准文号。

【A型题】3. 根据《中华人民共和国广告法》，可做广告的药品是(　　)

A. 地西泮　　　　　B. 美沙酮口服液

C. 吗啡阿托品注射液　D. 舒肝丸

【考点提示】D。麻醉药品、精神药品、医疗用毒性药品、放射性药品等特殊药品，药品类易制毒化学品，以及戒毒治疗的药品，医疗机构配制的制剂，军队特需药品，国家药品监督管理局依法明令停止或者禁止生产、销售和使用的药品，批准试生产的药品不得发布广告。

【B型题】(4~6题共用备选答案)

A. 向所在省级工商管理部门办理备案

B. 向所在省级工商管理部门申请并取得药品广告批准文号

C. 向所在省级药品监督管理部门申请并取得药品广告批准文号

D. 向所在省级药品监督管理部门办理备案

4. 发布进口药品广告的审查程序是(　　)

5. 发布非处方药广告的程序是(　　)

6. 异地发布药品广告在发布地的程序要求是(　　)

【考点提示】C、C、D。药品广告须经企业所在地省、自治区、直辖市人民政府药品监督管理部门批准，并发给药品广告批准文号；未取得药品广告批准文号的，不得发布。在药品生产企业所在地和进口药品代理机构所在地以外的省、自治区、直辖市发布药品广告的，在发布前应当到发布地药品广告审查机关办理备案。

【B型题】(7~8题共用备选答案)

A. 通用名称　　　　　　B. 商品名称

C. 驰名商标　　　　　　D. 注册商标

7. 根据《药品、医疗器械、保健、特殊医学用途配方食品广告审查管理暂行办法》，药品广告中严禁出现的文字是(　　)

8. 根据《药品、医疗器械、保健、特殊医学用途配方食品广告审查管理暂行办法》，药品广告中必须标明的内容是(　　)

【考点提示】C、A。《药品、医疗器械、保健、特殊医学用途配方食品广告审查管理暂行办法》规定，不得利用处方药或者特定全营养配方食品的名称为各种活动冠名进行广告宣传。不得使用与处方药名称或者特定全营养配方食品名称相同的商标、企业字号在医学、药学专业刊物以外的媒介变相发布广告，也不得利用该商标、企业字号为各种活动冠名进行广告宣传。药品、医疗器械、保健食品和特殊医学用途配方食品广告中只宣传产品名称（含药品通用名称和药品商品名称）的，不再对其内容进行审查。

【C型题】（9～11题共用题干）

A制药公司是一家现代化企业，许多产品在市场上口碑很好，B制药公司为获取更大利润，将自己产品的包装盒装潢设计的与A制药公司同类药品非常相似，并在印制药品说明书和标签时假冒了A制药公司的注册商标，同时做了宣传和广告。

9. 在不正当竞争行为中，B制药公司假冒注册商标的行为应定性为（　　）

　　A. 混淆行为　　　　　　B. 限制竞争行为

　　C. 诋毁商誉行为　　　　D. 侵犯商业秘密行为

10. 关于上述信息中所指的药品注册商标的说法，正确的是（　　）

　　A. 药品说明书和标签中可以印制注册商标，但禁止使用未经注册的商标

　　B. 药品不能申请注册商标

　　C. 药品说明书中的药品注册商标必须印制在通用名称同行的边角上

　　D. 注册商标的单字面积不得大于通用名称所用

字体的1/2

11. 如果上述信息中 B 企业的药品广告批准文号属于提供虚假材料申请而取得，药品广告审查机关应当撤销药品广告批准文号，同时还应（ ）

A. 3 年内不受理该企业该品种的广告审批申请

B. 1 年内不受理该企业该品种的广告审批申请

C. 1 年内不受理该企业所有品种的广告审批申请

D. 3 年内不受理该企业所有品种的广告审批申请

【考点提示】A、A、A。混淆行为是指经营者在经营活动中采取不实手段对自己的商品做虚假表示、说明或者承诺，或者不当利用他人的知识产权推销自己的商品或者服务，使消费者产生误解的行为。《反不正当竞争法》第 5 条规定，经营者不得采用下列不正当手段从事市场交易，损害竞争对手：①假冒他人的注册商标。②与知名商品相混淆。③擅自使用他人的企业名称或者姓名，引人误认为是他人的商品。④在商品上伪造或者冒用认证标志、名优标志等质量标志，伪造产地，对商品质量做引人误解的虚假表示。药品说明书和标签中禁止使用未经注册的商标及其他未经国家药品监督管理部门批准的药品名称。对提供虚假材料申请药品广告审批，取得药品广告批准文号的，药品广告审查机关在发现后应当撤销该药品广告批准文号，并 3 年内不受理该企业该品种的广告审批申请。

【X 型题】12. 甲、乙、丙、丁发布药品广告的行为，错误的有( )

 A. 乙发布广告，宣传其生产的复方苯巴比妥溴化钠片，称"6 个月临床观察，96.7%患者的语言、运动能力明显提高"

 B. 甲通过电视台发布其所生产的六味地黄丸的广告

 C. 丁通过某网站发布其所生产的枸橼酸西地那非片的广告

 D. 丙为其配置的医疗机构制剂通过某医学杂志发布广告

【考点提示】ACD。麻醉药品、精神药品、医疗用毒性药品、放射性药品等特殊药品，药品类易制毒化学品，以及戒毒治疗的药品，医疗机构配制的制剂，军队特需药品，国家药品监督管理部门依法明令停止或者禁止生产、销售和使用的药品，批准试生产的药品不得发布广告。处方药可以在国务院卫生行政部门和国务院药品监督管理部门共同指定的医学、药学专业刊物上做广告，但不得在大众传播媒介发布广告或者以其他方式进行以公众为对象的广告宣传，不得以赠送医学、药学专业刊物等形式向公众发布处方药广告，不得在未成年人出版物和广播电视频道、节目、栏目上发布。非处方药广告发布的媒体没有限制。六味地黄丸属于乙类非处方药，甲通过电视台发布其所生产的六味地黄丸的广告是可以的。

# 第四节　互联网药品信息服务的管理

## 必背采分点

1. **互联网信息服务**是指通过互联网向上网用户提供信息的服务活动。

2. 互联网信息服务的内容一般包括电子邮件（E-MAIL）、文件传输（FTP）、远程登录（TELNET）、查询信息、网络新闻论坛（USENET）、电子公告板（BBS），**前三项是基本信息服务**。

3. 互联网信息服务分为**经营性和非经营性**两类。

4. **经营性互联网信息服务**，是指通过互联网向上网用户有偿提供信息或者网页制作等服务活动。

5. **非经营性互联网信息服务**，是指通过互联网向上网用户无偿提供具有公开性、共享性信息的服务活动。

6. 国家对经营性互联网信息服务实行**许可制度**；对非经营性互联网信息服务实行**备案制度**。

7. **互联网药品信息服务**，是指通过互联网向上网用户提供药品（含医疗器械）信息的服务活动。

8. **经营性互联网药品信息服务**是指通过互联网向上网用户有偿提供药品信息等服务的活动。

9. **非经营性互联网药品信息服务**是指通过互联网向上网用户无偿提供公开的、共享性药品信息等服务的活动。

10. **国家药品监督管理局**对全国提供互联网药品信息服务活动的网站实施监督管理。

11. 提供互联网药品信息服务的申请应当以**一个网站为基本单元**。

12. 开办服务网站**资格证书的申请条件**：①互联网药品信息服务的提供者应当为依法设立的企事业单位或者其他组织；②具有与开展互联网药品信息服务活动相适应的专业人员、设施及相关制度；③有 2 名以上熟悉药品、医疗器械管理法律、法规和药品、医疗器械专业知识，或者依法经资格认定的药学、医疗器械技术人员。

13. 从事互联网药品信息服务网站的中文名称，除与主办单位名称相同的以外，**不得以"中国""中华""全国"等冠名**；除取得药品招标代理机构资格证书的单位开办的互联网站外，其他提供互联网药品信息服务的网站名称中不得出现"电子商务""药品招商""药品招标"等内容。

14. 健全的网络与信息安全保障措施，包括**网站安全保障措施、信息安全保密管理制度、用户信息安全管理制度**。

15. 省级药品监督管理部门在收到申请材料之日起5 日内做出受理与否的决定，自受理之日起**20 日**内对申请提供互联网药品信息服务的材料进行审核，并作出同意或者不同意的决定；符合条件的，由省级药品监督管理部门核发"互联网药品信息服务资格证书"，同时报国家药品监督管理部门备案并发布公告。

16. "互联网药品信息服务资格证书"有效期为**5 年**。

17. 有效期届满，需要继续提供互联网药品信息服务的，持证单位应当在有效期届满**前 6 个月**内，向原发证机关申请换发"互联网药品信息服务资格证书"。

18. "互联网药品信息服务资格证书"可以根据互联网药品信息服务提供者的书面申请，由**原发证机关**收回，原发证机关应当报国家药品监督管理局备案并发布公告。

19. **互联网药品信息服务提供者变更**下列事项之一的，应当向原发证机关申请办理变更手续，填写"互联网药品信息服务项目变更申请表"，同时提供相关证明文件：①"互联网药品信息服务资格证书"中审核批准的项目；②互联网药品信息服务提供者的基本项目；③网站提供互联网药品信息服务的基本情况。

20. 省级药品监督管理部门自受理变更申请之日起**20 个工作日**内作出是否同意变更的审核决定。

21. 同意变更的，将变更结果予以公告并报**国家药品监督管理局**备案；不同意变更的，以书面形式通知申请人并说明理由。

22. 提供互联网药品信息服务的网站，应当在其网站主页显著位置标注"互联网药品信息服务资格证书"的**证书编号**。

23. 提供互联网药品信息服务的网站**不得发布麻醉药品、精神药品、医疗用毒性药品、放射性药品、戒毒药品和医疗机构制剂**的产品信息。

24. 提供互联网药品信息服务的网站发布的药品（含医疗器械）广告，必须经过**药品监督管理部门**审查批准。

25. 提供互联网药品信息服务的网站发布的药品（含医疗器械）广告要**注明广告审查批准文号**。

**历年考题**

【A 型题】1. 关于互联网药品交易服务企业经营行

为的说法，错误的是(　　　)

    A. 通过自身网站与本企业成员之外其他企业进行互联网交易的药品批发企业，只能交易本企业经营的药品

    B. 提供互联网药品交易服务的企业应在其网站主页显著位置标明互联网药品交易服务资格证书号码

    C. 参与互联网药品交易的医疗机构只能购买药品，不得上网销售药品

    D. 取得互联网药品交易服务机构资格的药品零售连锁企业，可以通过自身网站向个人消费者销售处方药

【考点提示】D。通过自身网站与本企业成员之外的其他企业进行互联网药品交易的药品生产企业和药品批发企业只能交易本企业生产或者本企业经营的药品，不得利用自身网站提供其他互联网药品交易服务；向个人消费者提供互联网药品交易服务的企业只能在网上销售本企业经营的非处方药，不得向其他企业或者医疗机构销售药品。在互联网上进行药品交易的药品生产企业、药品经营企业和医疗机构必须通过经药品监督管理部门和电信业务主管部门审核同意的互联网药品交易服务企业进行交易。参与互联网药品交易的医疗机构只能

购买药品，不得上网销售药品。提供互联网药品交易服务的企业必须在其网站首页显著位置标明互联网药品交易服务机构资格证书号码。

【B型题】（2~3题共用备选答案）

A. 临床药理信息　　　B. 戒毒药品信息

C. 基本药物目录　　　D. 药品广告

根据《互联网药品信息服务管理办法》

2. 可以在提供互联网药品信息服务的网站上发布，但其内容应经药品监督管理部门审查批准的是（　　）

3. 不得在提供互联网药品信息服务的网站上发布的是（　　）

【考点提示】D、B。药品广告可以在提供互联网药品信息服务的网站上发布，但其内容应经药品监督管理部门审查批准。提供互联网药品信息服务的网站不得发布麻醉药品、精神药品、医疗用毒性药品、放射性药品、戒毒药品和医疗机构制剂的产品信息。

【B型题】（4~5题共用备选答案）

A. 信息产业主管部门　B. 工商行政管理部门

C. 卫生行政部门　　　D. 药品监督管理部门

根据《互联网药品信息服务管理办法》

4. "互联网药品信息服务资格证书"的发证部门是（　　）

5. 提供互联网药品信息服务的网站发布广告的审查批准部门是(　　)

【考点提示】D、D。互联网药品信息服务申请同意后，由省级药品监督管理部门核发"互联网药品信息服务资格证书"，同时报国家药品监督管理部门备案并发布公告。提供互联网药品信息服务的网站发布的药品(含医疗器械)广告，必须经过食品药品监督管理部门审查批准。

# 第五节　药品价格管理

### 必背采分点

1. **药品价格管理**，是指药品价格的制定和监测等一系列的管理活动。

2. 我国的药品价格管理经历了**从国家计划统一定价，到市场调节经营者自主定价，再到政府定价和市场调节价相结合，以及当前执行的取消绝大部分药品政府定价**四个阶段。

3. 药品的生产企业、经营企业和医疗机构必须执行**政府定价、政府指导价**，不得以任何形式擅自提高价格。

4. 依法实行**市场调节价**的药品，药品的生产企业、经营企业和医疗机构应当按照公平、合理和诚实信用、质价相符的原则制定价格，为用药者提供价格合理的药品。

5. 药品价格形成机制是**以现行药品价格政策为基础**，坚持市场在资源配置中起的决定性作用，更好发挥政府作用，围绕新时代医疗保障制度总体发展方向，持续健全以市场为主导的药品价格形成机制。

6. 医疗保障部门管理价格的药品范围，包括化学药品、中成药、生化药品、中药饮片、医疗机构制剂等。其中，麻醉药品和第一类精神药品实行政府指导价，其他药品实行**市场调节价**。

7. 麻醉药品和第一类精神药品价格继续依法实行**最高出厂（口岸）价格和最高零售价格**管理，研究制定相应的管理办法和具体政策。

8. 按照"**保障药品供应优先、满足临床需要优先**"的原则，采取鼓励短缺药品供应、防范短缺药品恶意涨价和非短缺药品"搭车涨价"的价格招采政策，依职责参与做好短缺药品保供稳价工作。

9. 根据《基本医疗卫生与健康促进法》，国家建立健全药品价格监测体系，开展成本价格调查，加强药品价格监督检查，依法查处**价格垄断、价格欺诈、不正当竞争**等违法行为，维护药品价格秩序。

10. 药品经营者遵守药品价格管理的规定：**①合理**

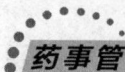

定价，明码标价；②如实报告销售和价格情况；③购销中禁止不正当获益。

11. 依法实行市场调节价的药品，药品上市许可持有人、药品生产企业、药品经营企业和医疗机构应当按照公平、合理和诚实信用、质价相符的原则制定价格，为用药者提供价格合理的药品；应当遵守国务院药品价格主管部门关于药品价格管理的规定，制定和标明药品零售价格，**禁止暴利、价格垄断和价格欺诈**等行为。

12. 药品上市许可持有人、药品生产企业、药品经营企业和医疗机构应当依法向药品价格主管部门提供其药品的**实际购销价格和购销数量**等资料。

# 第六节　反不正当竞争

📖 **必背采分点**

1. 广义的**反不正当竞争法**是调整市场竞争过程中因规制不正当竞争行为而产生的社会关系的法律规范的总称。

2. **不正当竞争行为**，是指经营者在生产经营活动中违反反不正当竞争法规定，扰乱市场竞争秩序，损害其他经营者或者消费者的合法权益的行为。

3. 反不正当竞争法所称的**经营者**，是指从事商品生产、经营或者提供服务（以下所称商品包括服务）的自然人、法人和非法人组织。

4. 经营者在生产经营活动中应当遵循**自愿、平等、公平、诚信**的原则，遵守法律和商业道德。

5. **混淆行为**是指经营者在生产经营活动中采取不实手段对自己的商品、服务做虚假表示、说明或者承诺，或者不当利用不同类别的商业标识制造市场混淆，使误认为是他人商品或者与他人存在特定联系。

6. **经营者不得采用财物或者其他手段贿赂下列单位或个人**，以谋取交易机会或者竞争优势：①交易相对方的工作人员；②受交易相对方委托办理相关事务的单位或者个人；③利用职权或者影响力影响交易的单位或者个人。

7. 经营者在交易活动中，可以以**明示方式**向交易相对方支付折扣，或向中间人支付佣金。

8. 经营者向交易相对方支付折扣、向中间人支付佣金的，应当**如实入账**。接受折扣、佣金的经营者也应当如实入账。

9. 经营者不得对其商品的性能、功能、质量、销售状况、用户评价、曾获荣誉等作**虚假或引人误解的商业宣传**，欺骗、误导消费者。

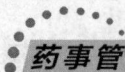

10. 经营者不得通过组织**虚假交易**等方式，帮助其他经营者进行虚假或者引人误解的商业宣传。

11. 通过虚假交易生成不真实的销量数据、用户好评的"**刷单炒信**"，会对消费者的购物决策产生严重误导，新修订的《反不正当竞争法》将其定性为虚假商业宣传。

12. **商业秘密**，是指不为公众所知悉、具有商业价值并经权利人采取相应保密措施的技术信息、经营信息等商业信息。

13. **不当有奖销售**包括：①所设奖的种类、兑奖条件、奖金金额或者奖品等有奖销售信息不明确，影响兑奖；②采用谎称有奖或者故意让内定人员中奖的欺骗方式进行有奖销售；③抽奖式的有奖销售，最高奖的金额超过五万元。

14. 经营者不得**编造、传播虚假信息或误导性信息**，损害竞争对手的商业信誉、商品声誉。

15. 经营者**不得利用技术手段，通过影响用户选择或其他方式，实施下列妨碍、破坏其他经营者合法提供的网络产品或服务正常运行的行为**：①未经其他经营者同意，在其合法提供的网络产品或者服务中插入链接、强制进行目标跳转；②误导、欺骗、强迫用户修改、关闭、卸载其他经营者合法提供的网络产品或者服务；

③恶意对其他经营者合法提供的网络产品或者服务实施不兼容；④其他妨碍、破坏其他经营者合法提供的网络产品或者服务正常运行的行为。

**历年考题**

【A型题】1. 根据《反不正当竞争法》，下列互联网药品信息服务提供者的行为中，属于互联网不正当竞争行为的是(    )

    A. 转载药品监督管理部门或药品生产企业发布的药品召回信息

    B. 转载国家药品监督管理部门发布的药品管理规范性文件

    C. 利用技术手段，对其他合法药品经营者的网络服务实施不兼容

    D. 对非法售药网站实施屏蔽

【考点提示】C。互联网不正当竞争行为：①未经其他经营者同意，在其合法提供的网络产品或者服务中插入链接、强制进行目标跳转；②误导、欺骗、强迫用户修改、关闭、卸载其他经营者合法提供的网络产品或者服务；③恶意对其他经营者合法提供的网络产品或者服务实施不兼容；④其他妨碍、破坏其他经营者合法提供的网络产品或者服务正常运行的行为。故本题选C。

【B型题】(2~4题共用备选答案)

   A. 混淆行为

   B. 侵犯商业秘密行为

   C. 虚假宣传和虚假交易行为

   D. 诋毁商誉行为

3. 某药品零售连锁企业安排"网络水军"为其销售的商品生成不真实的网络销量数据和"用户好评",该"刷单炒信"的行为属于(    )

3. 某药品生产企业听说有医疗机构通过不良反应监测系统报送了其竞争对手生产的药品的不良反应信息,未经证实即通过公众媒体发布信息,声称其竞争对手生产的药品不符合国家药品标准,该行为属于(    )

4. 某药品生产企业研制部门负责人未经企业同意,将企业在研药物的临床研究数据披露给开展相同品种研制的其他药品生产企业,该行为属于(    )

【考点提示】C、D、B。"刷单炒信"的行为属于虚假宣传和虚假交易行为,故3选C。未经证实即通过公众媒体发布信息,声称其竞争对手生产的药品不符合国家药品标准,该行为属于诋毁商誉行为,故4题选D。未经企业同意,将企业在研药物的临床研究数据披露给开展相同品种研制的其他药品生产企业,该行为属于侵犯商业秘密行为,故5选B。引人误认为是他人商品或者与他人存在特定联系为混淆行为。

【X型题】5. 根据《关于禁止商业贿赂行为的暂行规定》，下列说法正确的有( )

    A. 任何单位或者个人在销售或者购买商品时不得收受或者索取贿赂

    B. 经营者销售商品，不得以明示方式给予对方折扣

    C. 购货单位或者个人在账外暗中收受回扣的，以受贿论处

    D. 在账外暗中给予购货单位或者个人回扣的，以行贿论处

【考点提示】ACD。经营者不得采用财物或者其他手段进行贿赂以销售或者购买商品。在账外暗中给予对方单位或者个人回扣的，以行贿论处；对方单位或者个人在账外暗中收受回扣的，以受贿论处。经营者销售或者购买商品，可以以明示方式给对方折扣，可以给中间人佣金。经营者给对方折扣、给中间人佣金的，必须如实入账。接受折扣、佣金的经营者必须如实入账。

【X型题】6. 药品广告中有关药品功效的宣传应当科学准确，遵循合理宣传、科学引导的原则。药品广告不得含有的内容有( )

A. "能够帮助提高考试成绩"的表述

B. "免费治疗、免费赠送"的表述

C. "仅供医药学专业人士阅读"的表述

D. "纯中药、无毒副作用"的表述

【考点提示】ABD。含有"热销、抢购、试用""家庭必备、免费治疗、免费赠送"等诱导性内容，"评比、排序、推荐、指定、选用、获奖"等综合性评价内容，"无效退款、保险公司保险"等保证性内容，怂恿消费者任意、过量使用药品的内容，故答案A、B正确。含有"安全""安全无毒副作用""毒副作用小"明示或者暗示成分为"天然"因而安全性有保证等内容，故答案D正确。

# 第七节　消费者权益保护

## 必背采分点

1. 广义的**消费者权益保护法**是调整在保护公民消费权益中所形成的法律关系的法律规范的总称。

2. **消费者权益保护法具有特定的适用对象**：①消费者为生活消费需要购买、使用商品或者接受服务的，其权益保护适用消费者权益保护法。②农民购买、使用直接用于农业生产的生产资料的，参照消费者权益保护法执行。③经营者为消费者提供其生产、销售的商品或者提供服务，适用消费者权益保护法。

3. **消费者**，是指为个人生活消费需要购买、使用商品或者接受服务的自然人。

4. 消费者权益保护法以**保护消费者的权益**为核心。

5. 保护消费者的**合法权益**是全社会的共同责任。

6. **消费者的权利**是消费者在消费活动中所依法享有的各种权利的总称。

7. 消费者的权利包括**安全保障权、真情知悉权、自主选择权、公平交易权、获取赔偿权、结社权、知识获取权、受尊重权、监督批评权**。

8. 消费者在购买、使用商品和接受服务时**享有人身、财产安全不受损害的权利**。

9. 消费者享有**知悉其购买、使用的商品或者接受的服务的真实情况**的权利。

10. 消费者享有**自主选择商品或服务**的权利。

11. 消费者在自主选择商品或者服务时，有权进行**比较、鉴别和挑选**。

12. 经营者与消费者进行交易，应当遵循**自愿、平等、公平、诚实信用**的原则。

13. 消费者因购买、使用商品或接受服务受到人身、

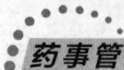

财产损害的，享有**依法获得赔偿**的权利。

14. 消费者的**求偿权**，既包括人身损害的赔偿请求权，也包括财产损害的赔偿请求权。

15. 消费者享有**依法成立维护自身合法权益的社会组织**的权利。

16. 消费者协会向消费者**提供消费信息和咨询服务**，提高消费者维护自身合法权益的能力，引导文明、健康、节约资源和保护环境的消费方式。

17. 消费者协会应当认真履行保护消费者合法权益的职责，听取消费者的意见和建议，**接受社会监督**。

18. 各级人民政府对消费者协会履行职责应当予以**必要的经费**等支持。

19. 消费者享有**获得有关消费和消费者权益保护**方面的知识的权利。

20. 消费者有权**检举、控告侵害消费者权益的行为**和国家机关及其工作人员在保护消费者权益工作中的违法失职行为，有权对保护消费者权益工作提出批评、建议。

21. 经营者的义务是消费者权利的**重要保障**。

22. **经营者的义务**包括：履行义务的义务；接受监督的义务；保证安全的义务；提供信息的义务；真实标记的义务；出具凭证的义务；保证质量的义务；履行

"三包"或其他责任的义务；不得单方作出对消费者不利规定的义务；不得侵犯消费者人身自由的权利的义务；为消费者提供相关服务信息的义务；依法收集、使用消费者个人信息的义务。

23. 经营者向消费者提供商品或者服务，应当依照消费者权益保护法和其他有关法律、法规的规定**履行义务**。

24. 经营者应当听取消费者对其提供的商品或者服务的意见，**接受消费者的监督**。

25. 经营者应当保证其提供的商品或服务符合**保障人身、财产安全**的要求。

26. 经营者向消费者提供有关商品或者服务的质量、性能、用途、有效期限等信息，应当真实、全面，**不得作虚假或者引人误解的宣传**。

27. 经营者应当**标明其真实名称和标记**。

28. 没有国家规定和当事人约定的，消费者可以自收到商品之日起**七日内**退货；七日后符合法定解除合同条件的，消费者可以及时退货，不符合法定解除合同条件的，可以要求经营者履行更换、修理等义务。

29. 依照规定进行退货、更换、修理的，**经营者应当承担运输等必要费用**。

30. 经营者采用网络、电视、电话、邮购等方式销售商品，消费者有权自收到商品之日起**七日内**退货，除法律规定的情形外，无须说明理由。

31. 经营者不得以**格式条款、通知、声明、店堂告示**等方式，作出排除或者限制消费者权利、减轻或者免除经营者责任、加重消费者责任等对消费者不公平、不合理的规定，不得利用格式条款并借助技术手段强制交易。

32. 经营者收集、使用消费者个人信息，应当遵循**合法、正当、必要**的原则，明示收集、使用信息的目的、方式和范围，并经消费者同意。

33. **消费者权益的保护措施**：①听取消费者对规则制定的意见；②政府及其部门落实消费者权益保护的责任；③抽查检验与控制缺陷产品；④惩处违法犯罪行为；⑤及时审理相关诉讼。

34. 各级人民政府应当加强**领导**，组织、协调、督促有关行政部门做好保护消费者合法权益的工作，落实保护消费者合法权益的职责。

35. 各级人民政府应当加强**监督**，预防危害消费者人身、财产安全行为的发生，及时制止危害消费者人身、财产安全的行为。

36. 有关行政部门在各自的职责范围内，应当定期或不定期对经营者提供的商品和服务进行**抽查检验**，并及时向社会公布抽查检验结果。

## 历年考题

【A型题】1. 根据《中华人民共和国消费者权益保护法》，消费者有权要求经营者提供检验合格证明，这在消费者权利中属于( )

    A. 公平交易权　　　　B. 监督批评权

    C. 真情知悉权　　　　D. 受尊重权

【考点提示】C。真情知悉权是指消费者享有知悉其购买、使用的商品或者接受的服务的真实情况的权利。消费者有权根据商品或者服务的不同情况，要求经营者提供商品的价格、产地、生产者、用途、性能、规格、等级、主要成分、生产日期、有效期限、检验合格证明、使用方法说明书、售后服务，或者服务的内容、规格、费用等有关情况。

【A型题】2. 药品生产企业应提供包含药品不良反应、用法用量等信息的药品说明书，这一要求体现了药品生产企业应当承担的保护消费者权益的义务（经营者义务）是( )

    A. 接受监督的义务

    B. 依法收集消费者个人信息的义务

    C. 保证安全的义务

D. 履行"三包"的义务

【考点提示】C。经营者的义务第三条保证安全的义务规定："经营者应当保证其提供的商品或者服务符合保障人身、财产安全的要求。对可能危及人身、财产安全的商品和服务，应当向消费者作出真实的说明和明确的警示，并说明和标明正确使用商品或者接受服务的方法以及防止危害发生的方法。"因此药品生产企业提供包含药品不良反应、用法用量等信息的药品说明书属于保证安全的义务。本题选C。

【B型题】(3~4题共用备选答案)

A. 请求消费者协会组织调解

B. 与经营者协商和解

C. 向有关行政部门申请行政裁决

D. 向人民法院提起诉讼

3. 消费者和经营者发生消费者权益争议的解决途径中，不包括(    )

4. 消费者和经营者发生消费者权益争议的解决途径中，其结果具有强制执行力的最后解决手段是(    )

【考点提示】C、D。消费者和经营者发生消费者权益争议的，可以通过下列途径解决：①与经营者协商和解。②请求消费者协会或者依法成立的其他调解组织调解。③向有关行政部门投诉。④提请仲裁。⑤向人民法院提起诉讼。消费者和经营者发生消费者权益争议的，不包括向有关行政部门申请行政裁决。向人民法院提起诉讼是解决各种争议的最后手段。

【X型题】5. 根据《消费者权益保护法》，提供商品和服务的经营者应当承当的义务包括(　　)

    A. 经营者收集、使用消费者个人信息应遵循合法、正当、必要的原则，明示收集、使用信息的目的、方式和范围，并经消费者同意

    B. 经营者不得采用格式条款提请消费者注意商品或服务质量、价款、履行期限、安全注意事项和风险警示

    C. 经营者向消费者提供有关商品或服务质量、性能、用途、有效期限等信息，应真实、全面，不得做虚假或引人误解的宣传

    D. 经营者应当保证其提供的商品或服务符合保障人身、财产安全的要求

【考点提示】ACD。经营者不得以格式条款、通知、声明、店堂告示等方式，做出排除或者限制消费者权利、减轻或者免除经营者责任、加重消费者责任等对消费者不公平、不合理的规定，不得利用格式条款并借助技术手段强制交易。

# 第九章　医疗器械、化妆品和特殊食品的管理

## 第一节　医疗器械管理

必背采分点

1. **医疗器械**，是指直接或者间接用于人体的仪器、设备、器具、体外诊断试剂及校准物、材料以及其他类似或者相关的物品，包括所需要的计算机软件。

2. 医疗器械效用主要通过**物理**等方式获得，不是通过药理学、免疫学或者代谢的方式获得，或者虽然有这些方式参与但是只起辅助作用。

3. **医疗器械的目的**是：①疾病的诊断、预防、监护、治疗或者缓解；②损伤的诊断、监护、治疗、缓解或者功能补偿；③生理结构或者生理过程的检验、替代、调节或者支持；④生命的支持或者维持；⑤妊娠控制；⑥通过对来自人体的样本进行检查，为医疗或者诊

断目的提供信息。

4. 第一类是**风险程度低**，实行常规管理可以保证其安全、有效的医疗器械。

5. 第二类是具有**中度风险**，需要严格控制管理以保证其安全、有效的医疗器械。

6. 第三类是具有**较高风险**，需要采取特别措施严格控制管理以保证其安全、有效的医疗器械。

7. 第一类医疗器械实行**产品备案管理**。

8. 第二类、第三类医疗器械实行**产品注册管理**。

9. 第一类医疗器械备案，由备案人向所在地设区的**市级人民政府负责药品监督管理的部门**提交备案资料。

10. 境内第二类医疗器械由注册申请人所在地**省、自治区、直辖市人民政府药品监督管理部门审查**，批准后发给医疗器械注册证。

11. 境内第三类医疗器械由**国务院药品监督管理部门**审查，批准后发给医疗器械注册证。

12. 进口第二类、第三类医疗器械由**国务院药品监督管理部门**审查，批准后发给医疗器械注册证。

13. **医疗器械注册证编号的编排方式**为：×1 械注×2×××3×4×× 5×××6。其中：×1 为注册审批部门所在地的简称；×2 为注册形式；×××3 为首次注册年份；×4 为产品管理类别；××5 为产品分类编码；××××6为首次注册流水号。

14. ×1：境内第三类医疗器械，进口第二类、第三类医疗器械为"**国**"字；境内第二类医疗器械为注册审批部门所在地省、自治区、直辖市简称。

15. ×2："**准**"字适用于境内医疗器械；"**进**"字适用于进口医疗器械；"**许**"字适用于香港、澳门、台湾地区的医疗器械

16. 延续注册的，××××3和××××6 **数字不变**。产品管理类别调整的，应当重新编号。

17. **第一类医疗器械备案凭证编号的编排方式**为：×1械备×××2×××3号。其中：×1为备案部门所在地的简称；×××2为备案年份；×××3为备案流水号。

18. ×1：**进口第一类医疗器械为"国"字**；境内第一类医疗器械为备案部门所在地省、自治区、直辖市简称加所在地设区的市级行政区域的简称（无相应设区的市级行政区域时，仅为省、自治区、直辖市的简称）。

19. **医疗器械说明书**是指由医疗器械注册人或者备案人制作，随产品提供给用户，涵盖该产品安全有效的基本信息，用以指导正确安装、调试、操作、使用、维护、保养的技术文件。

20. **医疗器械标签**是指在医疗器械或者其包装上附

有的用于识别产品特征和标明安全警示等信息的文字说明及图形、符号。

21. 医疗器械的产品名称应当使用**通用名称**，通用名称应当符合国家药品监督管理部门制定的医疗器械命名规则。

22. 医疗器械说明书和标签文字内容应当使用**中文**，中文的使用应当符合国家通用的语言文字规范。

23. 进口医疗器械的说明书中应当载明医疗器械的**原产地以及代理人的名称、地址、联系方式**。

24. 医疗器械说明书和标签不得含有**"疗效最佳""保证治愈""包治""根治""即刻见效""完全无毒副作用"** 等表示功效的断言或者保证的。

25. 医疗器械说明书和标签不得含有**"最高技术""最科学""最先进""最佳"** 等绝对化语言和表示的。

26. 经营第一类医疗器械**不需许可和备案**，经营第二类医疗器械实行备案管理，经营第三类医疗器械实行许可管理。

27. 从事医疗器械经营，应当具有与经营范围和经营规模相适应的质量管理机构或者质量管理人员，质量管理人员应当具有国家认可的**相关专业学历或职称**。

28. 从事医疗器械经营，应当具有与经营范围和经营规模相适应的**贮存条件**，全都委托其他医疗器械经营企业贮存的可以不设立库房。

29. 从事第三类医疗器械经营的企业应有符合医疗器械经营质量管理要求的计算机信息管理系统，**保证经营的产品可追溯**。

30. 从事**第二类**医疗器械经营的，由经营企业向所在地设区的市级人民政府药品监督管理部门备案。

31. 从事第三类医疗器械经营的，经营企业应当向所在地设区的市级人民政府药品监督管理部门申请经营许可；受理经营许可申请的药品监督管理部门应当自受理之日起**30 个工作日**内进行审核，并按照医疗器械经营质量管理规范的要求开展现场核查。

32. 医疗器械经营许可证有效期为**5 年**。

33. 医疗器械经营许可证有效期届满需要延续的，医疗器械经营企业应当在有效期届满**6 个月前**，向原发证部门提出医疗器械经营许可证延续申请。

34. 医疗器械经营许可证和医疗器械经营备案凭证的格式由**国务院药品监督管理部门**统一制定。

35. 药品监督管理部门制作的**医疗器械经营许可电子证书与印制的医疗器械经营许可证书具有同等法律效力**。

36. **医疗器械经营许可证编号的编排方式**为：××食药监械经营许××××××××号。其中：第一位×

代表许可部门所在地省、自治区、直辖市的简称；第二位×代表所在地设区的市级行政区域的简称；第三到六位×代表4位数许可年份；第七到十位×代表4位数许可流水号。

37. **第二类医疗器械经营备案凭证备案编号的编排方式**为：××食药监械经营备××××××××号。其中：第一位×代表备案部门所在地省、自治区、直辖市的简称；第二位×代表所在地设区的市级行政区域的简称；第三到六位×代表4位数备案年份；第七到十位×代表4位数备案流水号。

38. 部分省市已对医疗器械经营许可证编号的编排方式做出调整，改为"**××市监械经营许××××××××号**"和"**××市食药监械经营备××××××××号**"。

39. 医疗器械经营质量管理规范是医疗器械经营质量管理的基本要求，由国家药品监督管理部门制定，适用于**所有从事医疗器械经营活动的经营者**。

40. 从事第二类、第三类医疗器械批发业务以及第三类医疗器械零售业务的经营企业应**建立销售记录制度**。

41. 进货查验记录和销售记录应当保存至医疗器械**有效期后2年**；无有效期的，不得少于5年。

42. 植入类医疗器械进货查验记录和销售记录应当**永久保存**。

43. **国家药品监督管理局**负责指导全国医疗器械网络销售、医疗器械网络交易服务的监督管理，并组织开展全国医疗器械网络销售和网络交易服务监测。

44. **省级药品监督管理部门**负责医疗器械网络交易服务的监督管理。

45. **县级以上地方药品监督管理部门**负责本行政区域内医疗器械网络销售的监督管理。

46. 从事医疗器械网络销售的企业，应当通过**自建网站或者医疗器械网络交易服务电子商务平台**开展医疗器械网络销售活动。

47. 医疗器械网络销售应当记录医疗器械销售信息，记录应当保存至医疗器械**有效期后2年**；无有效期的，保存时间不得少于5年；植入类医疗器械的销售信息应当永久保存。

48. 电子商务平台经营者应当向所在地**省级药品监督管理部门**备案，填写医疗器械网络交易电子商务平台备案表。

49. 为医疗器械网络交易提供服务的电子商务平台经营者应当对入网医疗器械经营者进行**实名登记**，审查其经营许可、备案情况和所经营医疗器械产品注册、备案情况，并对其经营行为进行管理。

50. 医疗器械使用单位，是指使用医疗器械为他人提供医疗等技术服务的机构，包括取得医疗机构执业许可证的医疗机构，取得计划生育技术服务机构执业许可证的计划生育技术服务机构，以及依法不需要取得医疗机构执业许可证的**血站、单采血浆站、康复辅助器具适配机构**等。

51. 医疗器械使用单位应当对医疗器械采购实行统一管理，**由其指定的部门或者人员统一采购医疗器械**，其他部门或者人员不得自行采购。

52. 进货查验记录应当保存至医疗器械规定使用期限届满后**2 年**或者使用终止后 2 年。

53. 大型医疗器械进货查验记录应当保存至医疗器械规定使用期限届满后**5 年**或者使用终止后 5 年；植入性医疗器械进货查验记录应当永久保存。

54. 医疗器械使用单位应当妥善**保存购入第三类医疗器械的原始资料**，确保信息具有可追溯性。

55. **医疗器械使用记录事项**包括：①医疗器械的名称、型号、规格、数量；②医疗器械的生产批号、有效期、销售日期；③生产企业的名称；④供货者或者购货者的名称、地址及联系方式；⑤相关许可证明文件编号等。

56. 医疗器械使用单位应当建立**医疗器械使用前质量检查制度**。

57. 医疗器械广告的内容应当**以药品监督管理部门批准的注册证书或者备案凭证、注册或者备案的产品说明书内容为准**。

58. 推荐给个人自用的医疗器械的广告，应标明**"请仔细阅读产品说明书或者在医务人员的指导下购买和使用"**。

59. 医疗器械产品注册证书中有禁忌内容、注意事项的，广告应当显著标明**"禁忌内容或者注意事项详见说明书"**。

60. **医疗器械不良事件**，是指已上市的医疗器械，在正常使用情况下发生的，导致或者可能导致人体伤害的各种有害事件。

61. 医疗器械不良事件报告应当遵循**可疑即报**的原则。

62. 国务院药品监督管理部门应当加强医疗器械不良事件监测信息网络建设，注册人、备案人、生产经营企业和**二级以上医疗机构**应当注册为系统用户，主动维护其用户信息，报告不良事件。

63. 注册人、备案人、生产经营企业、使用单位发现或获知导致死亡的可疑不良事件的，应在**7 日内**报告；

导致严重伤害、可能导致严重伤害或死亡的，应在 20 日内报告。

64. 境外持有人和在境外销售国产医疗器械的持有人发现或获知在境外发生的导致或可能导致严重伤害或者死亡的可疑不良事件的，应在**30 日内**报告。

65. 持有人还应当按要求开展后续调查、分析和评价，导致死亡的事件应在 30 日内，导致严重伤害、可能导致严重伤害或者死亡的事件应在**45 日**内向持有人所在地省级监测机构报告。

66. 注册人、备案人、生产经营企业、使用单位发现或获知群体不良事件后，应在**12 小时内**报告不良事件发生地省级药品监督管理部门和卫生主管部门，必要时可越级报告，同时通过国家医疗器械不良事件监测信息网络报告群体不良事件基本信息，对每一事件还应在 24 小时内按个例事件报告。

67. 持有人应当立即暂停生产、销售，开展自查，通知使用单位停止使用相关产品，自查结果于**7 日内**向所在地及不良事件发生地省级药品监督管理部门和监测机构报告。

68. 经营企业、使用单位应当在**12 小时内**告知持有人，启动自查并配合持有人调查。

69. 医疗器械注册人、备案人应当自产品首次批准注册或者备案之日起，每满一年后的**60 日内**完成上年度产品上市后定期风险评价报告，并提交至产品注册批准部门的同级监测机构。

70. **医疗器械召回**，是指医疗器械生产企业按照规定的程序对其已上市销售的某一类别、型号或者批次的存在缺陷的医疗器械产品，采取警示、检查、修理、重新标签、修改并完善说明书、软件更新、替换、收回、销毁等方式进行处理的行为。

71. **存在缺陷的医疗器械产品**包括：①正常使用情况下存在可能危及人体健康和生命安全的不合理风险的产品；②不符合强制性标准、经注册或者备案的产品技术要求的产品；③不符合医疗器械生产、经营质量管理有关规定导致可能存在不合理风险的产品；④其他需要召回的产品。

72. **医疗器械生产企业**是控制与消除产品缺陷的责任主体，应当主动对缺陷产品实施召回。

73. 医疗器械实施**一级召回**的，医疗器械召回公告应当在国务院药品监督管理部门网站和中央主要媒体上发布。

74. 医疗器械实施**二级、三级召回**的，医疗器械召回公告应当在省、自治区、直辖市药品监督管理部门网站发布，省、自治区、直辖市药品监督管理部门网站发布的召回公告应当与国家药品监督管理局网站链接。

75. 根据医疗器械缺陷的严重程度，**医疗器械召回**分为：①一级召回：使用该医疗器械可能或者已经引起严重健康危害的；②二级召回：使用该医疗器械可能或者已经引起暂时的或者可逆的健康危害的；③三级召回：使用该医疗器械引起危害的可能性较小但仍需要召回的。

76. 医疗器械生产企业做出医疗器械召回决定的，**一级召回在 1 日内，二级召回在 3 日内，三级召回在 7 日内**，通知到有关医疗器械经营企业、使用单位或者告知使用者。

**历年考题**

【A 型题】1. 关于医疗器械管理的说法，正确的是(　　)

    A. 经营第一类、第二类医疗器械实行备案管理，经营第三类医疗器械实行许可管理

    B. 超声三维系统软件、脉象仪软件、植入器材、血管支架属于第三类医疗器械

    C. 第二、三类医疗器械产品名称应与医疗器械注册证中的产品名称一致

    D. 第二、三类医疗器械实行注册管理，境内医

疗器械由省级药品监督管理部门审查，批准后发给医疗器械注册证

**【考点提示】**C。经营第一类医疗器械实行备案管理，经营第二类、第三类医疗器械实行注册管理。故A错误。超声三维系统软件、脉象仪软件属于第二类医疗器械，植入器材、血管支架属于第三类医疗器械。故B错误。第二、三类医疗器械产品名称应与医疗器械注册证中的产品名称一致。故C正确。第二类医疗器械实行备案管理，第三类医疗器械实行许可管理。境内第二类医疗器械由注册申请人所在地省、自治区、直辖市人民政府药品监督管理部门审查，批准后发给医疗器械注册证。境内第三类医疗器械由国务院药品监督管理部门审查，批准后发给医疗器械注册证。故D错误。

**【B型题】**（2~4题共用备选答案）

A. 有效期后2年　　　　B. 3年

C. 永久　　　　　　　　D. 不少于5年

2. 从事医疗器械网络销售的企业，对无有效期的非植入类医疗器械销售记录的保存期限是（　　）

3. 从事医疗器械网络销售的企业，对有有效期的非植入类医疗器械销售记录的保存时限是（　　）

4. 从事医疗器械网络销售的企业，对植入类医疗器

械销售记录的保存时限是(　　)

【考点提示】D、A、C。医疗器械网络销售应当记录医疗器械销售信息，记录应当保存至医疗器械有效期后2年，故7题选A；无有效期的，保存时间不得少于5年，故6题选D；植入类医疗器械的销售信息应当永久保存，故8题选C。

# 第二节　化妆品管理

## 必背采分点

1. **化妆品**，是指以涂擦、喷洒或其他类似的方式，施用于皮肤、毛发、指甲、口唇等人体表面，以清洁、保护、美化、修饰为目的的日用化学工业产品。

2. **国务院药品监督管理部门**负责全国化妆品监督管理工作，国务院有关部门在各自职责范围内负责与化妆品有关的监督管理工作。

3. **县级以上地方人民政府**负责药品监督管理的部门负责本行政区域的化妆品监督管理工作。

4. 化妆品分为**特殊化妆品、普通化妆品**。

5. 国家对特殊化妆品实行**注册管理**，对普通化妆品实行**备案管理**。

6. **特殊化妆品**包括用于染发、烫发、祛斑美白、防晒、防脱发的化妆品以及宣称新功效的化妆品。

7. 化妆品原料分为<u>新原料和已使用的原料</u>。

8. 国家对风险程度较高的化妆品新原料实行**注册管理**，对其他化妆品新原料实行**备案管理**。

9. 特殊化妆品经<u>国务院药品监督管理部门</u>注册后方可生产、进口。

10. 国产普通化妆品应当在上市销售前向备案人所在地**省、自治区、直辖市人民政府药品监督管理部门**备案。

11. 生产化妆品需依法持有省级化妆品监督管理部门颁发的**化妆品生产许可证**，未取得化妆品生产许可证的化妆品生产企业，不得从事化妆品生产。

12. 化妆品生产许可证有效期**5 年**。

13. **国务院药品监督管理部门**对特殊化妆品注册申请进行审查。

14. **普通化妆品备案人**通过国务院药品监督管理部门在线政务服务平台提交备案资料后即完成备案。

15. 省级以上人民政府药品监督管理部门应当自特殊化妆品准予注册之日起、普通化妆品备案人提交备案资料之日起**5 个工作日**内向社会公布注册、备案有关信息。

16. 国产特殊用途化妆品批准文号体例为"**国妆特字G×××××××**"或"**卫妆特字（年份）第×××号**"，国产非特殊用途化妆品由省级化妆品监督管理部门实施备案管理。

17. 进口特殊用途化妆品批准文号体例为"**国妆特进字J×××××××**"或"**卫妆特进字（年份）第×××号**"，进口非特殊用途化妆品备案号体例为"**国妆备进字J×××××××**"或"**卫妆备进字（年份）第×××号**"。

**历年考题**

【A型题】1. 从批准文号格式判断，属于国产特殊用途化妆品的是（　　）

　　A. 国妆备进字J×××××

　　B. 国妆特字G××××号

　　C. 国妆进特字（年份）第×××号

　　D. 国妆特字（年份）第×××号

【考点提示】B。国产特殊用途化妆品批准文号：①原国家食品药品监督管理总局许可的体例为国妆特字G××××；②原卫生部许可的体例为卫妆特字（年份）第×××号。

【A型题】2. 根据化妆品批准文号管理的有关规定，

国产非特殊用途化妆品(　　　)

    A. 由省级药品监督管理部门负责备案管理

    B. 由省级药品监督管理部门负责许可管理

    C. 由国家药品监督管理部门负责许可管理

    D. 不需要取得许可，也不需要申请备案

【考点提示】 A。特殊化妆品经国务院药品监督管理部门注册后方可生产、进口。国产普通化妆品应当在上市销售前向备案人所在地省、自治区、直辖市人民政府药品监督管理部门备案。生产化妆品需依法持有省级化妆品监督管理部门颁发的化妆品生产许可证，未取得化妆品生产许可证的化妆品生产企业，不得从事化妆品生产。国务院药品监督管理部门对特殊化妆品注册申请进行审查。普通化妆品备案人通过国务院药品监督管理部门在线政务服务平台提交备案资料后即完成备案。

【A 型题】 3. 根据《化妆品卫生监督条例》，关于化妆品管理的说法正确的是(　　　)

    A. 非特殊用途化妆品是指用于育发、健美、脱毛、祛斑的化妆品

    B. 生产化妆品需取得化妆品卫生行政许可证和化妆品生产许可证

    C. 首次进口特殊用途化妆品应经国务院化妆品监督管理部门批准

D. 首次进口非特殊用途化妆品，应取得省级化妆品监督管理部门颁发的批准文号

【考点提示】C。特殊用途化妆品是指用于育发、染发、烫发、脱毛、美乳、健美、除臭、祛斑、防晒的化妆品，A 错误；国家对化妆品生产实行许可制度。生产化妆品需依法持有省级化妆品监督管理部门颁发的化妆品生产许可证，不需要卫生行政许可，B 错误；首次进口的非特殊用途化妆品，应当按照规定备案，不需要取得批准文号，D 错误；C 选项说法正确，本题答案为 C。

# 第三节　保健食品、特殊医学配方食品和婴幼儿配方食品管理

**必背采分点**

1. **保健食品**，是指声称具有特定保健功能或者以补充维生素、矿物质为目的的食品。

2. 保健食品适宜于**特定人群食用**，具有调节机体功能，不以治疗疾病为目的，并且对人体不产生任何急性、亚急性或者慢性危害的食品。

3. 《中华人民共和国食品安全法实施条例》规定，保健食品、特殊医学用途配方食品、婴幼儿配方食品等

特殊食品不属于地方特色食品，**不得对其制定食品安全地方标准**。

4. 保健食品原料目录应当包括**原料名称、用量及其对应的功效**；列入保健食品原料目录的原料只能用于保健食品生产，不得用于其他食品生产。

5. 首次进口的保健食品中属于**补充维生素、矿物质**等营养物质的，应当报国务院食品安全监督管理部门备案。

6. 保健食品的标签、说明书不得涉及疾病预防、治疗功能，内容应当真实，与注册或者备案的内容相一致，载明适宜人群、不适宜人群、功效成分或者标志性成分及其含量等，并声明"**本品不能代替药物**"。

7. 保健食品广告内容应当真实合法，**不得含有虚假内容**，不得涉及疾病预防、治疗功能。

8. 食品生产经营者对食品广告内容的**真实性、合法性**负责。

9. **国产保健食品注册号格式**为：国食健注 G + 4 位年代号 + 4 位顺序号。

10. **进口保健食品注册号格式**为：国食健注 J + 4 位年代号 + 4 位顺序号。

11. 保健食品注册证书有效期为**5 年**。

12. **国产保健食品备案号格式**为：食健备 G + 4 位年

代号 + 2 位省级行政区域代码 + 6 位顺序编号。

13. **进口保健食品备案号格式**为：食健备 J + 4 位年代号 + 00 + 6 位顺序编号。

14. **特殊医学用途配方食品**，是指为了满足进食受限、消化吸收障碍、代谢紊乱或特定疾病状态人群对营养素或膳食的特殊需要，专门加工配制而成的配方食品，包括适用于 1 岁以上人群的特殊医学用途配方食品和适用于 0 月龄至 12 月龄的特殊医学用途婴儿配方食品。

15. **特殊医学用途配方食品注册号的格式**为：国食注字 TY + 4 位年号 + 4 位顺序号，其中 TY 代表特殊医学用途配方食品。

16. 特殊医学用途配方食品注册证书有效期限为 **5 年**。

17. 婴幼儿配方乳粉产品配方应当经**国务院市场监督管理部门**注册批准。

18. **婴幼儿配方乳粉产品配方注册号格式**为：国食注字 YP + 4 位年代号 + 4 位顺序号，其中 YP 代表婴幼儿配方乳粉产品配方。

19. 婴幼儿配方乳粉产品配方注册证书有效期为 **5 年**。

20. 《药品、医疗器械、保健、特殊医学用途配方食品广告审查管理暂行办法》，于**2020 年 3 月 1 日**起施行。

21. 保健食品的广告，内容应当以市场监督管理部门批准的注册证书或者备案凭证、注册或者备案的产品说明书内容为准，**不得涉及疾病预防、治疗功能**。

22. 保健食品广告应当显著标明"**保健食品不是药物，不能代替药物治疗疾病**"，并显著标明保健食品标志、适宜人群和不适宜人群。

23. 特殊医学用途配方食品广告应当显著标明适用人群、"**不适用于非目标人群使用**"、"**请在医生或者临床营养师指导下使用**"。

**历年考题**

【A 型题】1. 关于保健食品的说法，错误的是（　　）

A. 适用于特定人群，具有调节机体功能作用

B. 声称保健功能的，应当具有科学依据

C. 不得对人体产生急性、亚急性或者慢性危害

D. 可以声称对疾病有一定程度的预防治疗作用

【考点提示】D。保健食品，是指声称具有特定保健功能或者以补充维生素、矿物质为目的的食品。即适宜于特定人群食用，具有调节机体功能，不以治疗疾病为目的，并且对人体不产生任何急性、亚急性或者慢性

危害的食品。

【A 型题】2. 某产品注明的注册号格式为：国食注字 TY2020××××，对该产品管理的说法，正确的是(  )

A. 属于保健食品，参照药品管理

B. 属于地方特色食品，参照食品管理

C. 属于婴幼儿配方食品，对出厂产品实行逐批检验

D. 属于特殊医学用途配方食品，参照药品管理

【考点提示】D。特殊医学用途配方食品注册号，TY 代表属于特殊医学用途配方食品。故本题选 D。

【A 型题】3. 关于特殊医学用途配方食品和婴幼儿配方食品管理的说法，正确的是(  )

A. 不得以分装方式生产婴幼儿配方乳粉，同一企业不得用同一配方生产不同品牌的婴幼儿配方乳粉

B. 特殊医学用途配方食品按照药品管理

C. 婴幼儿配方食品应当实施全过程质量控制，对婴幼儿配方食品实施重点抽验上市销售制度

D. 与保健食品管理要求不同，特殊医学用途配方食品不得发布广告

【考点提示】A。B 选项错误，《食品安全法》将特殊医学用途配方食品参照药品管理的要求予以对待，而不是直接按照药品管理；C 选项错误，对出厂的婴幼儿配方食品实施逐批检验，不是"重点抽验"；D 选项错误，特殊医学用途配方食品可发布广告，也参照药品广告的有关管理规定予以处理。

# 第十章　药品安全法律责任

## 第一节　药品安全法律责任构成与分类

**必背采分点**

1. 药品安全法律责任是指由于违反药品法律法规所应承担的法律后果，其包括的构成要素有：①以存在**违法行为**为前提。②有法律明文规定。③有国家强制力保证执行。④由专门机关追究。

2. 药品安全法律责任是违反药品法律法规的结果。只有在构成**违法**的前提下，行为人才应该承担相应的法律责任。

3. 只有**药品法律、法规对于行为人违法行为所承担的不利后果做了明确规定**的，才能依法追究行为人的法律责任。

4. 如果违法行为主体拒绝履行其相应的法律责任，可以运用**国家强制力**保证其履行。

5. **药品安全法律责任主体**包括药品上市许可持有人、药品生产企业、药品经营企业、医疗机构、药物非临床安全性评价研究机构、药物临床试验机构等。

6. 药品上市许可持有人**对药品质量全面负责**，药品生产企业对本企业的药品生产活动全面负责；药品经营企业对本企业的药品经营活动全面负责。

7. **法律责任人员**包括法定代表人、主要负责人、直接负责的主管人员和其他责任人员。

8. **个人从事药品违法行为的**，将依法追究其法律责任。

9. 单位从事严重违法行为的，实行"**双罚制**"，除对单位进行处罚外，还要依法处罚到人，追究单位直接负责的主管人员和其他直接责任人员责任。

10. 生产、销售假药，或者生产、销售劣药且情节严重的，对法定代表人、主要负责人、直接负责的主管人员和其他责任人员，没收违法行为发生期间自本单位所获收入，并处**所获收入30%以上3倍以下**的罚款，终身禁止从事药品生产经营活动，并可以由公安机关处5日以上15日以下的拘留。

11. 根据行为人违反药品法律法规的性质和社会危害程度的不同，可将药品安全法律责任分为**刑事责任、民事责任、行政责任**。

12. 刑事责任是基于行为人实施了《刑法》明文规定的犯罪行为而产生的，其确立的依据是**行为人实施的行为符合犯罪的构成要件**。

13. 刑事责任具有**鲜明的惩罚性**，是对当事人最为严厉的一种制裁手段。

14. 刑事责任实现的方式表现为刑法所规定的各类以**限制或者剥夺行为人的自由和生命**为主的刑罚。

15. 根据《刑法》规定，实现刑事责任的方式是**刑罚**。

16. 刑罚是国家审判机构依照刑法的规定，剥夺犯罪分子某种权益直至生命的一种强制行为，分为**主刑、附加刑**。

17. 刑罚的主刑包括**管制、拘役、有期徒刑、无期徒刑、死刑**，它们只能单独适用。

18. 刑罚的附加刑有**罚金、剥夺政治权利、没收财产**，它们可以附加适用，也可以独立适用。

19. 我国《刑法》对违反药品法律、法规的犯罪行为的刑事责任作了明确规定，规定了相关罪名，如**生产、销售假药罪，生产、销售劣药罪，非法提供麻醉药品、精神药品罪**等。

20. 药品安全民事责任主要是**产品责任**，即生产者、销售者因生产、销售缺陷产品致使他人遭受人身伤害、财产损失，而应承担的赔偿损失、消除危险、停止侵害等责任的特殊侵权民事责任。

21. 民事责任体现在明确了**药品上市许可持有人和药品生产经营企业赔偿责任**，药品出现质量问题，药品上市许可持有人和药品生产经营企业要承担民事赔偿责任。

22. 民事责任体现在规定境外药品上市许可持有人在中国境内的代理人与持有人承担**连带责任**。

23. 民事责任体现在民事赔偿**首负责任制**。

24. 民事责任体现在对生产假劣药或者明知假劣药仍销售的，受害人还可以要求**惩罚性赔偿**。

25. 因产品存在缺陷造成损害请求赔偿的诉讼时效期间为两年，自**当事人知道或者应当知道其权益受到损害时**起计算。

26. 根据我国现行药品法律法规的规定，药品行政责任主要包括**行政处罚**、**行政处分**两种。

27. 行政处罚指药品监督管理部门在职权范围内对**违反药品法律法规但尚未构成犯罪的**行政相对人所实施的行政制裁。

28. 药品领域的**行政处罚的种类**主要包括警告、罚款、没收非法财物、没收违法所得、责令停产停业、暂扣或吊销有关许可证等。

29. 新修订的《药品管理法》增加了**自由罚**手段，对生产销售假药和生产销售劣药情节严重的，伪造变造许可证、骗取许可证等情节恶劣的行为，可以由公安机关对相关责任人处 5 日至 15 日的行政拘留。

30. 行政处分指由有管辖权的国家机关或企事业单位依据**行政隶属关系**对违法失职人员给予的一种行政制裁。

31. 行政处分的种类主要有**警告、记过、记大过、降级、撤职、开除**六种。

32. **资格罚**是指违反药品管理法律法规，相关责任人员在规定时限内禁止从事药品生产经营活动。

33. 新修订的《药品管理法》加大资格罚力度，对假药劣药违法行为责任人的资格罚由原来的十年禁业修改为**终身禁业**，对生产销售假药被吊销许可证的企业，十年内不受理其相关的申请。

34. 新修订的《药品管理法》**增加了对伪造变造许可证、骗取许可证、严重违反质量管理规范的行为的责任人的资格罚。**

**历年考题**

【A 型题】1. 对违反药品法律法规但尚未构成犯罪

的，药品监督管理部门应依法给予行政处罚，下列属于行政处罚种类的是(　　)

  A. 管制     B. 罚金

  C. 没收违法所得  D. 撤职

【考点提示】C。行政处罚的种类主要有警告、罚款、没收非法财物、没收违法所得、责令停产停业、暂扣或吊销有关许可证等。

【B型题】(2~4题共用备选答案)

  A. 民事责任    B. 刑事责任

  C. 行政处罚    D. 行政处分

2. 吊销许可证属于(　　)

3. 责令停产停业属于(　　)

4. 因药品缺陷向患者赔偿属于(　　)

【考点提示】C、C、A。行政处罚的种类主要有警告、罚款、没收非法财物、没收违法所得、责令停产停业、暂扣或吊销有关许可证等。药品安全民事责任主要是产品责任，即生产者、销售者因生产、销售缺陷产品致使他人遭受人身伤害、财产损失，而应承担的赔偿损失、消除危险、停止侵害等责任的特殊侵权民事责任。

# 第二节 生产、销售、使用假药、 劣药的法律责任

## 必背采分点

1. 《药品管理法》第 98 条规定，禁止生产、销售、使用假药。有下列情形之一的，为假药：①药品所含成分与国家药品标准规定的成分不符；②以非药品冒充药品或者以他种药品冒充此种药品；**③变质的药品；④药品所标明的适应证或者功能主治超出规定范围**。

2. 生产、销售假药的，没收违法生产、销售的药品和违法所得，责令停产停业整顿，吊销药品批准证明文件，并处违法生产、销售的药品货值金额**15 倍以上 30 倍以下**的罚款；货值金额不足 10 万元的，按 10 万元计算；情节严重的，吊销药品生产许可证、药品经营许可证或者医疗机构制剂许可证，10 年内不受理其相应申请；药品上市许可持有人为境外企业的，10 年内禁止其药品进口。

3. 生产、销售假药，对法定代表人、主要负责人、直接负责的主管人员和其他责任人员，没收违法行为发生期间自本单位所获收入，并处所获收入 30% 以上 3 倍

以下的罚款，终身禁止从事药品生产经营活动，并可以由公安机关处**5 日以上 15 日以下**的拘留。

4. 生产、销售假药，具有下列情形之一的，应当认定为"**对人体健康造成严重危害**"：①造成轻伤或者重伤的；②造成轻度残疾或者中度残疾的；③造成器官组织损伤导致一般功能障碍或者严重功能障碍的；④其他对人体健康造成严重危害的情形。

5. 生产、销售假药，具有下列情形之一的，应当认定为有"**其他严重情节**"：①造成较大突发公共卫生事件的；②生产、销售金额 20 万元以上不满 50 万元的；③生产、销售金额 10 万元以上不满 20 万元，并具有本解释第一条规定的应当酌情从重处罚情形之一的；④根据生产、销售的时间、数量、假药种类等，应当认定为情节严重的。

6. 以生产、销售假药为目的，实施下列行为之一的，应当认定为"**生产**"假药：①合成、精制、提取、储存、加工炮制药品原料的行为；②将药品原料、辅料、包装材料制成成品过程中，进行配料、混合、制剂、储存、包装的行为；③印制包装材料、标签、说明书的行为。

7. 药品注册申请单位的工作人员指使药物非临床研究机构、药物临床试验机构、合同研究组织的工作人员提供"情节严重"的虚假药物非临床研究报告、药物临床试验报告及相关材料的，**以提供虚假证明文件罪的共同犯罪论处**。

8. 在刑罚的适用中，根据《刑法》第一百五十条的规定，单位犯生产、销售假药罪的，**对单位判处罚金**，并对其直接负责的主管人员和其他直接责任人员，依照自然人犯生产、销售假药罪的定罪量刑标准处罚。

9. 最高人民法院、最高人民检察院《关于办理危害药品安全刑事案件适用法律若干问题的解释》还规定了应当酌情从重处罚的七种情形，并规定对犯生产、销售假药罪的，**一般应当依法判处生产、销售金额 2 倍以上的罚金**。

10. 在自然灾害、事故灾难、公共卫生事件、社会安全事件等突发事件发生时期，生产、销售用于应对突发事件药品的假药的，**依法从重处罚**。

11. 有下列情形之一的，为**劣药**：①药品成分的含量不符合国家药品标准；②被污染的药品；③未标明或者更改有效期的药品；④未注明或者更改产品批号的药品；⑤超过有效期的药品；⑥擅自添加防腐剂、辅料的药品；⑦其他不符合药品标准的药品。

12. 生产、销售劣药的，没收违法生产、销售的药品和违法所得，并处违法生产、销售的药品货值金额**10**

倍以上 **20 倍以下**的罚款；违法生产、批发的药品货值
金额不足 10 万元的，按 10 万元计算，违法零售的药品
货值金额不足 1 万元的，按 1 万元计算；情节严重的，
责令停产停业整顿直至吊销药品批准证明文件、药品生
产许可证、药品经营许可证或者医疗机构制剂许可证。

13. 生产、销售的中药饮片不符合药品标准，尚不
影响安全性、有效性的，责令限期改正，给予警告；可
以处**10 万元以上 50 万元以下**的罚款。

14. 药品使用单位使用假药、劣药的，按照销售假
药、零售劣药的规定处罚；情节严重的，法定代表人、
主要负责人、直接负责的主管人员和其他责任人员有医
疗卫生人员执业证书的，还应当**吊销执业证书**。

15. 生产、销售劣药，有下列行为之一的，由药品
监督管理部门在《药品管理法》和《药品管理法实施条
例》规定的处罚幅度内**从重处罚**：①生产、销售以孕产
妇、儿童为主要使用对象的劣药；②生产、销售的生物
制品属于劣药；③生产、销售劣药，造成人身伤害后
果；④生产、销售劣药，经处理后再犯；⑤拒绝、逃避
监督检查，伪造、销毁、隐匿有关证据材料，或者擅自
动用查封、扣押物品。

16. 生产、销售劣药，对人体健康造成严重危害的，
处 3 年以上 10 年以下有期徒刑，并处销售金额**50％以上**

**2 倍以下**罚金；后果特别严重的，处 10 年以上有期徒刑或者无期徒刑，并处销售金额 50% 以上 2 倍以下罚金或者没收财产。

17. 生产、销售劣药，致人死亡，或者具有下列情形之一的，应当认定为"**后果特别严重**"：①致人重度残疾的；②造成 3 人以上重伤、中度残疾或者器官组织损伤导致严重功能障碍的；③造成 5 人以上轻度残疾或者器官组织损伤导致一般功能障碍的；④造成 10 人以上轻伤的；⑤造成重大、特别重大突发公共卫生事件的。

18. 以生产、销售劣药为目的，实施下列行为之一的，应当认定为"**生产**"劣药：①合成、精制、提取、储存、加工炮制药品原料的行为；②将药品原料、辅料、包装材料制成成品过程中，进行配料、混合、制剂、储存、包装的行为；③印制包装材料、标签、说明书的行为。

19. 对于医疗机构、医疗机构工作人员明知是劣药而有偿提供给他人使用，或者为出售而购买、储存的行为，应当认定为"**销售**"劣药。

20. **生产销售假冒、伪劣产品行为的立案标准**为：①伪劣产品销售金额 5 万元以上的；②伪劣产品尚未销售，货值金额 15 万元以上的；③伪劣产品销售金额不满 5 万元，但将已销售金额乘以 3 倍后，与尚未销售的伪劣产品货值金额合计 15 万元以上的。

21. 知道或者应当知道属于假药、劣药，而为其提供储存、运输等便利条件的，**没收全部储存、运输收入**，并处违法收入 1 倍以上 5 倍以下的罚款；情节严重的，并处违法收入 5 倍以上 15 倍以下的罚款：违法收入不足 5 万元的，按 5 万元计算。

22. 明知他人生产、销售假药、劣药，而提供生产、经营场所、设备或者运输、储存、保管、邮寄、网络销售渠道等便利条件的，**以生产、销售假药、劣药的共同犯罪论处**。

23. **以生产、销售假药、劣药共同犯罪论处的情形**还包括：明知他人生产、销售假药、劣药，而提供资金、贷款、账号、发票、证明、许可证件的；或者提供生产技术或者原料、辅料、包装材料、标签、说明书的；或者提供广告宣传等帮助行为的。共同犯罪的，对各共同犯罪人合计判处的罚金应当在生产、销售假药、劣药金额的 2 倍以上。

## 历年考题

【A 型题】1. 根据《最高人民法院、最高人民检察院关于办理危害药品分定刑事案件适用法律若干问题的

解释》，在生产、销售假药的刑事案件中，下列情形不属于"酌情从重处罚"的是（　　　）

A. 生产的假药属于疫苗的

B. 生产的假药属于注射剂的

C. 医疗机构工作人员销售假药的

D. 药品检验机构工作人员销售假药的

【考点提示】D。应当酌情从重处罚的情形包括：①生产、销售的假药以孕产妇、婴幼儿、儿童或者危重病人为主要使用对象的；②生产、销售的假药属于麻醉药品、精神药品、医疗用毒性药品、放射性药品、避孕药品、血液制品、疫苗的；③生产、销售的假药属于注射剂药品、急救药品的；④医疗机构、医疗机构工作人员生产、销售假药的；⑤在自然灾害、事故灾难、公共卫生事件、社会安全事件等突发事件期间，生产、销售用于应对突发事件的假药的；⑥两年内曾因危害药品安全违法犯罪活动受过行政处罚或者刑事处罚的；⑦其他应当酌情从重处罚的情形。

【A型题】2. 违法生产、销售假药的企业，其直接负责的主管人员和其他负责任人员在一定年限内不得从事药品生产、经营活动，根据《中华人民共和国药品管理法》的相关规定，这个年限是（　　　）

A. 5 年　　　　　　　　B. 8 年

C. 10 年　　　　　　　　　D. 15 年

【考点提示】C。根据《中华人民共和国药品管理法》第 75 条第 1 款的规定，从事生产、销售假药的企业或者其他单位，其直接负责的主管人员和其他直接责任人员十年内不得从事药品生产、经营活动。

【A 型题】3. 某省中药饮片生产企业生产的某中药饮片，其标签标示"功能主治：清热平肝、提升免疫力、抗癌"，与本省中药饮片炮制规范注明的功能主治"清热、平肝"不符，该批药品经抽样检验均符合规定。该批中药饮片应定性为(　　　)

A. 合格药品

B. 按劣药论处

C. 违反说明书和标签管理规定的药品

D. 按假药论处

【考点提示】D。按照《药品管理法》第 48 条的规定，药品所标明的适应证或者功能主治超出规定范围的，按假药论处。

【B 型题】(4~6 题共用备选答案)

A. 后果特别严重

B. 其他严重情节

C. 对人体健康造成严重危害

D. 其他特别严重

4. 生产、销售劣药，致人重度残疾，属于（　　）

5. 生产、销售假药，造成轻伤的，属于（　　）

6. 生产、销售假药，造成较大突发公共卫生事件的，属于（　　）

【考点提示】A、C、D。生产、销售劣药，致人死亡，或者致人重度残疾的，应当认定为"后果特别严重"。生产、销售假药，造成轻伤或者重伤的，应当认定为"对人体健康造成严重危害"。生产、销售假药，造成较大突发公共卫生事件的，应当认定为有"其他严重情节"。

【C 型题】（7～10 题共用题干）

某市药品监督管理部门在日常检查中发现，某药品生产企业库存的复方氨基酸胶囊的生产批号，由"140509"更改为"150706"并出厂销售。另有某医疗机构工作人员丁某，明知该药品生产企业行为的实际情况，为该科室购买该批复方氨基酸胶囊并有发热患者使用。经查，该药品生产企业销售该批药品的金额为 10 万元。但未收到该药品造成的健康损害的报告，不足以认定为"对人体健康造成严重危害"。

7. 上述信息中更改生产批号的复方氨基酸胶囊应认定为（　　）

A. 假药

B. 按劣药论处

C. 劣药

D. 按假药论处

8. 根据上述信息，该药品生产企业刑事责任的认定，正确的是（　　）

  A. 构成生产、销售假药罪

  B. 构成生产、销售伪劣产品罪

  C. 构成生产、销售劣药罪

  D. 构成无证生产、经营药品罪

9. 关于上述信息中的药品生产企业和主要责任人可能承担的法律责任的说法，正确的是（　　）

  A. 直接负责的主管人员和其他直接责任人员5年内不得从事药品生产、经营活动

  B. 只需承担行政责任，不需要承担刑事责任

  C. 按生产销售假药罪，处三年以上十年以下有期徒刑，并处罚金

  D. 按生产销售伪劣产品罪承担刑事责任

10. 上述信息中的医疗机构工作人员丁某的行为可以认定为（　　）

  A. 生产假药　　　　　　B. 销售假药

  C. 销售劣药　　　　　　D. 生产劣药

【考点提示】B、B、B、C。根据《药品管理法》的规定，不注明或者更改生产批号的按劣药论处。在生产、销售劣药尚不足以认定为"对人体健康造成严重危害"时，可能因为销售金额或货值金额符合生产、销售

伪劣产品罪的构成要件，而构成生产、销售伪劣产品罪。9 题中的药品生产企业和主要责任人只需承担行政责任，不需要承担刑事责任。根据《药品管理法》第 74 条规定，生产、销售劣药的，没收违法生产、销售的药品和违法所得，并处违法生产、销售药品货值金额一倍以上三倍以下的罚款；情节严重的，责令停产、停业整顿或者撤销药品批准证明文件，吊销"药品生产许可证""药品经营许可证"或者"医疗机构制剂许可证"；构成犯罪的，依法追究刑事责任。对于医疗机构、医疗机构工作人员明知是劣药而有偿提供给他人使用，或者为出售而购买、储存的行为，应当认定为"销售"劣药。

# 第三节　违反药品监督管理规定的法律责任

**必背采分点**

1. 根据《药品管理法》第 115 条的规定，未取得药品生产许可证、药品经营许可证或者医疗机构制剂许可证生产、销售药品的，责令关闭，没收违法生产、销售的药品和违法所得，并处违法生产、销售的药品货值金额**15 倍以上 30 倍以下**的罚款；货值金额不足 10 万元的，按 10 万元计算。

2. 药品上市许可持有人、药品生产企业、药品经营企业或医疗机构未从药品上市许可持有人或具有药品生产、经营资格的企业购进药品的，责令改正，没收违法购进的药品和违法所得，并处违法购进药品货值金额**2 倍以上 10 倍以下**的罚款；情节严重的，并处货值金额 10 倍以上 30 倍以下的罚款，吊销药品批准证明文件、药品生产许可证、药品经营许可证或者医疗机构执业许可证；货值金额不足 5 万元的，按 5 万元计算。

3. 未取得药品批准证明文件的进口药品，或使用采取欺骗手段取得的药品批准证明文件生产、进口药品的，没收违法生产、进口、销售的药品，责令停产停业整顿，并处违法进口、销售的药品货值金额**15 倍以上 30 倍以下**的罚款；货值金额不足 10 万元的，按 10 万元计算。

4. 销售未取得药品批准证明文件进口的药品，或者药品使用单位使用未取得药品批准证明文件进口的药品的，情节严重的，药品使用单位的法定代表人、主要负责人、直接负责的主管人员和其他责任人员有医疗卫生人员执业证书的，还应当**吊销执业证书**。

5. 未经批准进口少量境外已合法上市的药品，情节较轻的，可以依法**减轻或免予处罚**。

6. 质量管理规范是对药品质量管理提出的**最低要求**。

7. 有开展生物等效性试验未备案行为的，责令限期改正，给予警告；逾期不改正的，处**10 万元以上 50 万元以下**的罚款。

8. 有未取得药品批准证明文件生产、进口药品行为的，没收违法生产、进口、销售的药品和违法所得以及专门用于违法生产的原料、辅料、包装材料和生产设备，责令停产停业整顿，并处违法生产、进口、销售的药品货值金额**15 倍以上 30 倍以下**的罚款；货值金额不足 10 万元的，按 10 万元计算。

9. 有未取得药品批准证明文件生产、进口药品行为、情节严重的，吊销药品批准证明文件直至吊销药品生产许可证、药品经营许可证或者医疗机构制剂许可证，对法定代表人、主要负责人、直接负责的主管人员和其他责任人员，没收违法行为发生期间自本单位所获收入，并处所获收入30% 以上 3 倍以下的罚款，**10 年直至终身禁止从事药品生产经营活动**，并可以由公安机关处 5 日以上 15 日以下的拘留。

10. 使用未经审评的直接接触药品包装材料或者容器生产药品的，没收违法生产、销售的药品和违法所得以及包装材料、容器，责令停产停业整顿，并处**50 万元**

以上 **500 万元以下**的罚款；情节严重的，吊销药品批准证明文件、药品生产许可证、药品经营许可证，对法定代表人、主要负责人、直接负责的主管人员和其他责任人员处 2 万元以上 20 万元以下的罚款，十年直至终身禁止从事药品生产经营活动。

11. **有使用未经核准的标签、说明书行为的**，没收违法生产、销售的药品和违法所得以及包装材料、容器，责令停产停业整顿，并处 50 万元以上 500 万元以下的罚款；情节严重的，吊销药品批准证明文件、药品生产许可证、药品经营许可证，对法定代表人、主要负责人、直接负责的主管人员和其他责任人员处 2 万元以上 20 万元以下的罚款，十年直至终身禁止从事药品生产经营活动。

12. 有下列行为之一的，责令限期改正，给予警告；逾期不改正的，处**10 万元以上 50 万元以下**罚款：①药物临床试验期间，发现存在安全性问题或者其他风险，临床试验申办者未及时调整临床试验方案、暂停或者终止临床试验，或者未向国务院药品监督管理部门报告；②未按照规定提交年度报告；③未按照规定对药品生产过程中的变更进行备案或者报告。

13. **有未按照规定建立并实施药品追溯制度行为的**，责令限期改正，给予警告；逾期不改正的，处 10 万元以上 50 万元以下的罚款。

14. **药品经营企业购销药品未按照规定进行记录**，零售药品未正确说明用法、用量等事项，或者未按照规定调配处方的，责令改正，给予警告；情节严重的，吊销药品经营许可证。

15. 药品网络交易第三方平台提供者未履行资质审核、报告、停止提供网络交易平台服务等义务的，责令改正，没收违法所得，并处**20 万元以上 200 万元以下**的罚款；情节严重的，责令停业整顿，并处 200 万元以上 500 万元以下的罚款。

16. 依法取得的行政许可，除法律、法规规定依照法定条件和程序可以转让的外，**不得转让**。

17. 伪造、变造、出租、出借、非法买卖许可证或者药品批准证明文件的，没收违法所得，并处违法所得**1 倍以上 5 倍以下**的罚款；情节严重的，并处违法所得 5 倍以上 15 倍以下的罚款，吊销药品生产许可证、药品经营许可证、医疗机构制剂许可证或者药品批准证明文件，对法定代表人、主要负责人、直接负责的主管人员和其他责任人员，处 2 万元以上 20 万元以下的罚款，10 年内禁止从事药品生产经营活动，并可以由公安机关处 5 日以上 15 日以下的拘留；违法所得不足 10 万元的，按 10 万元计算。

18. 提供虚假的证明、数据、资料、样品或者采取其他手段骗取临床试验许可、药品生产许可、药品经营许可、医疗机构制剂许可或者药品注册等许可的，撤销相关许可，十年内不受理其相应申请，并处**50 万元以上500 万元以下**的罚款；情节严重的，对法定代表人、主要负责人、直接负责的主管人员和其他责任人员，处 2 万元以上 20 万元以下的罚款，十年内禁止从事药品生产经营活动，并可以由公安机关处 5 日以上 15 日以下的拘留。

19. **有未制定药品上市后风险管理计划行为**的，责令限期改正，给予警告；逾期不改正的，处 10 万元以上 50 万元以下的罚款。

20. **有未按照规定开展药品上市后研究或者上市后评价行为**的，责令限期改正，给予警告；逾期不改正的，处 10 万元以上 50 万元以下的罚款。

21. 药品上市许可持有人未按照规定开展药品不良反应监测或者报告疑似药品不良反应的，责令限期改正，给予警告；逾期不改正的，责令停产停业整顿，并**处10 万元以上 100 万元以下**的罚款。

22. 药品经营企业未按照规定报告疑似药品不良反应的，责令限期改正，给予警告；逾期不改正的，责令停产停业整顿，并处**5 万元以上 50 万元以下**的罚款。

23. **医疗机构未按照规定报告疑似药品不良反应**的，责令限期改正，给予警告；逾期不改正的，处 5 万元以上 50 万元以下的罚款。

24. **药品召回**是指药品生产企业（包括进口药品的境外制药厂商）按照规定的程序收回已上市销售的存在安全隐患的药品。

25. 药品上市许可持有人在省、自治区、直辖市人民政府药品监督管理部门责令其召回后，拒不召回的，处应召回药品货值金额**5 倍以上 10 倍以下**的罚款；货值金额不足 10 万元的，按 10 万元计算；情节严重的，吊销药品批准证明文件、药品生产许可证、药品经营许可证，对法定代表人、主要负责人、直接负责的主管人员和其他责任人员，处 2 万元以上 20 万元以下的罚款。药品生产企业、药品经营企业、医疗机构拒不配合召回的，处 10 万元以上 50 万元以下的罚款。

26. 禁止药品上市许可持有人、药品生产企业、药品经营企业或者代理人**以任何名义给予**使用其药品的医疗机构的负责人、药品采购人员、医师、药师等有关人员财物或者其他不正当利益。

27. 禁止医疗机构的负责人、药品采购人员、医师、药师等有关人员**以任何名义收受**药品上市许可持有人、药品生产企业、药品经营企业或者代理人给予的财物或者其他不正当利益。

28. 编造、散布虚假药品安全信息，构成违反治安管理行为的，由**公安机关**依法给予治安管理处罚。

29. 药品检验机构出具虚假检验报告的，责令改正，给予警告，对单位并处**20 万元以上 100 万元以下**的罚款；对直接负责的主管人员和其他直接责任人员依法给予降级、撤职、开除处分，没收违法所得，并处五万元以下的罚款；情节严重的，撤销其检验资格。

30. 药品监督管理部门或者其设置、指定的药品专业技术机构参与药品生产经营活动的，由其**上级主管机关**责令改正，没收违法收入；情节严重的，对直接负责的主管人员和其他直接责任人员依法给予处分。

31. 药品监督管理部门或者其设置、指定的药品检验机构在药品监督检验中违法收取检验费用的，由政府有关部门责令退还，对直接负责的主管人员和其他直接责任人员依法给予处分；情节严重的，**撤销其检验资格**。

32. 药品监督管理部门违反法律规定，有下列行为之一的，应当**撤销相关许可**，对直接负责的主管人员和其他直接责任人员依法给予处分：①不符合条件而批准进行药物临床试验；②对不符合条件的药品颁发药品注册证书；③对不符合条件的单位颁发药品生产许可证、药品经营许可证或者医疗机构制剂许可证。

33. 查处假药、劣药违法行为有失职、渎职行为的，**对药品监督管理部门直接负责的主管人员和其他直接责任人员依法从重给予处分**。

34. 进口已获得药品注册证书的药品，未按照规定向允许药品进口的口岸所在地药品监督管理部门备案的，**责令限期改正**，给予警告；逾期不改正的，吊销药品注册证书。

35. 医疗机构将其配制的制剂在市场上销售的，责令改正，没收违法销售的制剂和违法所得，并处违法销售制剂货值金额**2 倍以上 5 倍以下**的罚款；情节严重的，并处货值金额 5 倍以上 15 倍以下的罚款；货值金额不足 5 万元的，按 5 万元计算。

36. 除依法应当按照假药、劣药处罚外，药品包装未按照规定印有、贴有标签或者附有说明书，标签、说明书未按照规定注明相关信息或者印有规定标志的，**责令改正，给予警告**；情节严重的，吊销药品注册证书。

**历年考题**

【A 型题】1. 根据最高人民法院、最高人民检察院《关于办理危害药品安全刑事案件适用法律若干问题的

解释》，下列涉嫌构成犯罪情形中，不以生产、销售假药共同犯罪论处的是(　　)

  A. 广告经营者丁利用广告对药品虚假宣传，情节严重

  B. 科研人员甲向他人生产假药提供药品生产技术资料

  C. 企业乙明知他人销售假药，为其银行贷款做担保

  D. 广告制作商丙明知客户销售假药，而为其设计制作宣传广告页

【考点提示】A。本题考查的是生产、销售假药共同犯罪论处的内容，明知他人生产、销售假药、劣药，而提供生产、经营场所、设备或者运输、储存、保管、邮寄、网络销售渠道等便利条件的，以生产、销售假药、劣药的共同犯罪论处。以生产、销售假药、劣药共同犯罪论处的情形还包括明知他人生产、销售假药、劣药，而提供资金、贷款、账号、发票、证明、许可证件的；或者提供生产技术或者原料、辅料、包装材料、标签、说明书的；或者提供广告宣传等帮助行为的。故本题选A。

【B型题】(2~3题共用备选答案)

  A. 以销售劣药共同犯罪论处

B. 以销售假药共同犯罪论处

C. 从非法渠道购进药品

D. 向非法渠道销售药品

2. 甲药品批发企业委托具备药品干线运输能力的乙物流公司为其承运药品，乙物流公司明知该批药品已超过有效期，但依然坚持承运该批药品。关于乙物流公司承运该批药品的行为应当定性为（　　　）

3. 丙药品零售企业从不具有药品经营资质的"背包药贩"处购买"医保回收"的市场紧俏降糖药并在店内销售。关于丙药品零售企业购进此类药品的行为应当定性为（　　　）

【考点提示】A、C。最高人民法院、最高人民检察院《关于办理危害药品安全刑事案件适用法律若干问题的解释》规定，明知他人生产、销售假药、劣药，而提供生产、经营场所、设备或者运输、储存、保管、邮寄、网络销售渠道等便利条件的，以生产、销售假药、劣药的共同犯罪论处。本题中超过有效期的药品按劣药论处，因此答案选A。《药品管理法》第34条规定，药品生产企业、药品经营企业、医疗机构必须从具有药品生产、经营资格的企业购进药品，因此本题中的行为违反了该条规定，属于从非法渠道购进药品，答案选C。

【X 型题】4. 根据《药品不良反应报告和监测管理办法》，应由卫生行政部门给予行政处罚的有( )

    A. 医疗机构无专职或兼职人员负责本单位的药品不良反应监测工作

    B. 医疗机构未按照要求开展药品不良反应或药品群体不良事件报告、调查、评价和处理

    C. 医疗机构不配合严重药品不良反应和药品群体不良事件相关调查

    D. 医疗机构没有向相关部门提交定期安全性更新报告

【考点提示】ABC。根据《药品不良反应报告和监测管理办法》第六十条的规定，医疗机构有下列违规情形之一的，由所在地卫生行政部门给予警告，责令限期改正；逾期不改的，处三万元以下的罚款。情节严重并造成严重后果的，由所在地卫生行政部门对相关责任人给予行政处分：①无专职或者兼职人员负责本单位药品不良反应监测工作的；②未按照要求开展药品不良反应或者群体不良事件报告、调查、评价和处理的；③不配合严重药品不良反应和群体不良事件相关调查工作的。

# 第四节 违反特殊管理药品规定的法律责任

必背采分点

1. 生产、销售的疫苗属于假药的，由省级以上人民政府药品监督管理部门没收违法所得和违法生产、销售的疫苗以及专门用于违法生产疫苗的原料、辅料、包装材料、设备等物品，责令停产停业整顿，吊销药品注册证书，直至吊销药品生产许可证等，并处违法生产、销售疫苗货值金额**15 倍以上 50 倍以下**的罚款，货值金额不足 50 万元的，按 50 万元计算。

2. 生产、销售的疫苗属于劣药的，由省级以上人民政府药品监督管理部门没收违法所得和违法生产、销售的疫苗以及专门用于违法生产疫苗的原料、辅料、包装材料、设备等物品，责令停产停业整顿，并处违法生产、销售疫苗货值金额**10 倍以上 30 倍以下**的罚款，货值金额不足 50 万元的，按 50 万元计算；情节严重的，吊销药品注册证书，直至吊销药品生产许可证等。

3. 除另有规定的情形外，疫苗上市许可持有人或者其他单位违反药品相关质量管理规范的，由县级以上人民政府药品监督管理部门责令改正，给予警告；拒不改正的，**处 20 万元以上 50 万元以下**的罚款；情节严重的，处 50 万元以上 300 万元以下的罚款，责令停产停业整顿，直至吊销药品相关批准证明文件、药品生产许可证等。

4. 除另有规定的情形外，疫苗上市许可持有人或者其他单位违反药品相关质量管理规范的，对法定代表人、主要负责人、直接负责的主管人员和关键岗位人员以及其他责任人员，没收违法行为发生期间自本单位所获收入，并处所获收入 50% 以上 5 倍以下的罚款，**10 年内直至终身禁止从事药品生产经营活动**。

5. 责令疫苗上市许可持有人、疫苗配送单位停产停业整顿，直至吊销药品相关批准证明文件、药品生产许可证等，对疫苗上市许可持有人、疫苗配送单位的法定代表人、主要负责人、直接负责的主管人员和关键岗位人员以及其他责任人员依照《疫苗管理法》第八十二条规定给予处罚，即没收违法行为发生期间自本单位所获收入，并处所获收入**50% 以上 5 倍以下**的罚款，10 年内直至终身禁止从事药品生产经营活动。

6. 精神药品分为**第一类和第二类精神药品**。

7. 为保证麻醉药品和精神药品的合法、安全、合理使用，防止流入非法渠道，国家对麻醉药品和精神药品实行**定点生产、定点经营**制度。

8. 麻醉药品和第一类精神药品不得零售；实行**统一进货、统一配送、统一管理**的药品零售连锁企业经批准可以从事第二类精神药品零售业务，第二类精神药品凭执业医师开具的处方按规定剂量零售。

9. 医疗机构凭**印鉴卡**向定点批发企业购买麻醉药品和第一类精神药品。

10. 在**麻醉药品和第一类精神药品**的使用中，执业医师应按照相关要求开具处方、合理使用，处方调配人、核对人应仔细核对、登记。

11. 定点批发企业违反规定销售麻醉药品和精神药品，或违反规定经营麻醉药品原料药和第一类精神药品原料药的，由药品监督管理部门责令限期改正，给予警告，并没收违法所得和违法销售的药品；逾期不改正的，责令停业，并处违法销售药品货值金额**2倍以上5倍以下**的罚款；情节严重的，取消其定点批发资格。

12. 第二类精神药品零售企业违反规定储存、销售或者销毁第二类精神药品的，由药品监督管理部门责令限期改正，给予警告，并没收违法所得和违法销售的药品；逾期不改正的，责令停业，并处**5000元以上2万元以下**的罚款；情节严重的，取消其第二类精神药品零售资格。

13. 取得印鉴卡的医疗机构违反《麻醉药品和精神

药品管理条例》的规定，有下列情形之一，由设区的市级卫生主管部门责令限期改正，给予警告；逾期不改正的，**处5000元以上1万元以下**罚款；情节严重的，吊销其印鉴卡并处分主管人员和责任人员：①未依规定购买、储存麻醉药品和第一类精神药品的；②未依规定保存麻醉药品和精神药品专用处方或未依规定进行处方专册登记的；③未依规定报告麻醉药品、精神药品的进货、库存、使用数量；④紧急借用麻醉药品和第一类精神药品后未备案的；⑤未依规定销毁麻醉药品的。

14. 具有**麻醉药品和第一类精神药品**处方资格的执业医师违反规定开具相关处方，或未按临床应用指导原则使用麻醉药品和第一类精神药品的，由其所在医疗机构取消其麻醉药品和第一类精神药品处方资格，造成严重后果的，由原发证机关吊销其执业证书。

15. 执业医师未按照临床应用指导原则的要求使用**第二类精神药品**或未使用专用处方开具第二类精神药品，造成严重后果的，由原发证部门吊销其执业证书。

16. 未取得麻醉药品和第一类精神药品处方资格的执业医师擅自开具麻醉药品和第一类精神药品处方的，**由县级以上卫生主管部门给予警告**，暂停执业活动；造成严重后果的，吊销其执业证书；构成犯罪的，依法追究刑事责任。

17. 以加工、提炼制毒物品制造毒品为目的，购买麻黄碱类复方制剂，或者运输、携带、寄递麻黄碱类复方制剂进出境的，依照《刑法》第 347 条的规定，以**制造毒品罪**定罪处罚。

18. 以制造毒品为目的，利用麻黄碱类复方制剂加工、提炼制毒物品的，依照《刑法》第 347 条的规定，以**制造毒品罪**定罪处罚。

19. 以走私制毒物品罪、非法买卖制毒物品罪定罪处罚的，应当以涉案麻黄碱类复方制剂中**麻黄碱类物质的含量**作为涉案制毒物品的数量。

20. 对于由公安机关、工商行政管理部门作出上述行政处罚决定的单位，药品监督管理部门自该行政处罚决定作出之日起**3 年内**不予受理其药品类易制毒化学品生产、经营、购买许可的申请。

21. 药品类易制毒化学品生产企业、经营企业、使用药品类易制毒化学品的药品生产企业和教学科研单位，拒不接受药品监督管理部门监督检查的，由药品监督管理部门责令改正，对直接负责的主管人员以及其他直接责任人员给予警告；情节严重的，**对单位处 1 万元以上 5 万元以下的罚款**，对直接负责的主管人员以及其他直接责任人员处 1000 元以上 5000 元以下的罚款；有违反治安管理行为的，由公安机关依法给予治安管理处罚；构成犯罪的，依法追究刑事责任。

22. **医疗用毒性药品**，是指毒性剧烈、治疗剂量与中毒剂量相近，使用不当会致人中毒或死亡的药品。

23. 对违反规定擅自生产、收购、经营毒性药品的单位或者个人，应没收其全部毒性药品，并给予警告或按照非法所得的 **5～10倍罚款**；情节严重、致人伤残或死亡，构成犯罪的，依法追究刑事责任。

### 历年考题

【A型题】1. 根据《麻醉药品和精神药品管理条例》，未取得麻醉药品和第一类精神药品处方资格的执业医师擅自开具麻醉药品处方，县级以上卫生主管部门应给予的处罚不包括（　　）

A. 给予警告，暂停其执业活动

B. 造成严重后果的，吊销其执业证书

C. 情节严重的，给予一万元以上三万元以下罚款

D. 构成犯罪的，依法追究刑事责任

【考点提示】C。未取得麻醉药品和第一类精神药品处方资格的执业医师擅自开具麻醉药品和第一类精神药品处方的，由县级以上卫生主管部门给予警告，暂停执业活动；造成严重后果的，吊销其执业证书；构成犯罪的，依法追究刑事责任。

【A 型题】2. 根据《药品类易制毒化学品管理办法》，下列小包装麻黄素的销售行为，违反规定的是(　　)

A. 戊麻醉药品区域性批发企业将其销售给己麻醉药品区域性批发企业

B. 甲药品类易制毒化学品生产企业将生产的该药品销售给乙麻醉药品全国性批发企业

C. 丙麻醉药品全国性批发企业将其销售给丁麻醉药品区域性批发企业

D. 庚麻醉药品区域性批发企业将其销售给获得购用证明的教学科研单位

【考点提示】A。本题考查的是小包装麻黄素的购销要求，麻醉药品区域性批发企业之间不得购销药品类易制毒化学品单方制剂和小包装麻黄素。故本题选 A。

【C 型题】(3~6 题共用题干)

甲是某省具有疫苗配送业务资质的药品批发企业；乙是非连锁药品零售企业；丙是药品上市许可持有人，持有品种包括疫苗。

(1) 2019 年 1 月，药品监督管理部门对甲实施监督检查，发现下列四种情形：

① 注册在甲企业的执业药师丁为该企业质量负责人，经核查，目前丁在丙企业工作；

②甲将磷酸可待因糖浆销售给乙，并如实开具了销

售发票，出具了随货同行单；

③甲接收乙退回的药品时，发现药品已过有效期，但仍然接受退货；

④甲从丙购进药品时未索取购进发票。

（2）2019年3月，药品监督管理部门对乙实施监督检查发现乙企业负责人是一名从业药师，没有配备执业药师。

（3）2019年5月，药品监督管理部门对丙实施监督检查，发现下列四种情形：

⑤经质量受权人签字放行后，丙将国家免疫规划疫苗储存于配备温湿度自动监测系统的成品阴凉库；

⑥丙委托甲为其配送某非免疫规划疫苗至某县级疾病预防控制机构；

⑦由于甲的配送能力限制，部分配送目的地距离超出甲的物流配送能力，经甲与丙协商，甲将一部分疫苗配送业务二次委托转包给另一家具备冷链配送能力的社会物流企业；

⑧丙委托甲向接种单位配送非免疫规划疫苗在运输途中全程未脱离冷链控制，但接种单位拒绝接收。

（4）2019年6月，药品监督管理部门发现丙自行配送某批次非免疫规划疫苗时，运输过程中冷链车设备发生故障，该车中的疫苗储存温度发生轻微偏差。

3. 对甲实施监督检查时发现的四种情形中，属于违反《药品经营质量管理规范》的是（　　）

　　A. 情形①、情形②、情形④

　　B. 情形①、情形③、情形④

　　C. 情形①、情形②、情形③

　　D. 情形②、情形③、情形④

4. 关于乙的人员配备的说法，正确的是（　　）

　　A. 根据检查发现乙的人员配备资质情况，药品监督管理部门应当吊销其药品经营许可证

　　B. 乙可以加盟一家配备执业药师的药品零售连锁企业，缴纳管理费，继续按现有条件经营

　　C. 乙可以向药品监督管理部门申请核减处方药和甲类非处方药经营类别

　　D. 乙应当申请注销药品经营许可证

5. 对丙实施监督检查时发现的四种情形中，符合国家对疫苗管理要求的是（　　）

　　A. 情形⑤、情形⑥　　B. 情形⑥、情形⑦

　　C. 情形⑥、情形⑧　　D. 情形⑦、情形⑧

6. 丙对运输中发生温度异常的疫苗的处理方式，正确的是（　　）

　　A. 丙认为温度轻微偏差属于可控范围，向卫生健康主管部门和药品监督管理部门报告后，

可继续使用

B. 丙立即评估异常情况对产品质量的影响，再决定是否继续使用

C. 丙向药品监督管理部门备案后即可销毁该批次疫苗

D. 丙在质量管理负责人认可后销毁该车次配送的疫苗

【考点提示】A、A、C、B。根据背景材料可知，注册在甲企业的执业药师丁为该企业质量负责人，在甲企业从事相关工作。磷酸可待因糖浆是第二类精神药品，可以在零售的连锁药店销售。甲从丙购进药品时需要购进发票。故情形①、情形②、情形④违反《药品经营质量管理规范》，答案选A。根据背景材料可知，根据检查发现乙的人员配备资质情况，以欺骗、贿赂等不正当手段取得执业药师注册证，未按规定配备执业药师，药品监督管理部门应当吊销其药品经营许可证，故答案选A。疫苗储存、运输的全过程应当始终处于规定的温度环境，不得脱离冷链，并定时监测、记录温度，该情形⑤错误。国家免疫规划疫苗由国务院卫生健康主管部门会同国务院财政部门等组织集中招标或者统一谈判，形成并公布中标价格或者成交价格，各省、自治区、直辖市实行统一采购。国家免疫规划疫苗以外的其他免疫规划疫苗、非免疫规划疫苗

自各省、自治区、直辖市通过省级公共资源交易平台组织采购，该情形⑦错误。故答案选 C。疾病预防控制机构、接种单位应当建立疫苗定期检查制度，对存在包装无法识别、储存温度不符合要求、超过有效期等问题的疫苗，采取隔离存放、设置警示标志等措施，并按照国务院药品监督管理部门、卫生健康主管部门、生态环境主管部门的规定处置。疾病预防控制机构、接种单位应当如实记录处置情况，处置记录应当保存至疫苗有效期满后不少于五年备查。故答案 B 正确。

# 第五节　违反中医药法相关规定的法律责任

**必背采分点**

1. 根据《中医药法》第五十六条规定，举办中医诊所、炮制中药饮片、委托配制中药制剂应当备案而未备案，或者备案时提供虚假材料的，由中医药主管部门和药品监督管理部门按照各自职责分工责令改正，没收违法所得，并处**三万元以下**罚款，向社会公告相关信息；拒不改正的，责令停止执业活动或者责令停止炮制中药饮片、委托配制中药制剂活动，其直接责任人员五年内不得从事中医药相关活动。

2. 根据《中医药法》的规定，医疗机构应用传统工艺配制中药制剂未依照本法规定备案，或者未按照备案材料载明的要求配制中药制剂的，按**生产假药**给予处罚。

3. 根据《中医药法》第五十八条规定，在中药材种植过程中使用剧毒、高毒农药的，依照有关法律、法规规定给予处罚；情节严重的，可以由公安机关对其直接负责的主管人员和其他直接责任人员处<u>五日以上十五日以下</u>拘留。

# 第六节　药品质量侵权的法律责任

**必背采分点**

1. **药品质量**是指药品能够满足预防、治疗、诊断人的疾病，有目的地调节人的生理机能的使用要求的质量特性的总和。

2. **药品质量责任**是指药品质量上存在缺陷，给受害人造成人身伤害或药品以外的财产损失所产生的法律后果。

3. 因产品存在缺陷造成他人损害的，生产者应当承担**侵权责任**。

4. 因药品的缺陷造成患者损害的，**患者可向生产者**

**请求赔偿**,也可向医疗机构请求赔偿。

5. **因药品质量问题受到损害的**,受害人可以向药品上市许可持有人、药品生产企业请求赔偿损失,也可以向药品经营企业、医疗机构请求赔偿损失。

6. 接到受害人赔偿请求的,应当实行**首负责任制**,先行赔付;先行赔付后,可以依法追偿。

7. 对生产假劣药或者明知假劣药仍销售使用的,受害人可以要求**惩罚性赔偿**等。

8. 生产假药、劣药或者明知是假药、劣药仍然销售、使用的,受害人或者其近亲属除请求赔偿损失外,还可以请求**支付价款 10 倍或损失 3 倍**的赔偿金;增加赔偿的金额不足 1000 元的,为 1000 元。

---

**历年考题**

【A 型题】1. 某药品生产企业生产的药品造成患者人身损害,经当地消费者协会调解,企业赔偿患者部分合理费用。该药品生产企业的损害赔偿属于(　　)

　　A. 行政处罚　　　　　　B. 民事责任

　　C. 行政处分　　　　　　D. 刑事责任

【考点提示】B。药品安全法律责任分为刑事责任、民事责任和行政责任。药品安全刑事责任是指行为人违反相应法律法规构成犯罪时,由司法机关依照《刑法》

的规定，对其依法追究法律责任；药品安全民事责任主要是产品责任，即生产者、销售者因生产、销售缺陷产品致使他人遭受人身伤害、财产损失，而应承担的赔偿损失、消除危险、停止侵害等责任的特殊侵权民事责任。根据题干描述，本题应为 B 民事责任；行政责任主要包括行政处罚和行政处分两种，前者指药品监督管理部门在职权范围内对违反药品法律法规但尚未构成犯罪的行政相对人所实施的行政制裁，后者指由有管辖权的国家机关或企事业单位依据行政隶属关系对违法失职人员给予的一种行政制裁。因此本题答案为 B。

【A 型题】2. 根据《中华人民共和国侵权责任法》对医疗损害责任的规定，因药品、消毒产品、医疗器械的缺陷造成患者损害的，患者可以向生产者请求赔偿也可以向医疗机构请求赔偿；患者向医疗机构请求赔偿的，医疗机构赔偿后，有权向负有责任的生产者追偿。其中生产者或者医疗机构承担的赔偿责任属于（　　）

    A. 刑事责任　　　　B. 行政处罚

    C. 民事责任　　　　D. 行政处分

【考点提示】C。药品安全民事责任主要是产品责任，即生产者、销售者因生产、销售缺陷产品致使他人遭受人身伤害、财产损失，而应承担的赔偿损失、消除危险、停止侵害等责任的特殊侵权民事责任。